질병예방관리와 건강증진

남 철 현 저

계 축 문 화 사

시작하는 말

인간은 누구나 행복하게 병 걸리지 않고 오래오래 잘 살기를 원하고 있으며 이를 목표로 일생 동안 나름대로 열심히 생활하고 있습니다. 경제적·문화적·사회적 여건을 모두 갖추었다 하더라도 건강하지 못하고 병들어 누워 있으면 아무런 소용이 없습니다.

보건학 측면에서 본다면 인류의 역사는 한편 질병과 투쟁의 역사라고도 할 수 있다고 했습니다. 질병은 우리 인간에 있어 삶의 질을 높이는 데 가장 큰 장애요인입니다. 삶의 질과 관련된 21세기의 환경은 나날이 복잡해지고 있으며 급속한 보건산업의 발달은 국민건강증진을 위한 국민보건의식 수준향상의 중요성을 한층 높이고 있습니다.

이에 정부는 1995년 국민건강증진법을 제정·공포하여 현재 법에 의해 마련된 건강증진기금으로 일선 보건사업 수행기관인 보건소에 많은 지원을 하여 국민들의 건강증진사업이 원활하게 수행할 수 있도록 큰 도움을 주고 있습니다. 또한 2002년에는 보건복지부에서 획기적으로 보건정책방향(보건 2010)을 설정하여 주요 정책사업을 추진하고 있습니다.

그리고 2003년 3월에는 우리나라에서는 보건 자(字) 붙는 자격증으론 처음으로 보건교육사의 국가자격증화가 법률 6983호로 공포되고 동법시행령(대통령령 제21228호)에 의거 2010년부터 국가고시원에서 보원교육사 자격시험이 실시하게 되어 앞으로 보건교육사의 양성과 활용이 크게 기대되고 있습니다.

이에 힘입어 국민의 보건의식 수준이 과거보다 향상되어 후진국형의 질병이 많이 사라졌지만 아직도 우리나라는 신종질병과 줄었다가 다시 늘어나는 질병으로부터 많은 국민들이 고통받고 있는 것이 우리의 현실입니다.

대학생은 최고의 지성인으로서 비록 보건의료 전문인이 아니더라도 자기의 건강은 자기가 지킨다는 의식이 중요하고, 나아가 주위의 여러 사람들에게 올바른 건강에 대한 의식을 갖도록 하는 데 필요한 보건에 대한 기초적인 지식 습득이 중요합니다.

이 교재는 대학의 보건관련 학생은 물론 다른 분야 전공자들도 알고 있어야 할 건강증진과 질병예방에 대한 상식적인 내용을 습득할 수 있고, 보건교육사 자격시험의 선택과목의 하나로 학점을 인정 받을 수 있도록 그리고 일반주민들의 교양서적으로도 읽힐 수 있도록 내용을 편집하였습니다. 그러나 이 책이 아직도 부족한 점이 많다고 생각되므로 앞으로 동문 동료 여러분들의 조언을 받아 계속 수정 보완해 가도록 하겠습니다.

끝으로, 이 책이 나오기까지 많은 수고를 해 주신 계축사의 주상룡 회장님과 주영일 사장님, 그리고 직원 여러분에게 깊은 감사를 드립니다.

2009년 8월
저자 남 철 현 씀

차 례

제1편 질병관리

제2편 건강증진

제1편 질 병 관 리

제1장 공중보건
제2장 환경보건과 건강
제3장 식품과 질병
제4장 역학
제5장 전염병 관리
제6장 비전염성 질환 관리
제7장 모자보건
제8장 노인건강
제9장 산업보건
제10장 인구와 보건
제11장 보건영양과 건강
제12장 정신보건
제13장 보건행정
제14장 보건의료
제15장 국제보건
제16장 보건교육
제17장 학교보건
제18장 보건통계

제1장

공중보건

1. 건강의 정의와 공중보건의 정의

새로운 세기를 살아가는 우리는 그동안 생활수준의 향상과 경제적 발달에 힘입어 건강에 대한 많은 관심과 노력을 기울여 왔으나 체계적이고 지속적인 건강관리에는 더 많은 할애를 하지 못하고 있다. 그것은 건강이 행복하게 살아가기 위하여 없어서는 안 되는 가장 중요한 요건이며, 삶의 원동력이 되는 기본조건임에도 불구하고 자신의 건강을 유지・증진시키는 노력을 체계적으로 관리하는 데는 인색했기 때문이다.

강을 의미하는 영어의 'health'는 신체조건이 양호하다는 뜻의 고어 'hal'에서 유래된 것이며, "신체상태가 완전하고 양호하며 굳세다"는 어원적 의미를 가지고 있다.

건강의 개념에 있어서 과거에는 단지 신체에 질병이 없으면 건강하다는 병리학적 사고의 정적 개념이었으나, 현대의 건강관리에 기초가 되는 건강의 개념은 1959년 Halbert L. Dunn이 제시한 건강・불건강의 연속선 개념이라 할 수 있다.

인간의 건강은 계속 변화하는 외부생활 환경의 자극으로부터 적응 또는 저항하여 생리적인 항상성을 유지하려고 하고 있다. 이 때문에 건강은 질병상태에서부터 최적의 건강상태에 이르는 하나의 연속선으로 표현되고 있으며, 이러한 연속선에서 인간의 건강은 매일 다양하게 변화되어질 수 있다. 이 정의에 의하면 건강은 최적의 건강상태가 가장 기초가 되는 개념이라 할 수 있으며, 각각의 사람이 자신에게 가능한 안녕상태, 즉 최적의 기능상태를 가지고 있는 것이다.

건강에 대한 비교적 체계적인 정의는 1948년 세계보건기구(WHO)헌장에서 내린 것이라 할 수 있다. "Health is the stste of complete physical, mental, social and spiritual well-being not merely absence of disease or infirmity."

즉, "건강이란 단순히 질병이 없고 허약하지 않은 상태만을 의미하는 것이 아니고 육체적, 정신적, 사회적, 영적 안녕이 완전한 상태"를 뜻한다.

1948년 채택된 국제연합의 "인권에 관한 세계선언" 제25조에서는 건강권은 인간의 기본권리로 국가가 책임져야 한다고 선언하고 있어 그 누구의 건강도 침해되지 않도록 국가에서 보장해 주어야 하는 것으로 인식하게 되었으며, 따라서 보건사업은 개인의 문제라기보다는 집단의 문제인 것이다.

개인보건(personal health)이 개인에 한정하여 손상된 신체적, 정신적 장애를 원상태로 되돌리거나 손상 부위를 최소화하는 개인 건강에 한하여 접근하는 방법인 반면, 공중보건(public health)은 그 대상이 개인이 아니고 집단이다. 집단은 작게는 지역주민이 되고 크게 보면 국민 전체, 나아가서는 전 인류를 뜻하게 된다.

공중보건에 대한 여러 학자들의 다양한 정의가 있으나, 미국 예일대학의 Winslow (1877~1957) 박사의 정의를 보면 "공중보건이란, 조직화된 지역사회의 노력을 통하여 질병을 예방하고, 수명을 연장하며, 건강과 능률을 증진하기 위한 과학인 동시에 기술이다. 특히 환경위생, 전염병관리, 개인위생에 대한 교육, 질병의 조기진단과 조기치료를 위한 의료 및 간호사업의 조직, 모든 사람에게 건강유지에 필요한 생활수준을 보장할 사회조직의 개발을 위하여 모든 시민으로 하여금 건강과 수명에 대한 천부적 권리를 향유할 수 있도록 이러한 혜택을 조직화하는 것이다.

Public health is the Science and Art of preventing disease, prolongong life and promoting health and efficiency through organized commuity effort for the sanitation of the environment, the control of communicable infections, the education of the indivisual in personal hygiene, the organization of medical and nursing services for the early diagnosis and preventive treatment of disease and the development of the social machinery to insure everyone a standard of living adequate for the maintenance of health, so organizing these benefits as to enable every citizen to realize his birthright of health and longevity.

공중보건학의 범위는 보건관리 분야, 환경보건 분야, 역학 및 질병관리 분야로 대별할 수 있다.

① 보건관리 분야 : 보건행정, 인구보건, 모자보건, 가족계획, 보건영양, 보건교육, 학교보건, 정신보건, 보건통계 등

② 환경보건 분야 : 환경위생, 식품위생, 환경오염, 산업보건 등

③ 역학 및 질병관리 분야 : 전염병 및 비전염성 질환관리, 역학, 기생충 질병관리 등

공중보건 활동은 (1) 보건 서비스체계(health service system), (2) 보건 행태와 동기조성(health behavior and motivation), (3) 환경재해(environmental hazards)의 넓은 영역으로 분류할 수 있으며, 더욱 구체적으로 다음과 같이 7대 범주로 구분할 수 있다.

① 지역사회 중심으로 이루어진 활동

② 질병, 신체장애, 조기사망의 예방을 위한 내용에 대한 관리 활동

③ 포괄보건 의료에 관련된 활동

④ 생정기록의 수집, 보존, 분석, 그리고 이용에 관련된 활동

⑤ 공공교육, 그리고 개인 건강과 지역사회 보건의 동기조성

⑥ 포괄적 보건사업계획 및 평가

⑦ 과학적, 기술적 그리고 행정적 연구

CONSTITUTION
OF THE WORLD HEALTH ORGANIZATION

The States parties to Constitution declare, in conformity with Charter of the United Nations, that the following principles are basic to the happiness, harmonious relations and security of all people : Health is the state of complete physical, mental and social well-being and not merely the absence of disease or infirmity.

The enjoyment of the highest attainable standard of health is one of the fundamental rights of every human being without distinction of race, religion, economic or social condition.

The health of all people is fundamental to the attainment of peace and security and is dependent upon the fullest co-operation of individuals and states.

The achievement of any State in promotion and protection of health is of value to all.

Unequal development in different countries in the promotion of health and control of disease, especially communicable disease, is a common danger.

Health development of the child is of basic important ; the ability to harmoniously in a changing total environment is essential to such development.

The extension to all peoples of the benefits of medical, psychological and related knowledge is essential to the fullest attainment of health.

Informed opinion and active co-operation on the part of the public are of the utmost importance in the improvement of the health of the people.

Governments have a responsibility for the health their peoples which can be fulfilled only by the provision of adequate health and social measures.

Accepting these principles, and for the purpose of co-operation among themselves and with others to promote and protect the health of all peoples, the Contracting Parties agree to the present Constitution and hereby establish the World Health Organization as a specialized agency within the terms of Article 57 of the Charter of the United Nation.

2. 질병의 발생과 예방개념

1) 건강장애의 개념

건강장애는 정상 건강상태(normal health)에 비하여 그 수준이 저하된 상태라 할 수 있다. 즉, 최적의 건강상태를 유지하지 못하는 경우라 할 수 있는데, 가벼운 장애가 있는 경우에는 분명하게 건강장애라고 정의하기 어려운 경우도 있다. 비교적 심각한 건강 문제를 가진 사람도 표면상으로 별 이상이 없는 것 같아 보일 수 있고, 별로 심각하지 않은 건강

문제가 개인이나 지역에 따라 심각하게 받아들여질 수도 있다.

Baumann은 건강에 대한 태도 연구에서, 사람들은 자신의 건강상태를 판단하는 데 세가지 기준을 통해서 식별한다고 설명하고 있다. 첫째, 증상 유무와 관련된 것으로 동통, 구토, 발열 등의 증상이 있으면 그 정도에 따라 자신이 병이 있다고 판단한다. 둘째, 각 사람들이 어떻게 느끼는가 즉, 건강상태의 자각에 의해서 "기분이 좋다", "그저 그렇다", "찌뿌드드하다", "아프다" 등으로 자신의 건강장애 상태를 식별한다. 셋째, 자신들이 하는 일의 성과를 가지고 건강상태를 판단한다. 일상생활을 영위하는 능력이 그 기준이 되어, 예를 들면, 하루 종일 걸음을 걷거나 운동한 후에도 집에 돌아와서 가족과 즐겁게 대화할 수 있을 때, 계단을 오르는데 두 칸, 세 칸씩 뛰어올라도 심하게 숨이 차지 않고 다리가 아프지 않을 때, 최고의 건강상태를 나타내는 것이라고 본다.

건강장애의 단계는 여러 학자에 따라 다르게 설명되고 있으나 건강장애 상태에 있는 사람들의 행동하는 특성은 유사하며, 그 단계를 5단계로 구분하여 제시하면 다음과 같다.

1단계 : 증상을 처음으로 경험하는 시기, 즉, 건강상태에서 건강자애 상태로 전화되는 단계이다. 사람들은 자신의 건강에 문제가 생겼음을 인식하게 되고, 개인이 경험하는 증상을 얼마나 심각하게 받아들이는 가에 따라 다음 단계로 이행하는 속도가 달라진다.

2단계 : 자신이 건강장애 상태에 있음을 받아들이고 주위 사람들에게 자신의 증상에 대해 이야기하는 단계이다. 증상에 대하여 걱정하고 일상 생활 활동을 변경하면 증상이 호전될 수도 있고, 전문가를 찾아 상담할 수도 있다.

3단계 : 건강전문가에게서 자신의 건강 문제를 확인하는 단계이다. 자신이 경험하는 증상의 원인과 건강장애의 결과를 예측하는 단계이다. 사람에 따라 건강장애의 징후나 증상에 반응하는 방법이 서로 다르다. 건강장애 상태를 나타내는 충분한 증상과 징후가 있는데도 이를 부정(denial)하고 일상 생활을 계속함으로써 건강한 것같이 행동하는 경우, 자신의 건강장애 상태에 대해서 분노(hostility)를 나타내는 경우, 철회행동(withdrawal)을 나타내는 경우도 있다. 심지어는 건강장애 상태를 나타내는 증상으로 인해서 다른 사람으로부터 관심을 끌 수 있기 때문에 이를 즐기는 사람도 있고, 건강장애 상태에 대해 죄책감이나 수치감을 느끼는 경우도 가끔 볼 수 있다.

4단계 : 환자로서 의존적 역할을 수용하는 단계이다. 대개 진단이 확정되고 치료를 시작하는 단계로서 자신이 처해 있는 건강장애 상태에 집중하게 된다. 평상시의 독립적 역할을 의존적으로 전환하는 데 어려움을 겪는 사람도 있으며 흔히 분노와 적개심을 경험하기도 한다.

5단계 : 회복 또는 재활의 단계이다. 비교적 단순한 건강장애 상태에서 회복은 간단하나, 심각한 건강 문제나 영구적인 신체 손상은 재활단계가 길고 복합적일 수가 있다. 즉, 자신의 일상 생활 활동과 자신의 역할을 어려움 없이 수행할 수 있도록 하는 단계이다.

2) 질병의 정의

질병이란 Hatch의 건강수준의 척도에 의하면 개체가 받은 자극과 스트레스에 대한 적응 기전에 파탄이 생겨서 긴••나 구조에 장애가 초래된 상태를 말하며, 질병은 어느 한 가지 원인에 의해서 발생하는 것이 아니고 여러 가지 원인들이 서로 겹쳐서 작용하게 되는 것이다. 이러한 견해를 통해서 질병에 대한 예방대책을 강구하는 데 있어서 보다 현실적으로 대처할 수 있을 뿐 아니라 질병발생에 관여한 여러 가지 요인을 찾아낼 수 있다.

건강을 질병에 대배하여 논한다면 정상과 이상은 동일 연속선상의 양극단에 존재하나 대부분의 경우 완전하게 건강한 사람은 없으므로 정상과 이상을 도시(圖示)하면 그림 1-1과 같이 정규 분포를 한다. 마찬가지로 이상자도 완전한 이상자가 존재하지 않으므로 그 분포 역시 정규 분포를 한다. 따라서 이 두 개의 정규 분포가 중첩되는 부분이 생기며 이 중첩 부분이 클수록 정상과 이상은 구별하기가 어렵다. 중첩이 커졌다가 작아졌다가 함에 따라 병자로 판명되었다가 건강인으로 판정되기도 한다. 그래서 정상과 이상 또는 건강과 질병은 양극단을 취하면 대립이 되나 본래 같은 축상에서 연속적인 것이기 때문에 상대적으로 표현되고 있다.

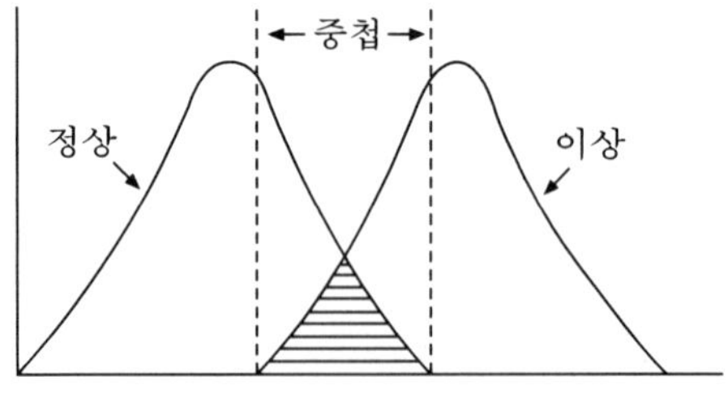

그림 1-1. 정상과 이상영역의 중첩

3) 질병발생 과정

질병발생은 병인, 숙주, 환경의 균형이 파괴되었거나 병인 쪽으로 유리하게 작용되었음을 의미하며, 증상이 없는 병원성 이전 시기에서 시작하여 병원성기를 지나 완전히 회복되거나 또는 불구나 사망에 이르게 된다.

Leavell은 이 질병의 자연사(natural history of disease) 과정을 5단계로 구분하였으며 각 단계마다 예방조치를 제시하고 있다(표 1-1).

표 1-1. 질병 발생과 예방 대책 단계

구 분	병원성이전기		병원성기		
질병의 과정	병인, 숙주, 환경 → 상호작용 (1)	→ 병인 자극의 형성 (2)	병인 자극에 대한 → 숙주의 반응 (3) 조기의 병적변화	→ 질병 (4)	→ 회복 또는 사망 (5)
예비적 조치	건강증진	특수예방	조기발견 조기치료	악화방지 장애의 제한을 위한치료	재활
예방차원	1차적 예방		2차적 예방	3차적 예방	

제1단계 : 병인, 숙주 및 환경 간의 상호 작용에 있어서, 숙주의 저항력이나 환경요인이 숙주에게 유리하게 작용하여 병인의 숙주에 대한 자극을 억제 또는 극복할 수 있는 상태로서 건강이 유지되고 있는 기간이다.

제2단계 : 병인의 자극이 시작되는 질병 전기로서, 숙주의 면역강화로 인하여 질병에 대한 저항력이 요구되는 기간이다.

제3단계 : 임상적인 증상이 나타나는 시기로서, 해부학적 또는 기능적 변화가 있으며, 이에 대한 적절한 치료를 요하는 시기이다.

제5단계 : 재활의 단계로서, 회복기에 있는 화자에게 질병으로 인한 신체적, 정신적 후유증(불구)을 최소화시키고, 잔여 기능을 최대한로 재생시켜 활용하도록 도와주는 단계이다.

4) 예방대책

질병에 대한 협의의 예방은 질병발생을 억제하는 것이며, 광의의 예방대책은 다음과 같이 3단계로 분류할 수 있다.

(1) 1차적 예방(질병발생 억제 단계)

1차적 예방책은 크게 두 가지로 나눌 수 있는데 하나는 예방접종, 환경개선, 영양섭취, 안전관리 등 특수대책을 강구하여 건강을 저해하는 인자를 배제하는 것이며, 다른 하나는 생활조건을 개선하고 환경에 대해 적응할 수 있는 체력을 기르며, 생리적 기능을 향상시키고 보건지식을 습득하게 하는 단계이다.

선진 여러 나라에서 보건사업에 성공한 주요요인은 주로 환경관리와 예방접종을 성공적으로 실시하여 전염병에 대한 1차적 예방을 이룩하였기 때문이다. 그러나 선진국에 있어서도 아직 만성병만은 예방하지 못하고 있는 실정이다. 그 이유는 만성 질환을 예방하기 위해서는 식생활, 신체적 활동, 술, 담배, 약물복용 등 깊이 뿌리박혀 있는 생활양식을 바꾸어야 하기 때문이다.

(2) 2차적 예방(조기발견과 조기치료 단계)

질병발생을 억제하지 못하는 경우 조기에 질병을 발견하여 치료하는 단계이다.

전염성 질환인 경우에는 전염기회를 최소화함으로써 질병의 전파를 막고 치료기간은 물론 경제력과 노동력의 손실을 감소할 수 있으며, 비전염성 질환은 질병을 조기에 발견함으로써 치료기간을 단축시키고 생존율을 증가시킬 수 있다.

2차적 예방의 성과를 올리기 위하여는 조기발견된 환자에게 베풀 수 있는 효과적인 치료 방법이 있어야 하며 환자는 이러한 치료를 적절하게 받아야 한다.

(3) 3차적 예방(재활 및 사회복귀 단계)

질병으로 인한 신체적, 정신적 손상에 대한 후유증을 최소화하고 장애를 남긴 사람들에게 물리치료를 실시하여 신체 기능을 회복시키거나(의학적 재활), 기능 장애를 최소한으로

경감시키고 남아 있는 기능을 최대한으로 활용하여 정상적인 사회 생활을 할 수 있도록 직업훈련을 시켜주는(직업적 재활) 단계이다.

따라서 질병을 중심으로 개체를 대상으로 하여 질병을 진단하고 치료를 위주로 하는 협의의 뜻인 의료(medical care)에서 치료는 물론이고 질병예방, 건강증진, 재활까지 포함한 인간의 건강 문제를 인식하고 해결하는 현대적 개념인 포괄적 보건의료(comprehensive health care)를 제공하게 되었다.

이상 설명한 바와 같이 예방대책은 건강상태에서 죽음에 이르는 과정 중 어느 단계에서나 적절하게 적용할 수 있는 것으로, 질병의 발생과 진행을 막고 장애를 덜어주게 된다. 특히, 오늘날 만성 퇴행성 질환인 심장병, 뇌졸중, 관절염, 당뇨병, 악성종양 환자 등 특별한 의학적 처치가 계속 필요하지 않는 재가환자(在家患者)에 대한 가정간호(家庭看護, home care)의 필요성이 증가될 것이 예상되는 바, 이에 대한 사회적 대책 마련이 요망되고 있다.

3. 공중보건과 질병의 역사

현대사회에서 인간이 질병을 관리하고자 하는 노력은 인류의 역사와 더불어 시작되었다고 할 수 있으며, 중세까지의 보건활동은 대부분 비과학적인 방법이었다. 집단의 건강관리에 대한 인식은 18세기 산업혁명과 자연과학의 발전으로부터 시작되어 현대의학의 격동기라 할 수 있는 19세기의 세균학, 병리학의 발전과 과학적인 질병관리와 더불어 20세기에 이르러 건강과 의료의 향상과 함께 공중보건학 에서도 많은 발전을 보게 되었다.

공중보건의 발전사를 학자에 따라 여러가지로 분류하고 있으나, 여기서는 고대기, 중세기, 여명기, 확립기, 발전기로 나누어 살펴보고자 한다.

1) 고대기(기원전～서기 500년)

유럽 최초의 역사가인 Herodotus(BC 480～425)는 "기원전 1000년경의 이집트인들은 그 당시에 개명한 세계에서 가장 건강한 종족이었으며, 개인 청결이 강조되고 공중위생 개념이 뛰어나 공동 하수구나 정화조 또는 치료약제들을 소유하고 있었다"고 그의 저서 『역사』에서 밝히고 있다. 특히, 이집트 시대의 급·배수시설 흔적, 로마시대의 대규모

상수시설이나 하수시설과 공동목욕탕 시설 등 위생 시설의 흔적이 남아 있는 것이다.

'레위기'는 악성 피부병과 한센병의 조기진단 방법 및 격리를 통한 전염예방, 산모의 부정을 벗기는 의식, 청결한 개인위생과 성병 예방을 위한 그릇된 성관계를 금하는 규정 등을 구체적인 치유절차와 함께 기록하고 있어 오늘날의 관점에서도 전혀 손색이 없는 인류 최초의 보건법전이라 할 수 있다.

2) 중세기(500~1500년)

542년 전염병이 처음으로 유럽에서 전파되기 시작한 후 1348년 페스트가 만연되기까지 무서운 질병이 계속되는 암흑의 시기였다. 페스트가 대유행할 때 환자를 격리시키기도 하였고 오염되었거나 의심이 가는 배와 여행자의 입항을 금지시켰다.

페스트 유행지역에서 온 여행자는 일정한 장소에서 질병이 없어질 때까지 2개월간 머물다가 입항이 허락되었으며, 이것이 검역(Quarantine : 40일을 의미)의 시초가 되었다. 1383년 마르세이유(Marseilles)에서 최초로 검역법이 통과되어 검역소를 설치 운영한 것은 페스트를 옮기는 쥐와 벼룩의 역할을 알 수 없는 상황에서 검역의 효과는 크지 않았으나 전염병관리 측면에서 중요한 업적이라 할 수 있다.

3) 여명기(르네상스, 1500~1850년)

이 시기는 문예부흥(1453~1600)과 산업혁명(1760~1830)으로 근대 과학기술이 발달되고 공중보건의 사상이 싹튼 시기이다.

모든 것을 신(神)의 중심으로 생각했던 중세와는 달리 비록 신(神)을 부정한 것은 아니었으나, 인간 본연의 모습으로 되돌아가 현세의 인간사, 지상에서의 인간의 세속생활에 더 관심을 갖고 고전학문을 연구하며, 그 정신을 부활시키려는 노력은 과학의 발전을 약속하게 되었으며, 이에 따라 인간 중심의 보건의학도 제 모습으로 발전하게 되었다.

근세에 이르러 직업형태의 변화에 주목한 이탈리아 의사 Ramazzini(1633~1714)는 직업병의 집대성인 '노동자 질병론(De Morbis Artificum Diatriba)'이라는 노동자의 건강 문제에 관한 최초의 종합적인 논문을 발표해서 근대 산업위생의 기초를 쌓았다. 독일의 J. P. Frank(1745~1821)는 "국민의 건강을 확보하는 것은 국가의 책임이다"라고 주장하고 의사

(위생) 행정에 관한 12권의 저서에서 지역사회적 규모의 의학과 조직관리의 필요성 및 정신보건, 개인위생, 국민보건 등을 망라한 보건학 최초의 저서를 출간하였다. Sweden은 세계 최초의 국세조사를 실시하였고(1749년), E. Jenner(1749~1823)는 우두종두법을 개발하였다(1798년).

영국의 산업혁명의 소산으로 빈부의 격차가 극심해졌으며, 노동자 계층은 빈곤과 열병 등 질병이 만연하게 되어, Edwin Chadwick(1743~1819)는 열병을 조사하고 *Fever report*를 작성하여 정부에 보고한 것이 계기가 되어 1842년에는 공중위생 감독 및 각종 위생조사를 위한 보건정책조사위원회가 설치되어 Chadwick를 중심으로 "영국 근로자의 위생 상태에 관한 조사보고서"가 만들어졌다. 이 보고서는 위생 개혁의 중요성, 그리고 중앙과 지방을 일괄한 보건행정기구 확립의 필요성을 제시하였으며, 이것이 근거가 되어 세계 최초의 공중보건법(Public Health Act, 1848)이 제정되었고 이 법에 근거하여 공중보건국(General Board of Health)과 지방보건국(Local Board of Health)이 설치됨으로써 보건행정의 기틀이 마련되었다.

또한 미국에서는 Lemull Shattuck(1793~1859)가 1842년에 보건 분야의 지침서라고 불리우는 *Report of the Sanitary Commission of Massachusetts*를 제출하였는데, 그 내용은 ① 중앙보건국 설치, ② 보건정보 교환의 체계화, ③ 생정통계의 자료 수집과 분석, ④ 도시 및 건물의 위생관리, ⑤ 학교보건에 관한 연구, ⑥ 위생감시제도의 확립, ⑦ 결핵대책, ⑧ 이주민에 대한 건강관리, ⑨ 정신병에 대한 감시, ⑩ 매연에 의한 공해대책, ⑪ 시범주택의 건립, ⑫ 공공수영장 및 목욕탕의 건립, ⑬ 의학교육에서의 위생교육 실시 등이다.

이 보고서가 발표된 지 19년만에 Massachusetts 주에 처음으로 보건국이 설치되어(1869) 일반행정과 더불어 의사가 보건행정에 참여하게 되었다. 오늘날 Shattuck는 미국의 Chadwick로서 추앙을 받고 있으며, 그의 보고서는 미국 공중보건 역사의 이정표가 되었다.

4) 확립기(1850~1900년)

예방의학적 사상이 시작되고 공중보건학이 제도적으로나 내용적으로 확립되기 시작한 시기이다.

영국의 John Snow(1813~1858)의 『콜레라에 관한 역학조사 보고서』(*On the Mode of Commuication of Cholera*, 1855)는 장기설(miasma theory)을 뒤집고 전염병 감염설을 입

증하는 동기가 되었다. 그 후 Koch의 결핵균 발견(1882년), 콜레라균 발견(1883년) 등 세균배양 기술과 세균 자체에 대한 연구 경향과 pasteur의 닭콜레라 백신(1880년), 돼지단독 백신(1883년), 광견병 백신(1884년)의 개발 등 감염의 발생기전을 규명하여 전염병 예방과 치료에 중점을 두는 두 가지 방향의 발전이 있었다.

독일의 Bismark에 의해 세계 최초의 근로자 질병보호법이 제정되어 사회보장제도를 마련하는 계기가 되었으며, Max von Pettenkofer(1818~1901)에 의해 뮌헨 대학에 최초로 위생학 교실이 개설됨으로써 실험위생학의 기초를 확립하게 되었다.

5) 발전기(20세기 이후)

1960년대 이후 보건의료에 대한 지역사회의 다양한 요구에 부응하기 위해 포괄적 보건의료의 필요성이 대두되었고, 이를 해결하기 위한 노력으로 보건소제도의 보급이 활발하였다.

제2차 세계대전 이후 영국에서는 의료보험과 같은 보험제도나 의료보호와 같은 공적부조를 통한 사회보장제도가 발전되었다. 이후 인구의 폭발적인 증가와 산업의 급격한 성장으로 인구의 질적, 양적 관리의 중요성이 대두되어 모자보건과 가족계획사업이 국가시책사업으로 이루어졌다.

WHO는 1977년 "2000년대까지 인류에게 건강을 확보하자(health for all by the year 2000)"라는 인류건강 실천목표를 설정하고 1978년, 소련 Alma-Ata 회의에서 최선의 실천방안으로 일차보건의료(primary health care)를 채택하여 전인류의 건강증진을 위한 세계적 전력이 마련되기도 하였다.

근래 환경에 관한 관심도 또한 급격히 증가하여 국제인간환경회의(1972)는 Stockholm에서 "지구는 하나뿐(the only one earth)"이라는 슬로건을 내걸고 지구를 오염으로부터 보호하려는 노력을 다짐하는 인간환경선언을 하였으며, 1992년 6월 브라질의 리오에서 각국정상들이 모여 환경정상회담을 개최하여 "리오환경선언(Rio Declaration)"이 선포되었고, 지구환경 보전을 위한 행동강령인 "의제 21(Agenda 21)"이 채택되었다. 20세기 후반부터 의학계의 관심은 질병의 근원은 특정한 한 원인에서가 아니라 복합적인 다요인에서 기인된다는 데 있으며, 전염성이 아닌 비전염성 만성퇴행성 질환의 질병발생을 이해하기 위해서는 사회적, 심리적, 생리적인 모든 측면이 고려되어야 하며 예방이 더욱 강조되고 있다.

제2장

환경보건과 건강

1. 기상변화와 대기오염의 피해

인간을 비롯한 생물체가 존재해 가는데는 호흡할 공기, 생존에 필요한 물과 식품 등이 생존의 3대요소이다. 그러나, 대기오염, 수질오염, 토양오염에 의한 식품오염 등이 인간의 생존요소들을 점차적으로 악화시키고 있는 것이 현실이다.

산업발달로 인한 공장의 증가와 인구집중에 따르는 오염의 누적화, 다발화 현상, 새로운 오염물과 소음이 생겨나고, 도시에서 농어촌까지 퍼져 가는 광역화 현상 등의 특징으로 대두되고 있는데, 그 근원은 인구증가에 따른 환경악화, 경제성장과 환경자원의 고갈, 기술개발과 환경파괴의 상충, 산업의 집중화와 인구의 도시화, 자원개발과 환경보전의 상충, 환경에 대한 국민의 의식 결여 등 많은 요인들이 있다.

근래에 이르러 인간생활 주변의 환경 즉 직장과 이웃, 가정내에서의 실내환경 오염문제, 상수도, 하수도, 쓰레기 처리, 안전생활 주택보건, 개인위생 등과 관련하여 2808년 환경보건법이 제정되었다.

1972년 113개국의 정상들이 스웨덴의 스톡홀름 회의에 모여 "인간환경선언"을 선포하였다. 이 회의에서 단 하나 뿐인 지구를 보전하자는 공통 인식을 가졌고(The only one earth), 1973년 UN 산하에 국제환경전담기구인 유엔환경계획지구(UN environment planning ;

UNEP)가 창설되었다. 인간환경선언의 4대 원칙은 다음과 같다.

① 인간은 좋은 환경에서 쾌적한 생활을 영위할 기본적 권리가 있다.
② 현재와 미래에 있어서 공기, 물 등의 자연생태계를 포함하여 지구의 천연자원이 적절히 계획, 관리되어야 한다.
③ 유해물질의 배출 등으로 생태계가 회복될 수 없는 상태로 악화되지 않도록 한다.
④ 경제개발, 사회개발, 도시화계획 등의 모든 계획은 환경의 보호와 향상을 고려하여 계획되어야 한다.

1992년 6월 브라질에서 개최한 환경정상 회담에서 리오환경선언(Rio Declaration)이 선포되었고, 기후변화협약, 생물다양성 협약 등 행동강령이 채택되었다.

WHO가 정의한 바에 의하면 "대기오염(air pollution)이란, 대기 중에 인공적으로 배출된 오염물질의 양과 그 농도 및 지속시간이 어떤 지역주민의 불특정 다수인(多數人)에게 불쾌감을 일으키거나 해당지역에 공중보건상 위해를 미치고, 인간이나 식물, 동물의 생활에 해를 주어 도시민의 생활과 재산을 향유할 권리를 방해하는 상태"라고 하였다. 또한 우리나라의 대기환경보전법(1990)은 "대기오염으로 인한 국민건강 및 환경상의 위해를 예방하고, 대기환경을 적정하게 관리 보전함으로써 모든 국민이 건강하고 쾌적한 환경에서 생활할 수 있게 함을 목적으로 한다"라고 규정하고 있다.

대기를 오염시키는 물질은 크게 발생원에 따라 자연 오염물질(natural pollutant)과 인공 오염물질(artificial pollutant)로 나눌 수 있다.

자연 오염물질은 모래, 화산폭발, 산불, 미생물의 분해 등에 의하여 발생하는 것으로 발생량은 많으나 인간에 피해가 적고 또한 관리가 불가능하므로 일반적으로 대기오염에서는 다루지 않는다.

인공 대기오염물질은 물리적 형태에 따라 입자상 오염물질과 가스상 오염물질로 크게 구분하며, 생성기구에 따라 1차 오염물질(primary pollutant)과 2차 오염물질(secondary pollutant)로 구분된다.

1차 오염물질은 배출원으로부터 직접 배출된 것이고, 2차 오염물질은 이들 1차 오염물질과 대기 중의 정상 성분이 태양에너지에 의한 광합성 반응에 의해 생성된 물질을 말한다.

입자상 물질이란, 대기 중에 존재하는 미세한 크기의 고체 및 액체의 입자들로서, 입경이 0.001～100㎛이며 대부분 0.1～10㎛ 범위에 속한다. 입자가 너무 작아서 입경이 0.1㎛

이하인 경우에는, 분자와 비슷한 Brown 운동을 하므로 흡기로 인체의 호흡기에 들어갔던 입자도 다시 호기를 통해 인체 밖으로 나오기 때문에 실제 인체에 피해를 가장 많이 줄 수 있는 입자의 입경은 0.5~5.0㎛의 입자들이다.

가스상 물질이란, 상온의 공기 중에 액체나 고체의 물질이 기화(氣化)된 상태로 존재하는 것을 말하며, 대기오염물질의 약 90% 이상이 가스상 물질이다. 대표적인 것으로는 황산화물, 질소산화물, 일산화탄소 및 탄화수소를 들 수 있다.

1) 스모그(smog)

광화학 작용과 그에 계속되는 화학반응으로 발생한 부유입자(aerosol)는 연기나 먼지 등의 작은 입자와 함께 smog를 만든다. 스모그란 말은 연기(smog)와 안개(fog)의 결합을 의미하는 말로 유래되었으나, 오늘날에는 대기 중의 안개 모양의 대기오염 상태를 모두 smog라고 부르는 경향이 있다(표 2-1).

표 2-1. Smog의 두 가지 형의 비교

항 목	London 형	Los Angeles 형
발생시의 온도	-1~4℃	24~32℃
발생시의 습도	85% 이상	70% 이하
역전의 종류	방사성 역전	침강성 역전
풍 속	무 풍	5m 이하
smog 최성시의 시계	100m 이하	1.6~0.8km 이하
가장 발생하기 쉬운 달	12월, 1월	8월, 9월
주된 사용연료	석탄과 석유계	석유계
주된 성분	SOx, CO, 입자상 물질	O_3, NO_2, CO, 유기물
반응의 형	열적	광화학적, 열적
화학적 반응	환원	산화
최다 발생시간	이른 아침	낮
인체에 대한 영향	기침, 가래, 호흡기계 질환	눈의 자극

2) 기온역전(temperature inversion)

정상적인 경우에 대류권에서는 고도가 상승함에 따라 대기의 온도는 하강한다. 건조한 공기의 경우 100m 상승하면 0.98℃가 저하하며, 이를 건조단열감율(dry adiabatic lapse rate)이라 한다. 그러나 특별한 경우에는 반대로 되어 고도가 상승함에 따라 기온도 상승하여 상부의 기온이 하부보다 높게 된다. 이런 경우에 대기는 고도로 안정화되고 공기의 수직확산이 일어나지 않아 대기오염이 증가하게 된다. 이를 기온역적이라 하며 이 층을 역전층이라 한다. 기온역전에는 생성원인이나 생성위치에 따라 다음과 같이 나눌 수 있다.

① 복사성 역전(radiational inversion) : 낮 동안에 태양 복사열이 큰 경우 지표의 온도는 높아지나 밤에는 복사열이 적어 지표의 온도가 낮아짐으로써 발생한다. 지표 가까이서 발생하므로 접지역전, 지표성 역전 또는 방사성 역전이라고도 하며, 지표 200m 이하에서 주로 발생한다.

② 침강성 역전(subsidence inversion) : 고기압 상태에서 공기가 침강 단열 압축을 받아서 따뜻한 공기층을 형성한다.

3) 지구온난화(global warming)

인류는 10억년 전 지구에 매몰된 화석연료를 에너지원으로 대량 사용하게 되었고 이때 방출되는 CO_2는 엄청나서, 1900년대에 비하여 공기 중의 CO_2 양이 1970년 대에는 약 10%나 증가하였다. 온실효과(green house effect)는 대기 중의 탄산가스는 지표로부터 복사하는 적외선을 흡수하여 열의 방출을 막을 뿐만 아니라, 흡수한 열을 다시 지상에 복사하여 지구 기온을 상승시키는 것을 말한다. 물론 지구로부터 방출되는 열선 중 단파장의 열선은 CH_4, N_2O, CFC 등에 흡수되어 온실효과를 가중시킨다.

유엔환경계획(UNEP)과 세계기상기구(WMO)가 공동으로 '95년 12월 로마에서 개최한 "기후변화에 관한 정부간 패널"의 결과에 의하면 지구온난화 때문에 바닷물의 높이가 지난 1백년간 10~25cm 높아졌으며, 현 추세로 2100년까지는 지금보다 50~95cm나 더 상승하여 방글라데시의 17.5%, 네덜란드의 6%, 이집트의 1% 등이 침수될 것으로 예상하였다.

4) 오존층의 파괴(ozone layer depletion)

성층권(고도 25~30km)에 존재하는 오존층은 지상에 도달하는 자외선의 대부분과 유해한 우주선을 흡수하여 지구 생태계를 유지하는데 중요한 역할을 하고 있다. 그런데 최근 냉장고, 에어컨, 스프레이의 분사제나 발포제로 사용되는 프레온가스(freon ; dichlorodifluoromethane ; CCl_2F_2) 즉, 염화불화탄소(chlorofluorocarbon ; CFC)가 대기 중에 많이 방출되고 있어 이것이 성층권에서 자외선에 의해 분해되어 염소원자를 방출하는데, 이것이 오존의 산소원자와 결합함으로써 오존층을 파괴하고 있다고 보고되어 있다.

5) 산성비(acid rain)

산성비란 각종 공장이나 교통기관 및 화력발전소 등에서 배출되는 황산화물, 질소산화물 및 탄소산화물이 황산, 질산, 탄산 등의 형태로 빗물에 섞여 내리는 것을 말하며, 일반적으로 빗물의 pH가 5.6 이하일 때를 산성비라 한다. 산성비는 금속물의 부식, 석조물의 손상, 담수의 산성화로 생태계의 파괴를 초래할 수 있기 때문에 문제가 되고 있다. 우리나라는 1996년 현재 서울, 울산 등이 연간 평균 pH 5.7, 부산 pH 5.1 정도로 측정되었으며, 1998년 5월에는 서울 5.0, 대구 5.6, 울산 5.2, 부산 · 대전은 각각 4.7 정도였다.

6) 열섬현상(heat island effect)

도시 도로의 포장률의 증가, 인위적인 열생산량의 증가 그리고 도시의 대형 건물과 공장들은 불규칙한 지면을 형성하여 자연적인 공기의 흐름이나 바람을 지연시켜 도심의 돈도는 변두리보다 약 5℃정도 높게 되어 국지적인 기상의 변화가 생긴다. 즉, 따뜻한 공기는 상승하고 도시 주위로부터 찬 바람이 지표로 흐르게 된다. 이때 대기오염물질이 상승하여 먼지 지붕(dust dome)을 형성하여 태양열에 의한 지표 가열을 방해하게 되므로 공기의 수직 이동이 감소되어 오염은 더 심화된다.

7) 자외선(ultra violet ray)

자외선은 태양광선중 약 7%를 차지하며 태양으로부터 지구에 도달하는 자외선의 파장은 2,920~4,000Å 범위이다. 특히, 2,800~3,150Å 범위의 파장을 가진 자외선을 Dorno선이라고 하며 살균 작용, 비타민 D 형성, 피부의 색소침착 등 생물학적 작용이 강하다.

① **피부에 대한 작용** : 2,600~2,900Å 파장의 자외선은 강한 홍반 작용을 일으키며, 모세혈관을 확장시킨다. 장기간의 자외선 조사는 피부 비후현상을 일으킨다. 2,800~3,200Å파장의 자외선은 피부암을 발생시킬 수 있다.

② **눈에 대한 작용** : 2,950Å 이하의 자외선은 각막과 결막에 흡수되며, 눈물이 흐르고, 눈이 부시며 동통과 이물감을 동반한 결막염을 일으킨다.

③ **전신 작용** : 자외선에는 자극 작용이 있어서 대사가 항진되고 적혈구, 백혈구, 혈소판이 증가한다. 과량 조사하면 두통, 홍분, 피로, 불면 등을 보일 수 있다(표 2-2).

표 2-2. 자외선의 생물학적 작용

자외선 영역	파장(Å)	생물학적 작용
진공 및 원자외선(UV-C)	2,800 이하	살균, 각막염, 결막염, 피부암
중자외선(UV-B)	2,800~3,200	Vitamin D 형성, 홍반, 색소침착, 피부비후, 피부암, 각막염, 결막염
근자외선(UV-A)	3,200~4,000	혈액재생, 신진대사 촉진

8) 엘리뇨 및 라니냐 현상

(1) 엘리뇨(EL Nino)현상

'엘리뇨'란 스페인말로 '남자 아이' 또는 '신의 아이'를 뜻하는 것인데, '아기 예수'란 뜻으로 쓰이게 된 까닭은 해마다 크리스마스를 전후해 해수면 온도의 상승 현상이 페루 연안에서부터 시작되었기 때문이다. 해수면의 온도를 최고 4℃까지 높이는 현상을 가리키는 '엘리뇨'는 남북으로 2,000㎞, 10,000㎞ 그리고 해수표면으로부터 60m 깊이의 바닷물을 1~4℃ 정도 높일 수 있는 엄청난 열량을 표출시키므로 적도 태평양과 그 주변의 대기 순환에 영향을 미치고, 나아가 동아시아와 한반도 기상이변의 큰 요인으로 작용한다.

(2) 라니냐(La Nina) 현상

'라니냐'는 스페인말로 '여자 아이'를 뜻하는 것이다. '엘리뇨'가 페루 어민들에 의해 붙여진 이름인데 반해 '라니냐'는 미국 프린스턴대의 피랜더 박사에의해 명명된 것으로 '엘리뇨'와의 반대 현상이란 뜻에서 그렇게 불렀다고 한다.

엘리뇨와 라니냐 현상의 예로 1983년 1월과 1989년 1월의 태평양 열대지역의 해면수온 분포를 들 수 있다. 같은 1월인데도 엘리뇨 현상 때인 1983년 1월에는 28℃ 이상의 난수가 서부 열대지역에서 태평양을 횡단하여 중앙 아메리카 연안까지 확산되었고, 라니냐 현상 때인 1989년 1월에는 28℃ 이상의 난수가 적도상에서 170°E까지로 한정되는 반면 25℃ 이하 냉수가 남미연안에서 적도상을 170°까지 확산되며 영향

9) 인체에 유해한 대기오염물질

① **황산화물(SOx)** : 일반적으로 인체에 영향을 미치는 것은, SO_2, SO_3, H_2SO_4 mist (Greenwald에 의하면 H_2SO_4 mist는 SO_2의 100배 유해하다고 함)는 주로 만성 기관지염 등의 호흡기계 질환을 일으킨다.

② **질소산화물(NOx)** : NO와 NO_2는 헤모글로빈과 친화력이 대단히 강하여 혈액독으로 작용한다. 혈액중의 헤모글로빈(hemoglobin)과 결합하여 메트헤모글로빈(methemoglobin) 혈증을 유발하여 헤모글로빈의 산소 운반능력을 저해한다.

③ **일산화탄소(CO)** : 일산화탄소에 의한 피해는 -Hb 생성으로 Hb과 O_2의 결합 및 운반저해, 폐포에서 O_2-Hb의 해리저해와 O_2의 부족초래, 체내의 호흡효소와 결합, 혹은 반응으로 각종 생리 기능장애 등을 일으킨다.

④ **탄화수소(HC)** : 탄화수소는 대기 중의 NO와 공존해서 광화학 반응을 일으켜 oxydant (총산화성 물질)를 발생시킨다. Oxydant의 주성분은 O_3로 다른 광산화물을 포함하는데, 주로 눈, 상기도의 점막을 자극하고 폐 기능을 저하시킨다.

⑤ **부유분진** : 부유분진은 다른 화학물질과 공존하고 있어 더욱 피해를 크게 하는데, 주로 0.2~5μ(1~2μ) 크기의 분진이 폐포에 가장 잘 침착할 수 있는 크기로서 만성 기관지염 등 호흡기계 질병의 원인이 된다.

⑥ **납(Pb)** : 유연 휘발유를 사용하는 자동차의 배기가스나, 납을 사용하는 시설 등에서 주로 발생되는데, 납중독이 되면 신경염 및 두통이나 현기증 등을 발생시킬 수 있다.

⑦ **오존(O_3)** : 오존은 자동차나 공장 등의 배기가스 중 이산화질소와 탄화수소가 햇빛과 반응하여 생성되는데, 피부 및 눈을 심하게 자극한다.

10) 대기오염이 농작물에 미치는 영향

식물에 대한 직접적인 피해는 잎의 기공(stomata)을 입자상 물질이 막는다든지 수축시키거나 반점(flecking or stippling)을 만들고, 간접적인 피해로는 오염물질이 토양의 영양성분에 영향을 미쳐서 영양물질의 흡수를 억제하고 질병으로부터 감수성을 높혀 결국 수확량을 감소시킨다.

11) 대기오염이 재산적 손실에 미치는 영향

금속에 대한 피해로는, 철금속이 SO_2에 노출되면 쉽게 부식이 되며, 구리와 은은 H_2S에 노출되면 전기저항을 크게 받는다. 그리고 세탁물, 피혁제품의 손상 및 페인트의 변질, 건축물의 부식 등이 있다.

① SO_2, SO_3 : 철의 부식, 동의 녹청, 니켈 및 알루미늄의 표면 혼탁 등의 금속물질의 변질과 피혁제품의 강도 저하.
② H_2S : 은, 동의 손상 및 염을 함유하는 도료의 변색
③ O_3 : 의류염색의 퇴색, 섬유류의 질 및 강도 저하, 고무제품의 탄성저하

12) 대기오염의 대책

(1) 대기오염 발생원의 대책

① 입지 대책
② 연료 대책
③ 연료배출 대책

(2) 공공기관의 대책

① 도시계획의 합리화, ② 대기오염의 정확한 실태파악, ③ 대기오염 측정기술과 방지기

술의 개발, ④ 법적 규제와 계몽, ⑤ 국제적 협력 등이 강구되어야 한다.

2. 수질오염과 피해

수질오염은 그 오염원에 따라 크게 생활하수(약 68%), 공장폐수(약 31%), 축산폐수(약 1%), 기타 농업하수로 구분할 수 있다.

우리나라 수질환경보전법(1990)은 "수질오염으로 인한 국민건강 및 환경상의 유해를 예방하고 하천, 호수 등 공공수역의 수역을 적정하게 관리 보전함으로써 모든 국민이 건강하고 쾌적한 환경에서 생활할 수 있게 함을 목적으로 한다."라고 규정하고 있다.

1) 수질오염원

(1) 생활하수(domestic wastewater)

생활하수에는 가정하수와 도시하수가 포함되며, 오염물질로는 다량의 무기물, 유기물, 그리고 미생물이 함유되어 있다. 무기 오염물질에는 식염, 인산염, 질산염, 철분 등인데, 이들은 하천과 해수에 유입되어 부영양화(eutrophication)현상과 적조현상의 원인물질로 제공되며, 또한 각종 기생충과 수인성 전염병(콜레라, 이질, 장티푸스, 파라티푸스 등)의 원인균들을 함유하고 있어서 집단 유행의 원인이 되는 사례가 많이 보고되었다.

(2) 공장폐수

공장폐수는 그 공장의 생산 상품에 따라 각종 유기 및 무기물질과 중금속이 다량 함유되어 있는 화합물을 함유하고 있다.

(3) 축산폐수

축산폐수는 가축의 사육으로 인하여 배출되는 액체성 또는 고체성의 오염물질을 말한다.

우리나라의 수질오염의 주요 원인은 발생량을 기준으로 볼 때 생활하수, 산업폐수, 축산폐수 순이며, 오염부하(BOD) 기준으로 볼 때는 산업폐수, 생활하수, 축산폐수 순이다.

2) 수질오염의 기전

(1) 하천의 오염

하천에 하수가 방류될 경우 하천의 유량에 의하여 희석될 수 있으나 하수 중의 현탁물질이 침전되어 퇴적된다. 퇴적된 침전물은 항상 물과 접촉하고 있는 상태이므로 때로는 침전물이 떠올라 수질을 급격히 오탁시키고 하류로 운반되기도 한다. 또 물의 용존산소가 부족할 때에는 퇴적물이 부패되어 수질에 악영향을 미친다.

(2) 부영양화현상(eutrophication)

부영양화현상이란 가정하수·도시하수·공장폐수·농업폐수 등에는 합성세제·비료 등에서 유래되는 인산염과 더불어 유기물질이 함유되어 있어서 수조류(水藻類), 플랑크톤 등 수생식물이 과도하게 번식하게 되며, 그 결과물에서 악취가 나고, 물의 이용가치를 상실케 되는 것을 말한다.

(3) 적조현상(red tide)

적조현상이란, 일반적으로 미세한 식물성 plankton이 바다에 무수히 발생해서 해수가 적색을 띠는 현상을 말하며, 수산 피해를 가져오는 해역오염의 중요한 문제점이다. 적조발생의 기전은 상세히 알려져 있지 않으나, 해수의 오염과 밀접한 관계가 있다.

적조는 수산에 크게 피해를 주고 있는데, 과도하게 번식한 plankton의 호흡 작용으로 인한 산소부족과 plankton이 어류의 아가미를 막히게 하여 어류를 질식사시킨다.

표 2-3. 우리 나라의 수질환경기준(하천)

구분	등급	이용 목적별 적용대상	기준				
			수소이온농도 (pH)	생물화학적산소요구량(BOD) (mg/ℓ)	부유물질량 (SS) (mg/ℓ)	용존산소량 (DO) (mg/ℓ)	대장균군수 (MPN/100mℓ)
생활환경	I	상수원수 1급 자연환경보전	6.5~8.5	1 이하	25 이하	7.5 이상	50 이하
	II	상수원수 2급 수산용수 1급 수영용수	6.5~8.5	3 이하	25 이하	5 이상	1,000 이하
	III	상수원수 3급 수산용수 2급 공업용수 1급	6.5~8.5	6 이하	25 이하	5 이상	5,000 이하
	IV	공업용수 2급 농업용수	6.5~8.5	8 이하	100 이하	2 이상	-
	V	공업용수 3급 생활환경보전	6.5~8.5	10 이하	쓰레기 등이 떠있지 아니할 것	2 이상	-

구 분	등 급	기 준
사람의 건강보호	전수역	카드뮴(Cd) : 0.01mg/ℓ 이하 비소(As) : 0.05mg/ℓ 이하 시안(CN) : 검출되어서는 안 됨 수은(Hg) : 검출되어서는 안 됨 유기인 : 검출되어서는 안 됨 연(Pb) : 0.1mg/ℓ 이하 6가크롬(Cr^{6+}) : 0.05mg/ℓ 이하 포리크로리네이티드비페닐(PCB) : 검출되어서는 안 됨 음이온 계면활성제(ABS) : 0.5mg/ℓ 이하

3) 수질오염의 피해

(1) 인체에 대한 피해

(가) 미나마타병(minamata disease)

1953년부터 1960년 사이에 일본의 구마모도 미나마타만 연안에 발생한 것으로서, 미나마타 공장의 acetaldehyde 합성 과정에서 나온 methyl 수은 폐수가 어패류에 축적된 것을 장기간 음용한 사람에게서 중독현상이 나타났다. 증상은 중추신경계 질환으로 언어장애, 보행장애, 사지마비증상, 시야흡착 등이며, 급성 중독은 구토, 설사, 단백뇨, 구내염을 일으킨다.

(나) 이타이이타이병(itai itai disease)

1929년경부터 1946년 사이에 일본의 도야마현 미쯔이 아연공장으로부터 배출된 카드뮴(Cd)이 원인이 된 병으로서, 상류의 아연, 납, 광산의 배수 중에 Cd이 함유되어 있어, 이것이 하천을 오염시키고 토양에 축적되어 이 물을 사용한 농산물(쌀, 대두)에 Cd이 축적되어 이것을 섭취한 사람에게 중독증상이 나타났다. 주증상은 신장 기능장애, 요통, 골연화증, 보행장애 및 전신통증이 있다.

(2) 경제적 손실

(가) 수산 피해

유기물질이 하천이나 호수의 밑바닥에 침전하면 수질이 악화되고 수서 생물이나 산란장애 등의 피해를 주며, 특히 광유는 미량에서도 어패류에 취기를 주어 식품으로서의 가치를 저하시키고 품질을 저하시킨다.

(나) 농업 피해

오염된 물에 의한 농업에 미치는 피해는 크게 구분하여 생산수단인 농지 및 용수로서의 피해와 농작물의 고사(枯死)에 의한 농업피해 등이 있다.

(다) 공업용수 피해

공업용수로 적당한 수질은 공업의 종류에 따라 각각 다르기 때문에 공통적인 기준을 말하기가 어렵지만, 수질오염이 피해를 준다는 사실에는 별로 다를 바가 없다.

(3) 수질오염방지대책

① 수질오탁 방지 계획과 정비: 국토계획, 도시계획, 하수도 정비, 폐수처리장의 완비

② 수질환경기준 및 배출허용기준에 대한 법적인 규제를 강화
③ 오염물질 배출의 계속적인 감시망 체계 관리
④ 수질오염에 대한 인식, 계몽

3. 주택보건

1) 주택의 보건학적 조건

쾌적하고 편안한 주거환경을 위해서는 주택이 갖추어야 할 기본적 조건이 충분히 구비되어야 한다.

① 주택이란, 외부 기후를 인위적으로 조절하여 냉·온·건·습·풍(冷·溫·乾·濕·風)에 대처할 수 있어야 한다.
② 질병발생이나 사고발생의 요인이 없어야 한다.
③ 안전과 보안 및 재해를 방지할 수 있어야 한다.
④ 생리적으로 적합하고, 심리적으로 안정감을 느낄 수 있어야 한다.
⑤ 일상 생활을 편리하게 하며, 건강하고 즐거운 생활을 영위할 수 있어야 한다.
⑥ 경제적이고 능률적인 생활을 할 수 있어야 한다.

2) 보건학적 구비조건

(1) 대 지

① **환경** : 주택을 건립할 대지의 주변 환경은 공해발생의 공장이 인근에 없어야 하고, 한적하며 교통이 편리하여야 한다.
② **지형** : 주택을 남향 또는 동남향이나 동서향 10°이내로 건축할 수 있는 대지이어야 하며, 지나치게 저지대나 고지대가 아니고, 언덕의 중복에 위치한 대지어야 한다.
③ **지질** : 토양은 건조하고, 물의 침투성이 크며, 쓰레기 등 유기물의 매립지가 아닌 지질이어야 한다.

④ **지하수위** : 지하수위는 지표로부터 1.5m 이상 3m 정도이고, 좋은 지하수를 얻을 수 있는 곳이어야 한다.

(2) 구 조

주택의 구조는 그 지방의 기후, 생활습관 등에 따라 달라질 수 있으나 기후에 적응하고, 편리하며, 경제적이고, 위생적이며, 환기나 조명 등이 고려되어야 한다.

지붕은 방서 · 방한 · 방수 · 방음이 잘되어야 하고 방열의 목적으로 천정과 지붕의 공간을 넓게 하여야 한다. 벽은 방서 · 방한 · 방화 · 방음이 잘되어야 하며, 천정은 일반적으로 2.1m 정도가 적당하다. 마루는 통기를 고려하여 지면으로부터 45cm 정도의 간격을 두는 것이 필요하다. 방의 배치는 거실 · 침실 및 어린이방은 남쪽으로 하고, 잘 쓰지 않는 방이나 화장실 · 부엌 · 목욕탕 등은 북쪽으로 한다.

3) 채광 및 조명

(1) 자연조명(natural illumination)

주택의 자연조명을 위한 조건

① **창의 방향** : 거실은 남향이 좋으며, 조명의 평등을 요하는 작업실은 동북 또는 북향이 좋다. 주택의 일조량은 하루에 최소 4시간 이상이어야 하는데, 남향창은 여름에 일조량이 최저가 되고, 겨울에는 방 안쪽까지 입사되어 최대가 되며, 봄과 가을에는 중간 정도가 된다.

② **창의 면적** : 거실 면적의 1/7~1/5이 적당하며, 같은 면적에서는 창이 세로로 긴 것이 조도를 균등히 할 수 있어서 좋다.

③ **거실의 안쪽 길이** : 보통 거실의 안쪽 길이는 바닥에서 창틀 상단 높이의 1.5배 이하인 것이 적당하다.

④ **차광 방법** : 빛의 양(광량)이 많으면 커튼이나 기타 차광물을 사용하여 빛의 양을 조절한다. 벽의 색도는 방안의 밝기에 작용하므로 빛의 양에 따라 벽지를 선택하여야 하는데, 흰색의 반사율은 70~80%, 회색은 15~55%, 진한 녹색(농녹색)은 10~20%

이다.

(2) 인공조명(artificial illumination)

① 인공조명의 구비조건

㉠ 조도는 작업이나 생활에 충분한 밝기라야 한다. ㉡ 광색은 주광색에 가까운 것, ㉢ 폭발 및 발화 등의 위험성이 없을 것 ㉣ 취급하기 간편하고, 가격이 저렴할 것 ㉤ 조도는 시간과 장소에 따라 불변, 균등해야 한다. ㉥ 광원의 광밀도가 크면 나쁘므로 간접조명이 좋으며, 작업면은 좌상방에서 비치는 것이 좋다.

② 조명 방법

인공조명 방법에는 직접조명, 간접조명 및 반간접조명의 세 가지 방법이 있다.

㉠ 직접조명은 조명효율이 크고 경제적이지만 현훈을 일으키고 강한 음영을 만들어 불쾌감을 느끼게 할 수 있다.

㉡ 간접조명은 산광상태가 되어 고른 조도를 얻을 수 있어 온화한 감을 느낀다. 그러나 조명효율이 낮아 비경제적이다.

㉢ 반간접조명의 1/2은 직접광으로, 1/2은 간접광으로 얻는 방법으로, 직접조명과 간접조명의 장점을 가지며 가장 위생적인 조명 방법이다.

(3) 부적당한 조명으로 인한 장애

① **근시** : 발육이 왕성한 학령기에 눈에 과로를 수반하는 작업을 많이 한다는 것은 근시의 발증 진행에 크게 영향을 미치게 되는데, 특히 조도가 낮을 때 양안시조절(兩眼視調節)을 위한 안내압(眼內壓)이 항진한다는 것은 근시의 원인이 된다.

② **안정피로** : 조도 부족 또는 현휘현상이 있을 경우, 대상물을 식별한다든가 조작하기 위해서 과도한 노력을 지속할 때에 일어난다.

③ **안구진탕증** : 안구가 좌우 상하로 부단히 동요하는 질환으로, 탄광부에서 간혹 볼 수 있다.

④ 작업능률 저하 및 재해 등이 있을 수 있다.

(4) 실내 온도조절

일반적으로 성인에 있어서 실내 최적 온도는 18±2℃ 전후이며, 한대지역에서는 난방을 하더라도 17℃ 전후가 적당하게 느껴진다. 그러나 의복에 의해 10~26℃ 사이를 조절할 수 있으므로, 대개 10℃ 이하의 온도에서는 난방을, 26℃ 이상에서는 냉방을 필요로 한다. 적당한 실내 습도는 40~70%이며, 30% 이하의 건조 상태에서는 호흡기계 질병이 많이 발생하고, 고습환경에서는 피부 질환이나 실내 곰팡이류의 번식이 많아진다(표 2-4).

표 2-4. 적정 실내 온도

구 분	온도(℃)
거실, 사무실, 작업실, 교실	18~20
침 실	12~15
욕 실	20~22
병 실	22
강당, 집회장	16~18
경작업실	16~18
중작업실, 체육관	10~15
대합실, 외출복 착용 장소	10~15

① 난방(heating)

㉠ 국소난방

전열기를 이용한 난방은 CO의 발생 가능성이 적어 위생적이고 편리한 방법이나 설치 비용이 많이 들고 비경제적이다.

㉡ 중앙난방

중앙난방은 발열장치를 일정한 장소에 설치하고 그 열을 일정 장치를 통해서 각 실에 보내어 난방하는 방법으로 설치 비용이 많이 드는 단점이 있다.

㉢ 지역난방

집단주택 및 아파트 등에 이용되는 중앙난방 방식은 집중난방(space heating)이라 하며, 광범위한 지역 내에 있는 많은 건물에 온열을 공급하는 경우는 지역난방(district heating)이라고 한다.

② 냉방(cooling)

주택의 냉방은 국소냉방과 중앙냉방이 있으며, 국소냉방장치는 선풍기, air conditione 등이 있고, 중앙냉방장치는 공기조절법(carrier system)이 있다.

냉방시 실내외의 온도의 차이는 5~7℃ 이내가 적당하며, 10℃ 이상이 되면 해롭다. 그리고 냉방에 노출되는 시간이 너무 많거나 실내외의 온도차이가 너무 심할 경우 냉방병에 걸릴 수 있다.

제3장

식품과 질병

1. 식품과 전염병

식품으로 인한 위생상의 위해요인으로는 식품관련 전염병, 인수공통전염병, 식중독, 기생충 질환, 식품가공이나 식품첨가시의 독소 및 발암물질 등이 있다.

1) 식품관련 전염병

인간이 섭취하는 식품에는 많은 종류의 미생물이 서식할 수 있고, 식품 외에도 물이나 불결한 식기 또는 손으로부터 직접적으로 감염될 수도 있다. 식품위생상 식품을 통해서 경구적으로 인간에게 감염될 수 있는 전염병은 주로 소화기계 전염병으로서 장티푸스, 콜레라, 이질, 파라티푸스 등이 대표적이며, virus에 의한 전염병으로는 성홍열(scalet fever), 유행성 간염, 소아마비(poliomyelitis), 전염성 설사, 전염성 위장염 등이 있으며, 이밖에도 연쇄상구균, 디프테리아 등이 있다.

2) 인수공통전염병

식품을 통한 전염병 중에서 공통으로 전염되는 전염병으로서, 주로 가축으로부터 사람에게 감염된다. 주요 인수공통전염병을 표시하면 다음과 같다.

- **탄저**(炭疽, anthrax) : 포유류(소, 말, 양 등로)부터 피부의 상처로 감염되거나, 경구적으로 침입되며, 호흡기계로 아포가 흡입되므로서 폐탄저를 일으키게 힌다.
- **결핵**(結核, tuberculosis) : 소로부터 우유를 통하여 전염될 수 있는 우형(牛型) 결핵균이 원인 병원체이다.
- **브루셀라병**(brucellosis) : 주로 소의 우유, 요(尿)를 통하여 인체감염이 이루어지는데, 그밖에도 양, 말, 닭, 야토 등에도 감염이 이루어진다.
- **야토병**(野兎病, tularemia) : 토끼, 설치류에서 볼수 있으며, 사람의 감염은 감염 토끼와의 접촉에 의하여 피부점막이나 경구적으로 감염된다.
- **광우병**(Mad Cow Disease) : 의학적인 명칭은 우(牛)해면양 뇌증(Bovine Spongiform Encephalopathy), 즉 소의 뇌조직이 스펀지처럼 흐물흐물해지는 병으로, 이 병에 걸린 소가 방향감각을 잃고 미친 듯이 움직인다 하여 일명 광우병으로 불린다.

광우병에 걸린 소고기를 먹어 걸리는 것으로 추정되는 '인간 광우병'의 공식 명칭은 '변형 크로이츠펠트-야콥병(vCJD)'이다. 예전부터 인간에게 발생한 '크로이츠펠트-야콥병(vCJD)'과 증상이나 뇌조직 변화가 비슷해 이의 변형으로 분류한다.

CJD는 100만명 중에 1명꼴로 생기는 병으로, 바이러스 등 원인이 아직 정확히 밝혀지지 않은 전염병 형태의 퇴행성 뇌질환이다.

- **발생원인** : 광우병은 사람을 포함, 모든 동물에 정상적으로 발견되는 '프리온'이라는 희한한 단백질이 변형됨에 따라 생긴 것으로 추정한다. 이 변형된 '프리온'이 뇌조직에 침투하면 뇌 조직에 스펀지 구멍을 만들면서 뇌기능을 마비시킨다. 또한 생체 안에서 정상적인 프리온을 공격, 변형된 형태의 프리온을 기하급수적으로 만들어 낸다.

소에 생기는 변형 프리온은 양에서 양고기 사료를 먹여 발생한 '스크래피병'이 소에 옮겨 와 발생한 것으로 추정된다. 이 때문에 초식동물인 소에게 양고기 등 동물사료를 먹여, 생태계의 순리를 어긴 인간의 천형이라는 주장도 제기된다.

vCJD환자의 뇌조직에서도 광우병에 걸린 소의 프리온과 비슷한 프리온이 발견돼 다량의 쇠고기 섭취가 이 병을 유발한 것으로 추정된다. 그러나 소의 프리온이 쇠고기 등을 통해 인간에게 전염, 같은 작용을 한다는 것에 대해서는 논란이 일고 있다.

- **우리나라 현황** : 국립보건원이 지난해 전국 40여개 종합병원을 대상으로 실시한 조사에 따르면, CJD 증세를 보인 환자는 최근 4년간 24명, 96년 1차 조사에서 나타난 19명을 포함하면 43명 정도다. 하지만 이는 CJD로 추정될 뿐 광우병에 걸린 소고기를 먹어 생긴 vCJD인지는 확인되지 않는다. 그러나 대부분의 신경과 의사들은 이들 환자는 vCJD와는 무관할 것으로 추정하고 있다.

- **인간 광우병**(vCJD)의 증상과 병세 : 환자는 치매 증세와 방향감 상실 증상을 보이고, 일부는 정신착란, 시력장애, 중풍 등이 오기도 한다.

CJD가 비교적 60대 등 고령에서 발생하는 반면 vCJD는 젊은 연령층에서도 발생한다. 이 병에 감염되면 1년 안에 사망할 정도로 병의 진행이 빠르고 치명적이다. 현재까지 뚜렷한 치료법도 없다. 그러나 광우병에 걸린 동물을 먹지 않으면 감염 가능성은 거의 없는 것으로 알려져 있다. 한편, CJD는 이 병에 걸린 사람의 장기를 이식 받거나 수혈받으면 전염될 수 있다.

식품위생상 인수공통전염병은 식용하는 동물만을 대상으로 한다. 특히, 광견병은 인수공통전염병의 대표적인 질병이지만 식품위생상의 대상 질병으로는 취급하지 않는다.

2. 식중독(food poisoning)

식중독은 급성위장장애현상으로 일반적으로 병원미생물이나 유독·유해물질이 음식물에 혼입되어 경구적으로 섭취함으로써 생리적 이상을 일으키는 것을 말하며,

식중독을 분류하는 방법에는 여러 가지가 있으나 편의상 식품 중에 함유하고 있는 원인물질에 따라 표 3-1과 같이 분류한다.

표 3-1. 식중독의 분류

구별	식중독형	원인물질
세균성 식중독	감염형 식중독 독소형 식중독	살모넬라균, 장염 비브리오균 포도상구균, 보툴리누스균 등
화학성 식중독	고의 또는 과실로 인한 유해물질에 의한 중독 기구, 용기, 포장에 의한 중독 첨가물에 의한 중독 기타 물질에 의한 중독	농약, 수은, 카드뮴 등 산화구리, 납, 비소 등 auramine, cyclamate, 포르말린, 붕산 등 methanol, 간수 등
자연독 식물독	동물성 자연독에 의한 중독 식물성 자연독에 의한 중독	복어, 패류 등 독버섯, 감자, 독미나리 등
mycotoxin 중독	곰팡이 독소에 의한 중독	맥각, aflatoxin 등

1) 세균성 식중독(bacterial food poisoning)

세균성 식중독은 세균에 의한 급성위장염이라고 할 수 있으며, 감염원인에 따라 독소형과 감염형의 두 가지로 구분한다. 독소형 식중독은 균이 분비하는 독소가 원인이 되는 것을 말하며, 감염형 식중독은 원인균 자체가 식중독의 원인이 되는 것을 말하며, 잠복기간이 다를 수 있으나, 독소형 식중독 세균에 비하여 대체적으로 잠복기간이 긴 것이 특징이다.

(1) 독소형 식중독

① 포도상구균 식중독

- **원인균** : 포도상구균에 의한 식중독을 일으키는 원인균은 장관독소(enterotoxin)를 생산하는 황색포도상구균(staphylococcus aureus)이며, 이 독소는 내열성이 큰 외독소로 100℃에서 30분간 끓여도 파괴되지 않는다.
- **감염** : 원인식품은 주로 우유와 유제품, 김밥, 도시락 등에 생산된 enterotoxin으로 인하여 감염된다.
- **잠복기 및 증상** : 잠복기가 매우 짧으며 평균 1~6시간 정도이다. 급성 위장염이 주증상으로 처음에는 타액분비 증가, 오심, 구토, 설사, 복통을 일으키며, 설사의 양상은 수양성이지만 경우에 따라 혈액이나 점액이 섞여 나오며, 발열은 38℃ 이하이다.

- 예방 : 포도상구균은 자연계에 널리 분포되어 있으므로 식품의 오염 기회가 매우 많다. 따라서 위생적인 조리, 가열처리, 식품취급자의 개인위생이 중요하다. 특히, 식품취급자가 화농성 질환이나 인두염 등에 걸려 있을 때에는 조리 등의 업무에 종사해서는 안 된다.

② Botulinus 식중독

- 원인균 : 이 균은 토양 및 자연계에 널리 분포되어 있으며, 통조림, sausage 등의 식품을 혐기성 상태에서 발육하여 신경독소를 분비하는 데 독소는 A, B, C, D, E형이 있다.
- 감염 : 치명률이 높은 식중독으로 원인식품으로는 햄, sausage, 통조림, 야채, 과일, 유제품(乳製品) 등이 있다.
- 잠복기 및 증상 : 일반적으로 12~36시간이나, 2~4시간에도 신경증상이 나타나는 경우도 있다. 신경계의 증상이 주 증상으로 시력저하, 동공확대, 연하곤란, 변비, 복부팽만 및 호흡곤란 등을 나타낸다.
- 예방 : Botulinus의 오염원은 주로 토양과 보균동물의 분변 등이 주이기 때문에 식품을 처리할 때 어패류의 창자 내용물에 오염되지 않게 하고, 야채류인 경우에는 충분히 물로 세척하여 토양에 의한 오염이 없게 해야 한다.

(2) 감염형 식중독

① Salmonella 식중독

- 원인균 : 이 병원균의 특징은 편모가 있어 운동성을 가지며, 협막이나 아포도 형성되지 않는 통성혐기성 균이다. 또한 항원(抗原)을 가지고 있으므로 이것을 이용한 혈청학적 분류를 해보면 약 700종 가량의 항원구조로 되어 있음을 알 수 있다.
- 감염 : Salmonella 식중독은 주로 6~9월(여름~가을)에 많이 발생하며, 직접 오염원으로는 보균자인 사람 외에 쥐, 개나 고양이 등의 애완동물이 주이며, 하수도나 하천수의 오염도 간접 오염원의 역할을 하고 있다. 원인식품으로는 주로 식육이나 계란이 가장 높으며, 셀러드나 마요네즈 등의 조리식품에도 기인된다.
- 잠복기 및 증상 : 일반적으로 12~48시간으로 평균 20시간이며 급성 위장염 증상을 나타내며, 환자의 연령, 건강상태, 섭취한 균량에 따라 다르다. 주요 증상은 복통, 설사,

발열 등으로 전신권태, 식욕감퇴, 두통, 구토, 현기증 등을 동반한다.

- **예방** : 매개동물(媒介動物)이나 곤충류 등에 기인되는 경우가 많으므로 우선 조리장, 주방, 찬장, 창고 등 식품취급 장소에서는 방서, 방충설비를 철저히 해야 한다.

② 장염 비브리오(Vibrio) 식중독

- **원인균** : 원인균은 정염비브리오균(vibrio parahaemolyticus)이며, 해수세균의 일종으로서 3~5% 전후의 염도에서 잘 살며, 10% 이상의 염도에서는 성장이 정지되는 세균으로 포자가 없는 간균이며, 편모를 하나 가지고 있다.
- **감염** : 발병은 주로 여름철에 많으며 원인식품으로는 해산성 어패류가 많으며, 회나 초밥 등의 생식이나 가공품에 의한 것도 많다.
- **잠복기 및 증상** : 일반적으로 8~20시간 전후이다. 복통, 설사로 시작하여 구토, 두통, 권태감, 발열(37~38℃) 등을 호소하는 급성 장염이다.
- **예방** : 이 균은 열에 약하고, 담수에 의해서 사멸하므로 식품의 가열, 수돗물에 의한 세정이 효과적이다. 특히, 여름철에 해산 어패류의 생식에 주의하고 열처리 후에 섭취해야 한다.

③ 대장균 O157균(장출혈성 대장균)

- **원인균** : 대장균은 사람과 동물의 장관에 상재하는 세균이지만 혈청학적 형별법에 따라 O항원에 해당되는 것으로 일부는 영유아에게 식중독 원인균으로 작용한다.
- **잠복기 및 증상** : 일반적으로 4~8일, 수양성 설사과 베로톡신이라는 독소를 분비하여 장벽의 세포를 파괴함으로써 장 출혈을 일으키는 원인이 된다.
- **감염 및 예방** : 오염된 소고기와 우유 및 그 제품을 충분히 익히지 않는 경우와 소의 분변이나 환자의 분변에 오염된 식수나 음식물로 전파되기 때문에 음식물은 75℃ 이상으로 가열 습식하여야 한다.

2) 화학성 식중독(chemical food poisoning)

세균성 식중독이나 자연독에 의한 식중독과는 달리 거의 계절성이 없을 뿐만 아니라 식품의 종류에 따른 특이성이 적다. 식품공업의 대량생산이 가능해지면서 식품의 제조,

가공을 용이하게 하고 보존성을 증대, 상품 또는 영양가를 향상시키기 위하여 여러 가지 화학약품에 식품의 첨가물로 이용되고 있다. 이와 같이 유해한 화학물질이나 금속이온이 식품에 혼입되어 섭취함으로써 체내에 이상현상을 일으키는 것을 화학성 식중독이라 한다.

(1) **고의 또는 오용에 의한 중독** : 유해·유독물질에 대한 위생적인 지식의 결여로 고의 또는 잘못으로 식품에 가해지는 경우가 있다. 농약 특히, 비소를 함유하는 살충제가 야채나 과실에 부착되어 섭취되었을 때, 조제분유의 비소 중독, parathion과 같은 유기인제계의 흡입 등이 있다.

(2) **기구, 용기, 포장에 의한 중독** : 조리 기구와 식기류는 금속을 사용하는 일이 많아 구리, 아연, 납 또는 이들의 합금으로 된 용기나 합성수지제품에 가해성 금속이 용출되어 중독사고가 일어나는 경우가 있다.

(3) **식품첨가물에 의한 중독** : 식품첨가물로 사용되는 화학적 합성품은 식품위생법에서 규제하고 있으나, 허가된 첨가물이라 하더라도 유해한 불순물이 함유된 부적합 첨가물을 사용하든가 또는 사용기준을 무시하고 대량으로 사용하면 중독을 일으키는 수가 있다. 첨가물은 착색료, 착향료, 감미료, 방부제, 산화방부제 등이다.

(4) **유해물질의 식품오염 : 다이옥신의 인체축적과정** 다이옥신은 주로 염소화합물질의 연소 과정에서 발생되는데, 소각장이나 화학공장에서 배출된 다이옥신이 주변의 목초지나 토양에 오염되어 이목초나 곡물을 소, 돼지, 닭 등의 사료로 이용하였을 때 이들 가축에 2차적으로 축적된다. 사람에게는 이들 동물의 육류, 우유, 버터, 치즈, 계란 등을 먹음으로서 축적되거나 토양오염을 통해 오염된 콩이나 두부를 비롯한 곡류 또는 오염된 하천이나 바다의 어류를 먹음으로서 3차적으로 인체 내에 축적되고 있다고 보고되고 있다.

3) 자연성 식중독(natural bood poisoning)

자연식품 자체가 내포하고 있는 유독물질의 섭취로 발생하는 식중독으로 동물성 독성물질의 대표적인 것은 복어독이고, 식물성 독성물질의 대표적인 것은 버섯 중독이다.

(1) 동물성 자연독

① 복어 중독(swellfish poisoning)

복어의 난소, 고환, 간, 장 및 피부 등에 유독물질인 tetrodotoxin을 함유하고 있으며, 이 중에서도 난소에 존재하는 복어독이 가장 강력한 물질로 알려져 있다. 중독증상은 입술의 저림, 구토, 호흡마비 등이 특징이며, 식후 30분부터 4시간 내에 발증하며 8시간을 경과하면 회복하는 예가 많다. 주 증상은 지각이상, 운동장애, 호흡장애, 위장장애, 뇌장애 등이다.

예방대책으로는 전문조리사에 의해서 독성이 있는 부분을 제거하여 섭취하도록 해야 한다. 동물성 자연독에는 복어 중독 외에 패류 중독이 있다.

② 굴, 바지락 중독

Venerupin : 발열, 비출혈, 복통, 혼수상태.

③ 조개(paralytic shellfish poisoning ; PSP), 홍합

Mytilotoxin : 말초신경마비, 호흡마비(복어중독 증상과 유사).

(2) 식물성 자연독

① 독버섯 중독

버섯에 의한 식중독은 식용버섯과 독버섯의 오식에 의해서 일어나며, 독성물질로는 일반적으로 muscaridine과 amanitin 등에 의해서 일어난다. 중독증상에는 위장형 증상, 콜레라양 증상, 뇌증상이 있다. 식물성 자연독에는 독버섯 중독 외에 감자 중독, 맥각 중독, 청매 중독, 독미나리 중독 등이 있다.

② 감자 중독

Solanine : 위장장애, 의식장애.

③ 맥각 중독

Ergotoxin : 위장장애, 신경장애.

④ **청매 중독**

설익은 매실, amygdaline 분해하여 청산한다.

4) 곰팡이 독소에 의한 중독

곰팡이 독소(mycotoxin)는 곰팡이가 생산하는 2차 대사산물로서 사람이나 가축에게 질병이나 이상생리 작용을 유발하게 한다. 곰팡이 독소 중 가장 발암 유기력이 강한 aflatoxin은 농산물에 오염 가능성이 오래 전부터 예견되어 왔다.

3. 식품보존

식품보존의 목적은 식품위생학적 견지에서 부패·악화된 음식으로부터 일어날 수 있는 위해와 사고를 미연에 방지하여 국민의 식생활을 안전하게 하고, 식품의 영양가를 유지하는 데 있다. 보존방법 에는 물리적 방법과 화학적인 방법이 있으며, 주된 점은 미생물의 작용을 억제·저지하는 것이다.

- **변질**(spoilage) : 외과적으로나 내용적으로 본래의 성질을 상실하고, 식용에 부적당한 상태.
- **부패** : 식품 중 질소, 단백질로 분해되고 amine계 유독성 물질을 생성.
- **변패** : 당질, 지질 식품에 미생물이 증식하여 분해.

1) 물리적 보존법(physical preservation)

(1) 건조법

미생물의 생육에 필요한 수분을 식품으로부터 제거시켜 수분활성을 낮추고, 삼투압을 증가시켜 미생물의 생육을 저지시키는 것으로 일광건조법과 인공건조법 등이 있으며, 과실류·어류·곡류·육류 등의 보존에 이용되고 있다.

(2) 냉동, 냉장법

식품을 저온에 유지시킴으로써 미생물의 대사와 증식을 억제하며, 식품의 가치를 유지・연장할 수 있다.

냉동은 0℃ 이하로 식품을 빙결하여 보존하는 것을 말하며, 냉장법은 0~10℃의 범위 내에서 식품을 보존하는 방법을 말한다.

(3) 가열법

끓이거나 삶는 방법에 의하여 식품에 부착된 미생물을 사멸시키고 조직 중의 각종 효소를 불활성화시켜서 식품의 변질을 방지하는 방법으로서, 저온살균은 61~63℃로 30분간 가열하는 방법으로 우유・술・쥬스・간장 등에 적당하다.

고온살균은 95~120℃에서 30~60분간 가열하는 방법으로 일반 식품을 끓인 후 다시 저장하는 방법이다.

(4) 기타 : 밀봉법과 통조림법 등이 있다.

2) 화학적 보존법(chemical preservation)

보존할 식품을 소금, 설탕, 산에 절이는 방법으로 해산물, 축산물, 야채류에는 소금을 이용한다. 일반적으로 소금 농도는 10% 정도에서 발육이 억제되나 짙은 농도에서 번식하는 효염균도 있다. 설탕 50%에 절이는 것으로는 과일의 잼, 젤리 등이 있으며, pH를 낮춰 저장하는 것으로는 과실, 야채류가 있다.

방부제는 허용된 첨가물을 쓰도록 하여야 하며 사용량에 있어서도 허용량을 지켜야 한다. 방부제는 독성이 없고 미량으로 효과가 있어야 하며 무미・무취해야 하고 식품에 변화가 없어야 한다.

4. 식품 위생관리

1) 식품위생관리의 행정적 강화

식품은 생명과 건강유지를 위해 불가결한 절대적 요소이지만 불량식품과 비위생적인 식품 및 유해식품은 건강에는 물론 생명유지에도 영향을 주기 때문에 식품위생행정은 어떤 보건 행정보다도 중요한 활동이라 할 수 있다. 그러므로 식품의 위생관리와 행정은 식품의 사후관리는 물론 예방활동이 충분히 이루어지도록 노력을 하여야 한다. 식품위생관리의 행정적 강화와 예방활동을 몇 가지를 요약하면 다음과 같다.

- 국제화시대를 맞아 수입식품에 대한 식품검역을 철저히 수행하여 피해를 예방
- 부정식품이나 불량식품의 생산이나 유통을 방지하는 관리 행정활동이 필요
- 위생관계법의 강제집행이나 단속행정보다는 식품위생에 관한 보건교육을 강화
- 식품을 통한 각종 전염병 및 식중독 등을 사전에 방지하는 노력이 중요
- 식품과 관계되는 기구, 시설, 용기, 포장 등과 식품의 제조과정, 보존방법, 유통과정 등에서 발생할 수 있는 문제점들을 사전에 예방 할 수 있는 노력이 필요
- 식품위생행정의 과학화(1998년 식품의약품안전청의 출범)를 통한 체계적 행정강화

2) 식품위생관리의 중점적 사항

① 식품취급 근로자의 건강관리 진단 및 위생교육을 강화 ② 수입식품의 철저한 검역과 위생검사 강화 ③ 식품위생 감시 및 국민 홍보강화 ④ 부정식품의 근절 및 불량식품 유통의 관리 등의 법적 집행과 자발적 실천 장려 ⑤ 식품제조 시설과 식품영업소의 위생관리 강화 ⑥ 식품위생 검사의 지속적인 실시와 연구기능의 활성화

3) 식품위생 관리자의 중요 업무

식품위생관리자는 다음과 같은 업무에 충실하여야 한다.

- 품질관리일지 및 위생일지의 작성.
- 사용 기구와 용기, 포장의 위생과 기준의 적합여부 검사.
- 식품의 원료와 제품의 입·출하 전 확인 검사.
- 식품의 표시기준의 적합 여부 검사.
- 종업원의 건강진단 및 위생교육의 실시.

5. 환경호르몬

환경호르몬은 생물의 체내에 흡수되면 여성호르몬과 같은 작용을 일으켜 본래의 호르몬 작용을 교란하는 인공화학물질을 말한다. '외인성 내분비 교란물질'(Endocrine disrupter)이라고도 부르는 환경호르몬이 동물의 생식이상을 일으킨다는 보고는 6,7년 전부터 있어 왔다. 동물과 어패류의 수컷이 암컷화하는 사례에 이르기까지 다양한 보고가 있다.

'환경호르몬'은 인체 호르몬이 나오는 내분비계의 작용을 방해하는 것으로 추정되는 물질. 인체 호르몬은 세포 등에 정보를 전달하는데 화학구조가 유사한 환경호르몬이 역할을 방해해 이상을 일으켜 정자 수 감소 등 수컷을 암컷화 하는 것으로 알려져 있지만 최근 신경계나 면역계에도 악영향을 미친다는 주장이 제기되고 있다. 환경호르몬은 일반 환경 독성물질과 달리 '호르몬'으로 작용하기 때문에 미량으로도 악영향을 미칠 수 있다는 것으로 특히 태아~생후 2세에 환경호르몬에 노출되면 위험하다.

지난 50년간 남성의 정액이 묽어져 정자수가 절반 수준으로 떨어졌다는 92년 코펜하겐 보고와 일본의 20대 남성의 평균 정자수가 40대에 비해 절반정도에 불과하다는 최근의 연구보고가 그것이다.

미국환경보호국(EPA)에 따르면 유해성이 입증된 환경호르몬은 살충제인 DDT, 산업폐기물을 태울 때 나오는 다이옥신 등 몇 개 물질이며 '유해할 것으로 의심되는 환경호르몬'은 이들 물질과 화학구조가 유사한 유기염소계 물질이 대부분이다.

내분비 교란물질로 판명된 유기주석화합물(TBT)이 나온 것으로 조사됐다. 국내에서도 남해안의 굴 등 어패류 생산량이 80년대에 비해 절반수준으로 줄어들었으며, 원인은 선박 밑바닥에 파래 등이 끼지 않도록 페인트에 섞어 칠하는 TBT라는 화학물질 때문이라는 주장이 제기됐다. 또 경남 양산의 모전자제품회사에서 일하다가 95년 불임판정을 받는 남녀근로자 23명이 환경호르몬 피해자라는 주장이 나와 충격을 던져주고 있다. 반도체 세정제인 솔벤트5200이 근로자의 생식기능에 영향을 미쳤다는 것이다.

소비자보호원은 식품 생활용품 완구 농수산물 등 총 6백 22종을 조사한 결과 3백종에서 환경호르몬 관련 14개 성분이 검출됐다고 밝혔다 검출 성분은 미국 환경보호국(EPA)의 불류에 따른 것으로 내분비계 교란물질로 판명난 1종(TBT), 내분비계 교란 가능성 물질 9종(비스페놀A, 폴리스틸렌, DELP, 중금속, 농약 등) 내분비 교란 추정 물질 1종(DEHA) 일본에서만 환경호르몬 감시대상 물질로 분류된 3종 등이다.

현재까지 환경호르몬 '용의 물질'로 지목된 물질은 쓰레기를 태울 때 생기는 다이옥신과 DDT 등 농약류를 포함한 67종이다.

제4장

역 학

1. 역학의 개념

역학의 첫글자인 역(疫)은 질병 또는 역병(疫病) 역자로, 글자대로 해석하면 질병에 관한 학문 또는 전염병에 관한 학문으로 해석되며, 영어의 epidemiology는 희랍어에서 기원한 것으로 'epi'는 ~에 관한 upon이란 뜻이고, 'demos'는 인구(people, population), 'ology'는 학문(science)이라는 의미를 가진 합성어로서 'study upon the people' 즉, 인구에 관한 학문 또는 인구의 질병에 관한 학문으로 해석되어 역학의 학문적인 내용이나 성격을 비교적 잘 설명해 주고 있다. 과거 전염병이 만연했던 시대에는 전염병을 다루는 학문으로 여겼던 적도 있었으나 질병의 발생 양상이나 질병의 발생원인에 대한 개념에 따라 그 정의도 다양하게 변화되어 왔다. 오늘날 경제, 문화 수준의 향상과 과학지식의 발전에 따라 전염병의 발생과 그로 인한 사망은 감소되었으며, 비전염성 질환이 중요시 되고 있어 역학의 근본적인 연구방법과 적용은 전염병에만 국한되지 않고 모든 질병을 인구집단과 연관시켜 연구하는데 이용되고 있다.

최근에 이르러서는 역학의 정의에 대해 대부분의 역학자들이 어디에 중점을 두는가에 차이가 있을 뿐 근본적인 내용은 거의 일치하고 있다. 미국 역학회에서는 "역학은 질병, 결손, 불능의 자연사에 관한 지식 또는 학문이다"라고 정의하고 있고, 국제역학회에서는

"역학은 인간집단 내에 발생하는 질병의 빈도와 분포를 결정하는 요인들에 관하여 연구하는 학문"으로 정의하고 있다.

따라서 역학은,

(1) 인구집단을 대상으로

(2) 그 속에서의 질병의 발생 양상을 명백히 하고

(3) 그 질병 발생 양상을 결정하는 요인을 규명하여

(4) 이에 대한 예방대책을 세우는 학문으로 정의하는 것이 좋을 것이다.

좀더 구체적으로 설명하면,

·역학은 개인의 질병에 관한 것보다는 집단을 대상으로 하며, 그 집단에 속해 있는 지역사회나 지역내에 살고 있는 인구집단이 그 대상이다.

·질병 발생 양상이란, 각종 인구학적, 사회학적 변수에 따른 질병발생의 규모, 분포 그리고 시간적인 흐름에 따른 발생 경향 등을 포함한다.

·질병의 발생, 유병 및 사망의 규모 그리고 분포나 경향이 인구집단이나 지역 또는 시간에 따라 차이가 있거나, 변화가 있다면 어떤 요인에 의하여 차이나 변화가 결정되는가 하는 것을 규명하는 것이다. 전염병 발생의 직접적인 원인은 비교적 단순하게 규명될 수 있으나 비전염성 질환의 발생원인은 여러 요인이 복잡하게 얽혀 있어 직접적인 원인 규명이라기 보다는 질병 발생원인과 관련된 위험요인들(risk factors)을 규명해내는데 주안점을 두고 있다.

·질병 발생 양상의 직접적인 원인이나 관련된 위험요인들을 규명해내면 질병원인을 제거하거나 이에 대한 예방대책을 마련하여 궁극적인 목적인 질병을 예방하는데 있다.

1) 역학 개념의 변천

역학이 체계 있고 과학적인 사고방식에 의하여 그 지역사회에서 문제가 되는 질병의 발생 양상을 파악하고 조사하여 원인을 규명하고 적절한 예방대책을 강구하는 학문으로 발전·변화되고 있으며, 역학에 대한 개념이 변천된 배경은 다음과 같다.

(1) 질병은 병원균만으로는 발생되지 않고 숙주와 환경의 요인이 복합적으로 작용되어 발생한다는 질병의 다요인설(multiple causation theory)이 등장하게 되어 병인 뿐만 아니라 숙주의 요인과 환경 전체를 파악하고 이해하여야 한다고 강조되었다.

(2) 질병의 유행은 산발적으로나 주기적 또는 일시적으로 인간집단 내에 언제나 존재하며, 이 현상을 이해하려면 질병이 집단 내에 어떻게 분산되어 있고 얼마나 발생하고 있는지 파악해 두어야 하며, 그러한 발생과 분포를 결정하는 관련 요인들을 조사할 필요가 있다.

(3) 환자 중심의 치료의학으로는 국민전체의 건강을 보전하기 힘들다는 인식과 예방의학과 공중보건학의 활동으로 치료는 물론 예방과 재활을 포함한 포괄적 의료가 강조되고 있어 환자군 뿐만 아니라 건강군을 포함한 인구집단 전체를 중요시하는 개념으로 발전되었다.

(4) 현대 의학의 발전과 경제수준의 향상으로 전염병으로 인한 사망률이 감소하여 평균수명의 연장으로 문화, 사회 전반적인 만성 질환의 발생이 증가하여 역학연구의 대상 분야에 크게 대두되고 있다.

2. 역학과 임상의학과의 비교

임상의학은 환자 개인의 질병현상을 장기, 기관, 조직, 세포, 분자의 생리적·병리적 현상의 변화로서 해석하고 이것을 진단하고 치료하는 것이라면, 역학은 인간집단을 대상으로 그 집단 현상의 변화를 양적으로 나타내어 분석하고 대책을 마련하는 것이다. 연구의 촛점에서 보면, 임상의학은 이미 발생한 원인으로 작용하는 위험요인을 규명하는데 촛점을 두고 있으며 그외 몇 가지 차이점을 비교해 볼 수 있다(그림 4-1, 표 4-1)

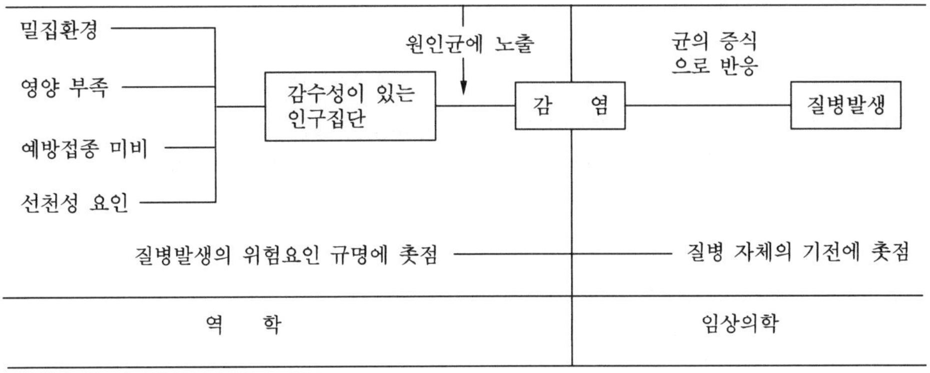

그림 4-1. 임상의학과 역학의 연구 촛점 면에서 본 차이

표 4-1. 임상의학과 역학의 차이점

	임상의학	역 학
대 상 자	환자 개인	지역사회내 건강인을 포함한 인간집단
판정기준	정상상태, 이상상태	전체로 보아 이상상태를 나타내는 "율"로 표시
판정 방법	진단검사 : 치료가 목적 비용이 많이 듬 의사에 의해 행해짐 이상상태 발견이라는 단일기준	집단검진 : 환자 조기발견이 목적 비교적 비용이 적게 듬 환자의 결정에 의해 검사 여부 결정 검진목적에 따라 판정기준 설정
접근 방법	기초의학이나 기존연구, 환자치료 등에서 오는 경험주의적 접근	인구집단을 관측하여 개인의 집합체로서 대표성을 지니는 측정치료 표현

3. 역학의 활용과 기여하는 분야

역학적 연구로부터 얻어진 정보는 여러 방면에 이용될 수 있다.

첫째, 유전학, 생화학 및 미생물과 같은 다른 분야의 정보와 역학적 자료를 결합시킴으로써 특수한 질병의 원인을 밝혀내고, 둘째, 임상적 또는 실험적으로 제기된 역학적 가설을 역학적 자료와 일치하는지 평가하고, 셋째, 질병발생의 예방과 공중보건사업을 평가하고 개발하기 위한 자료로 제공된다. 그리고 역학이 활용되고 기여하는 분야는 크게 5가지로 구분할 수 있다.

(1) 질병발생의 원인 및 그 발생을 결정하는 요인의 규명

역학 연구의 근본 목적이며 가장 중요한 역할인 질병의 원인과 감염경로를 찾아내어 치료를 촉진시키고 전파를 차단하는데 기여하며, 여러 위험요인들에 대한 관리대책으로 질병발생을 억제하는데 기여한다.

(2) 질병의 발생 및 유행의 감시

질병의 지역적, 시간적 발생과 분포를 시시각각으로 널리 알리는 역학관리정보체계

(surveillance system)의 기능을 하며 질병관리 대책수립이나 평가에 도움을 준다.

(3) 질병의 자연사(natural history of disease) 연구

'질병의 자연사'란, 한 질병이 어떤 처치도 가하지 않고 발생 시초부터 끝까지 어떤 경과를 거치게 되는가 하는 것이며, 한 질병을 완전히 이해하려면 자연사를 알아야 한다. 따라서 어떤 처치를 했을 때 효과가 있는지 없는지, 질병이 어느 상태에 있는지를 비교할 수 있다. 그러므로 역학은 특유한 각 질병의 자연사에 알맞는 시기의 적절한 예방 및 치료대책을 세우는데 역할을 하고 있다.

(4) 보건의료 기획과 평가를 위한 자료제공

보건의료 서비스(health services) 분야에서는 제한된 의료자원을 효과적, 효율적으로 국민에게 보건의료를 제공할 수 있도록 하는 것이 큰 문제이며 의료비 상승, 의료시설 및 인력의 효율적인 분배 그리고 의료이용에 관련된 제반 문제들의 연구에 역학적인 원리와 방법론이 크게 기여해 왔다.

(5) 임상 연구에서의 활용

역학 연구에서 얻은 여러 정보는 임상 분야에서의 질병의 진단, 치료 등의 연구에 많은 기여를 하고 있으며, 실제 환자를 대상으로 하는 치료제 및 수술효과의 측정(clinical trial), 진단 방법의 정확성(감수성과 특이성의 측정), 각종 생물학적인 변이의 분포 그리고 정상치와 비정상치의 구분 등의 임상역학(clinical epidemiology)에 역학적인 원리와 방법이 많이 적용되고 있다.

4. 질병 발생 원인의 생태학적 모형

사람은 사회적 동물로서 다른 생물체와 더불어 생태계를 이루고 있으며 주변의 모든 환경과 상호 관련을 맺고 있어 생태계에서 발생하는 모든 질병은 어느 한 가지 요인에 의하지 않고 여러 요인이 서로 연관된다. 따라서 역학적 개념으로 살펴 본 질병발생의 다요인설에 관한 모형은 ① 역학적 삼각형, ② 거미줄형, ③ 수레바퀴형으로 설명할 수 있다.

1) 역학적 삼각형(epidemiologic triangle, 3대요인설)

삼각형 모형설이라고도 하며 병인, 숙주, 환경의 3요소가 질병 발생의 주인자이며, 이들 3요소의 평형상태가 깨어지면 질병 발생이 증가하거나 감소하게 된다(그림 4-2).

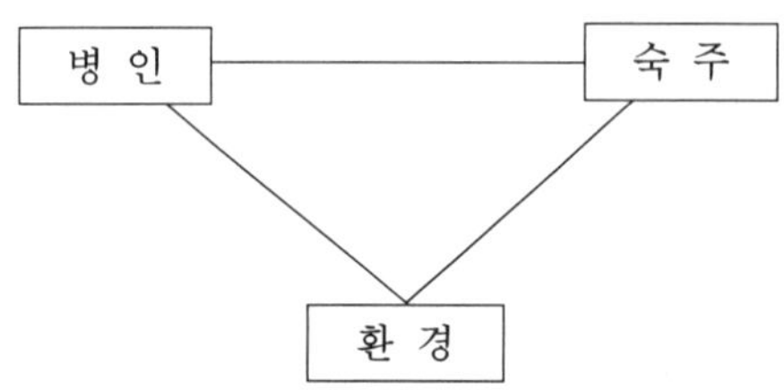

그림 4-2. 병인, 숙주 및 환경의 상호 관계

(1) 병인(agent)

질병을 일으키는 직접적인 요인으로는 ① 생물학적 인자 : 세균, 바이러스, 곰팡이, 기생충 등, ② 물리·화학적 인자 : 대기, 수질 오염, 전리방사선, 화학물질, 냉·과열 등, ③ 사회적 요인 : 정서적 및 정신적 긴장과 관습 등이 그 양과 질의 정도에 따라 질병발생의 변수로 작용한다.

(2) 숙주(host)

개인의 병인에 대한 감수성과 면역기전에 좌우되며, 내적 요인과 외적 요인의 상호 작용에 의해 결정된다. 즉, 숙주의 저항력에 영향을 미치는 요인은 ① 유전적 소인으로 질병의 감수성과 관련이 있는 내적 요인, ② 생물학적 인자인 성별, 연령별 특성, ③ 체질적 인자로 과거 폭로경험, 영양상태, 성격 등이 다양하게 작용하며, ④ 사회, 경제적 수준과 결혼 및 가족형태, 직업 등이 중요한 인자로 작용한다.

(3) 환경(environment)

환경적 인자는 질병발생에 영향을 미치는 외적 요인으로서 ① 생물학적 환경요인에는 병원소, 매개체, 식품, 약성분 등이 속하며, ② 물리·화학적 환경요인에는 고열과 한랭 및 공기, 기압, 주택 시설, 음료수, 소음, 지리적 조건 등이 포함되고, ③ 사회적 환경은 사회 조직과 경제상태, 사회적 관습, 주민들의 생활습관, 사회적 융합 및 이동 등이 직접, 간접으로 영향을 미친다.

2) 수레바퀴 모형설(wheel model)

인간과 환경 사이의 관계를 설명하는 모형으로서 수레바퀴의 중심은 유전적 소인을 가진 숙주가 있고 그 숙주를 둘러싸고 있는 환경은 생물학적, 물리·화학적, 사회적 환경으로 나누어 영향을 미친다. 이 모형은 질병의 병원체를 강조하지 않고 다요인적 병인을 확인하는데 필요성을 강조하고 있다(그림 4-3).

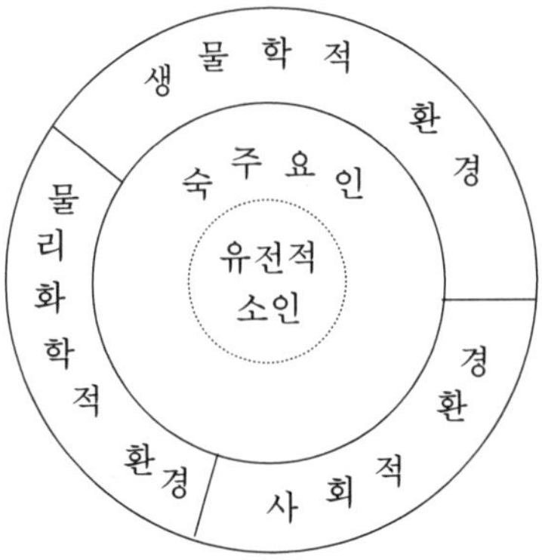

그림 4-3. 사람과 환경 사이의 상호 작용에 관한 수레바퀴 모형

3) 거미줄 모형설(원인망, web of causation)

원인망은 질병 발생이 어느 한 가지 원인에 의한 것이 아니라 여러 가지 원인이 서로

연관되어 있고 반드시 선행하는 요소가 거미줄처럼 복잡하게 얽혀 어떤 질병이 발생된다는 설이다.

5. 역학적 연구 방법

역학적 연구 방법은 집단관찰을 통해서 질병의 분포 및 자연사를 파악하고 병인, 숙주, 환경의 상호 관계를 토대로 하여 질병발생 요인을 규명하고 집단의 역학적 진단과 대책을 수립하는 것이다.

역학적인 실제 방법에는 크게 실험(experiment)과 관찰(observation)로 나눌 수 있다.

실험적 방법은 인위적으로 어떤 자극이나 조건을 가한 상태에서 실험군과 대조군 간의 차이를 비교, 분석하는 방법이며, 관찰적 방법은 어떤 실험적 자극이나 조작을 가하지 않고 자연상태 그대로 비교, 분석하는 연구 방법으로서 기술역학적 방법과 분석역학적 방법으로 구분할 수 있다.

기술역학은 인구집단에서의 질병이나 건강수준의 분포 양상을 파악하여 가설을 설정하는 것이며, 분석역학은 기술역학적 방법으로 얻은 자료를 가지고 실제로 질병의 원인이 되는 요인이나 속성과 질병과의 인과 관계를 규명하는 연구 방법이다(그림 4-4).

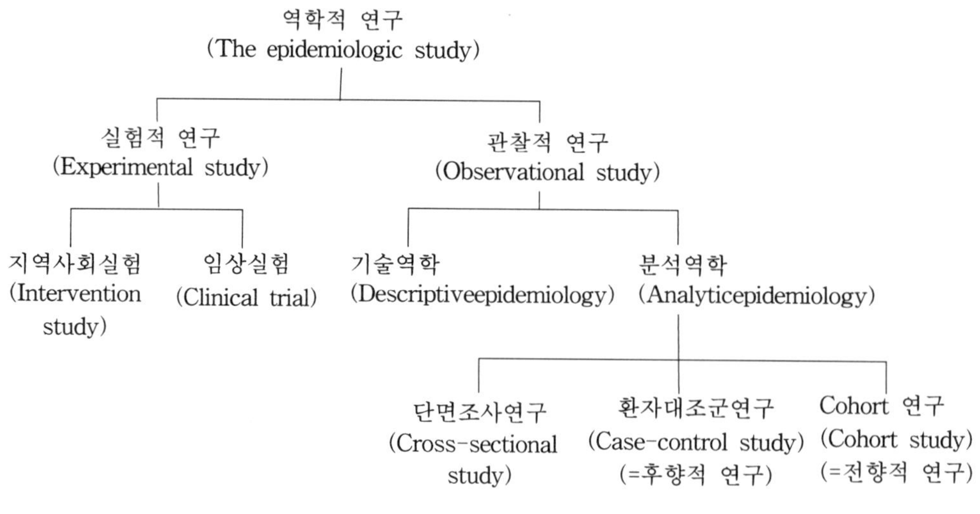

그림 4-4. 역학적 연구 방법의 분류

어떤 역학적 연구 방법을 실시하든 반드시 가설을 설정하여야 하며, 이 가설은 앞으로 전개될 연구에 대한 목적과 방향을 제시하는데 중요한 역할을 한다. 기술역학적 조사를 통하여 얻어진 자료를 수집 분석하여 질병 발생에 대한 가설을 설정하고 이 가설의 진실 유무를 밝히기 위하여 더욱 상세한 분석을 하게 되는데 이런 연구 과정을 역학조사환(epidemiologic study cycle)이라 한다(그림 4-5).

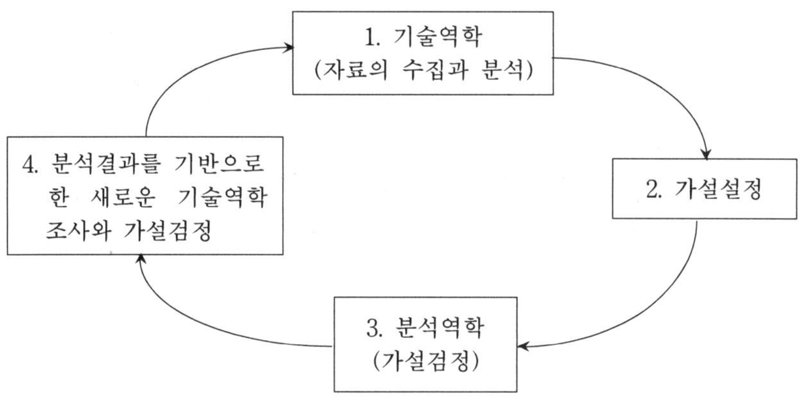

그림 4-5. 역학적 조사환

1) 기술역학(descriptive epidemiology)

인구집단을 대상으로 집단에서 발생되는 질병의 양상 및 분포 등을 그 집단의 특성에 따라 조사하여 기술하는 방법이며, 집단의 특성이란 연령, 성별, 지역적 및 시간적 특성을 말하며 이런 특성과 질병 발생과의 관련성 유무를 기술하게 된다.

따라서 기술역학에 반드시 포함되어야 할 기본적 내용은,

① '누구에게(어떤 집단)' 라는 인구학적 특성(who-person)

② '어디서'라는 지역적 특성(where-place)

③ '언제'라는 시간적 특성(when-time)이다.

④ '무엇'이라는 질병의 특성(what-disease)

(1) 인구학적 특성

인구학적 특성에는 중요한 변수인 연령, 성별, 인종, 사회 경제적 상태와 그외 직업, 가

족상태 및 영양상태 등이 있다.

① 연령 : 역학 연구에서 아주 중요한 특성으로서 각 연령별 특정 질병 발생 분포가 달라진다.

② 성별 : 남녀의 생리적 특성과 호르몬 요소, 생활환경 및 습관 등의 차이로 인해 발생되는 질병의 종류와 분포는 각각 다르다.

③ 인종 : 동양인에게는 위암 발생이 많으며, 서양인에게는 관상동맥 심장병이 많고, 백인에게는 유방암, 흑인에게는 자궁경부암이 많다. 이러한 인종 간의 질병 발생의 차이는 인종 간의 습관, 영양상태, 지역적, 환경적 차이 등에서 기인한 것으로 설명된다.

④ 사회 경제적 상태 : 직업, 교육정도, 수입, 거주지 등을 고려한 사회 경제적 수준은 질병 발생과 밀접한 관계가 있으며, 사회, 경제적 수준이 낮을 수록 전염성 질환이 많고 수준이 높을 수록 비전염성 질환이 많은 편이다.

(2) 지역적 특성

국가 간의 차이는 각 나라의 기후조건, 사회 경제적 조건, 관습, 식생활 등의 영향에 따라 나타나며, 지역 간의 차이는 자연적인 여건과 도시와 농촌 간의 차이, 환경과 기후의 차이 등의 특성에 영향을 받는다.

어떤 질병의 유행이 지역적으로 어떻게 분포하는가에 따라 다음과 같이 구별된다.

① 범세계적(pandemic ; 범발적) : 범세계적으로 발생 또는 유행하는 것으로 독감 등이 있다.

② 전국적(epidemic) : 한 국가에 전반적으로 질병이 발생하는 것으로 우리나라에서 토착화된 장티푸스 등이 있다.

③ 지방적(endemic ; 편재적) : 일부 지역에 특수하게 발생하는 경우로 우리나라의 낙동강 유역에서 많이 발생하는 간디스토마의 경우가 이에 속한다.

④ 산발적(sporadic) : 어느 일정한 지역이나 전국적 현상보다도 일부 지역에서 산발적으로 발생하는 질병 양상으로 렙토스피라증 등이 있다.

(3) 시간적 특성

질병 발생을 일반적으로 월간 또는 연간 단위로 표시한다. 그러나 급성 질환의 경우,시간별로 분석하거나 희귀한 질병일 경우는 수년 단위로 분석할 수도 있다.

시간별 질병발생의 양상은 추세변동, 주기변동, 계절변동, 일기변동으로 구분하며, 또 장기, 주기, 단기로 구분하기도 한다,

① 추세변동(secular trend ; 장기변화) : 어떤 질병을 수년 또는 수십년간 관찰하였을 때 증가 혹은 감소의 경향을 보여주는 것을 말하며, 추세변동에 관한 정보는 주로 질병의 발생이나 사망의 신고 자료에 의해서 얻게 된다. 그러므로 추세변동의 상황이 있더라도 그 변화가 사실상의 변화인지 또는 진단기술의 발전이나 질병 분류 방법의 변화인지를 살펴야 된다. 추세변동을 하는 질병으로는 장티푸스(30~40년 주기), 디프테리아(10~24년), 인플루엔자(약 30년) 등이 있다.

② 주기변동(epidemic cycle ; 순환변화) : 수년의 간격으로 질병의 발생이 반복되는 경우를 말한다. 예로, 백일해(2~4년), 홍역(2~3년) 등이 있다.

③ 계절변동(seasonal change) : 넓은 의미로 주기변화에 속하나 1년을 주기로 질병이 발생하는 것을 말한다. 여름철에는 소화기계 전염병, 겨울철에는 호흡기계 전염병이 유행하는 것을 들 수 있다.

④ 단기변동(short-term fluctuation) : 시간별, 날자별, 혹은 주 단위로 질병발생 양상이 변화하는 것을 말하는데, 주로 급성 전염병의 집단 발생시에 이러한 양상을 보인다.

⑤ 불시유행(point epidemic ; 불규칙변화) : 어떤 시간적 특징을 나타내지 않고 돌발적으로 질병이 발생하여 집중적으로 많은 환자가 발생하는 경우로써 외래 전염병의 국내 침입시 돌발적으로 유행하는 경우이기도 하며, 콜레라 발생을 예로 들 수 있다.

2) 분석역학(analytic epidemiology)

분석역학은 관찰을 통하여 얻어진 질병 발생과 그 요인 혹은 속성과의 인과 관계를 규명해 내는 연구 방법으로서 기술역학에서 조사된 질병의 분포와 발생에 관련된 특성인자의 결과를 바탕으로 질병 발생에 대한 가설을 설정하고 그 가설을 검정(why)해 내는 것이다.

분석역학 방법의 종류에는 단면조사 연구, 환자-대조군 연구(후향성 조사 연구), cohort 연구(전향성 조사 연구)가 있으며, 연구 방법과 시간적 관계를 설명하면 단면적 연구는 현재의 시점에서의 현상을 연구하는 것이며, 환자-대조군 연구는 현재의 결과에서 과거의 원인을 찾고자 하는 후향적 연구이다. 그리고 cohort 연구는 현재의 원인 노출에 따라 앞으로의 결과를 추적 조사하는 전향적 연구이다(그림 4-6).

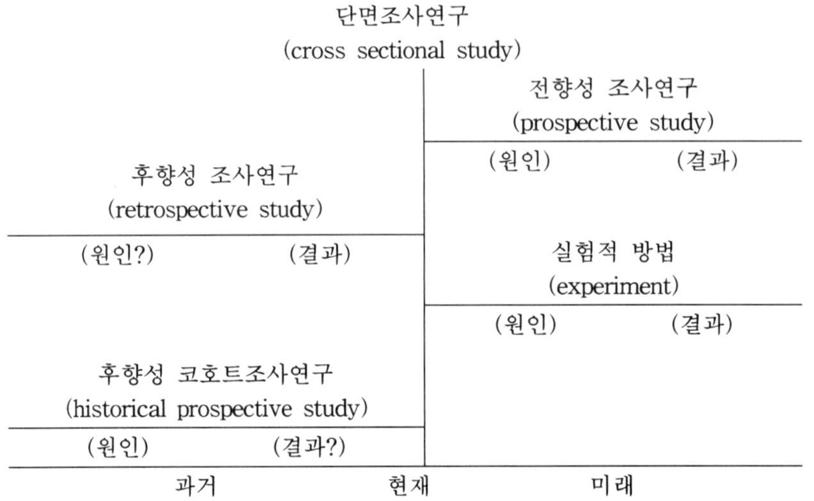

그림 4-6. 역학적 방법과 시간적인 관계

(1) 단면조사 연구(cross-sectional study)

단면조사 연구는 일정한 인구집단을 대상으로 특정한 시점이나 일정한 기간내에 질병을 조사하고 각 질병과 그 인구집단과의 관련성을 보는 방법으로 상호관계연구(correlation study)라고도 하고, 대상 집단의 특정질병에 대한 유병률을 알아낼 수 있어 유병조사(prevalence study)라고도 한다.

단면조사 연구의 장점은,

① 환자-대조군 연구나 cohort연구에 비해 시행하기가 쉽다.

② 단시간 내에 결과를 얻을 수 있어 경제적이다.

③ 어떤 사실을 찾거나 가설 검증에 도움이 된다.

④ 동시에 여러 종류의 질병과 요인과의 관련성을 조사할 수 있다.

단점으로는,

① 일정한 시점에서 조사를 하기 때문에 빈도가 낮은 질병이나 이환기간이 짧은 질병에는 부적합하다.
② 상관 관계만을 알 수 있을 뿐이며, 인과 관계를 규명하지는 못한다.
③ 현재와 과거 사항만을 주대상으로 하므로 예측력이 낮다.
④ 복합요인들 중에서 원인요인을 찾아내기 어렵다.
⑤ 대상 인구집단이 비교적 커야 한다.

(2) 환자-대조군 연구(case-control study)

환자-대조군 연구는 연구하고자 하는 질병에 이환된 집단을 대상으로 한 환자군과 질병이 없는 대조군을 선정하여 질병 발생과 관련이 있다고 의심되는 요인들(위험요인 : risk fator)과 질병 발생과의 원인 관계를 규명하는 연구 방법이다. 이 연구는 현재 질병이 있는 환자군이 과거에 어떤 요인에 노출되었는가를 조사하는 것으로 후향성 연구(retrospective study)라고도 한다(그림 4-7). 이 연구 방법에서는 환자군과 대조군의 선정이 가장 중요하며, 환자의 선택에는 환자에 대한 정의 즉, 진단기준이 분명하여야 하며 특정한 기간의 명시도 반드시 필요하다. 대조군의 선택에서 가장 중요한 문제는 환자군이 가지고 있는 질병이 대조군에는 없다는 것을 제외하고 나머지 특성은 환자군과 거의 차이가 없어야 한다.

환자-대조군 연구의 장점으로는,

① 연구가 비교적 용이하며, 비용이 적게 든다.
② 적은 연구대상자로도 연구가 가능하다.
③ 발생이 적은 질병이나 잠복기가 긴 질병의 연구도 가능하다.
④ 연구결과를 비교적 빠른 시일 안에 알 수 있다.

단점으로는,

① 환자군과 모든 조건이 비슷한 대조군의 선정이 어렵다.
② 연구에 필요한 정보가 과거 행위에 관한 것이므로 각종 편견이 발생할 수 있다.
③ 코호트 연구에서와 같은 비교위험도 등을 구할 수 없고 교차비에 의한 간접 비교만을 구할 수 있다.

④ 정보수집이 불확실하다.

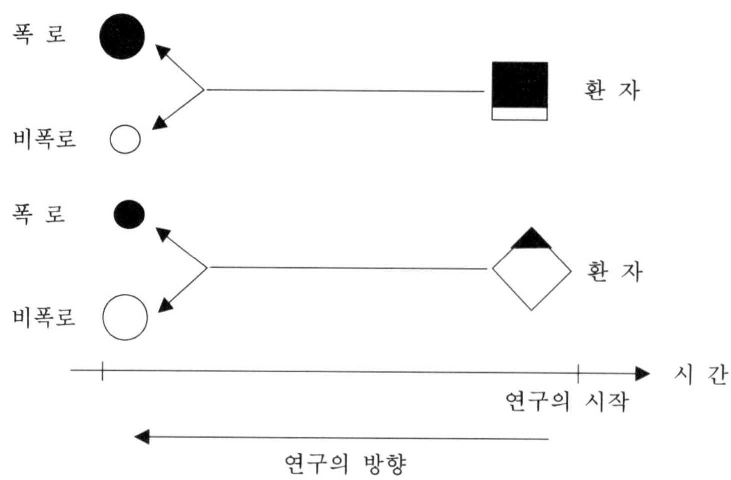

그림 4-7. 환자-대조군 연구

(3) 코호트 연구(cohort study)

코호트 연구는 연구하고자 하는 질병에 이환되지 않은 건강군을 대상으로 하여 그 질병 발생의 요인에 폭로된 집단과 폭로되지 않은 집단 간의 질병 발생률을 비교·분석하는 방법이다. 현시점을 기준으로 앞으로의 결과를 검토하는 것으로 전향성 연구(prospective study)라고도 한다. 이 연구의 대상 인구집단은 모집단을 잘 대표할 수 있는 집단으로 선정하는 것이 중요하며, 장기간에 걸쳐 추후 관찰해야 하므로 진단 방법이나 기준에 변동이 생기거나 대상자가 누락되거나 이동할 수 있어 요인분석에 차이가 생길 수 있다.

코호트 연구의 장점은,

① 속성 또는 요인에 편견이 적다.

② 발병률을 구할 수 있어 상대위험도와 귀속위험도를 직접 계산할 수 있다.

③ 연구하는 속성과 다른 질환과의 관계도 알 수 있다.

단점은,

① 많은 대상자를 필요로 한다.

② 장기간 계속 관찰하여야 한다.

③ 대상자가 탈락하기 쉽다.
④ 진단 방법과 기준에 변동이 생길 수 있다.
⑤ 비용이 많이 든다.
⑥ 질병 분류에 착오가 생기기 쉽다.

코호트 연구는 전향적 코호트 연구와 후향적 코호트 연구로 분류 할 수 있다.

·전향적 코호트연구 : 연구시작 시점에서 질병 발생의 원인이 되리라고 생각되는 요인에 노출된 집단과 노출되지 않은 집단을 구분하고 그때부터 일정기간 동안을 추적 관찰하는 방법이다. 즉, 현재 시점에서 미래의 어떤 시점까지 계속 관찰하여 원인과 결과의 관계를 밝히는 것이다(그림 4-8).

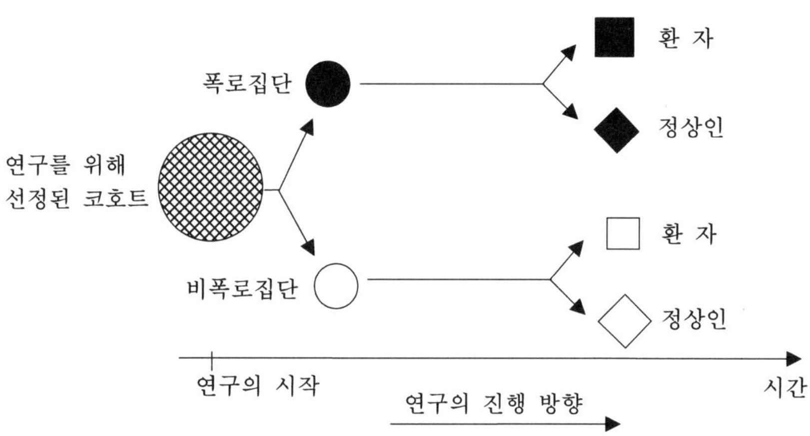

그림 4-8. 전향적 코호트연구

·후향적 코호트연구 : 연구시작 시점에서 과거의 관찰시점으로 거슬러 가서 관찰시점으로부터 연구시점까지의 기간 동안에 질병의 발생 원인과 관련이 있으리라고 의심되는 요소를 갖고 있는 사람들과 갖고 있지 않는 사람들을 구분한 후 기록을 통하여 질병 발생을 찾아내는 방법이다(그림 4-9).

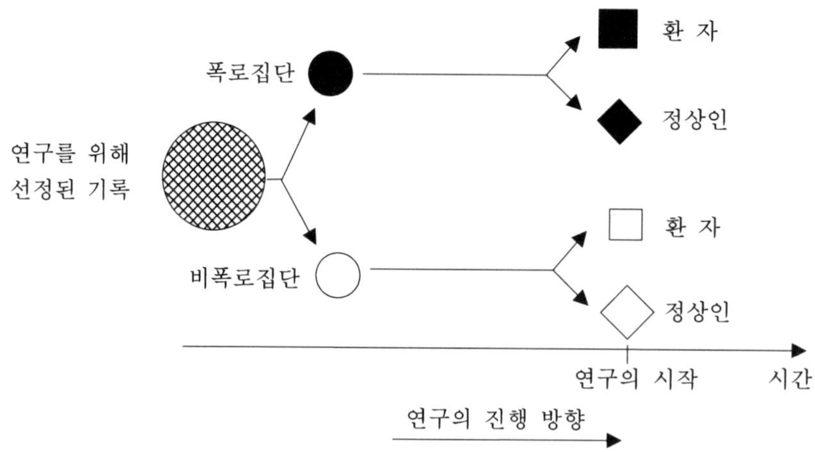

그림 4-9. 후향적 코호트연구

(4) 질병 발생의 위험도 측정

질병 발생의 원인이 되는 속성이나 요인에 폭로됨으로써 질병에 이환될 위험도가 얼마나 되는지를 측정하는 방법은 비교(상대)위험도와 귀속(기여)위험도가 있다.

① 비교위험도(relative risk) : 비교위험도는 위험요인을 갖고 있거나 노출된 군에서의 질병 발생률을 노출되지 않은 군에서의 질병 발생률로 나누어 준 것이다. 즉, 노출군에서는 비노출군에 비해 질병 발생위험이 몇 배나 더 높은가를 나타내 주는 것이다.

위험요인에 대한 노출여부	질병발생 여부		계
	+	−	
+ −	a c	b d	a+b c+d
계	a+c	b+d	N

chort study의

$$\text{비교위험도(RR)} = \frac{\text{노출군에서의 질병 발생률}}{\text{비노출군에서의 질병 발생률}} = \frac{a}{a+b} \div \frac{c}{c+d} = \frac{a(c+d)}{c(a+b)}$$

case-control study의

$$교차비(oddsratio) = \frac{ad}{bc}$$

② 기여위험도(attributable risk) : 귀속위험도라고도 하며 위험요인이 질병 발생에 얼마나 기여했는지를 나타내는 것으로 위험요인에 노출된 집단에서의 질병 발생률에서 비노출된 집단에서의 질병 발생률을 뺀 것이다. 즉, 이 요인이 제거되면 질병이 얼마나 감소될 수 있는지를 예측할 수 있으며 cohort study에서만 측정 가능하다.

$$기여위험도(AR) = \frac{a}{a+b} - \frac{c}{c+d}$$

3) 기타 연구 방법

(1) 실험역학(experimental epidemiology)

실험역학은 연구대상에게 임의적인 조작을 가한 후 그것이 원인이 되어 어떤 반응이 나타나는가를 관찰하는 방법이다. 질병 발생의 원인 규명에 적합한 방법이지만, 역학조사의 대상이 인구집단이기 때문에 윤리적인 문제로 적용할 수 없는 경우가 많다.

실험적 연구의 기본 조건은 첫째, 연구자의 인위적인 조건 여부가 있어야 하고, 둘째, 대조군이 있어야 하며, 셋째, 무작위 할당표본 추출 등이다.

실험역학의 종류에는 실험실 실험, 임상실험과 지역사회 예방사업 효과측정 실험으로 분류하게 된다.

·실험실 실험은 역학에서 거의 사용하지 않는 방법이다.

·임상실험(clinical trial)은 임상의학에서도 널리 쓰는 연구 방법으로 새로운 처치 방법이나 치료약품 등의 효과 및 효능 등을 규명하기 위하여 환자를 대상으로 연구하는 것을 말한다.

·지역사회 예방사업 효과측정 실험(community intervention)은 위험요인을 제거하거나 또는 생활태도를 변화시켜 대상 질병이 감소되는지를 규명하는 것으로서 집단을 대상으로 실시한다.

(2) 지식, 태도, 실천도 조사(K.A.P.조사)

K.A.P.조사(knowledge, attitude and practice study)는 지역주민들의 지식, 태도, 실천에 관한 조사로 보건사업의 효과를 평가하는데 적합한 방법이다. 주로 설문지를 이용하여 보건사업 실시 전과 실시 후의 지식, 태도, 실천의 변화를 비교하여 보건사업의 성과를 평가한다.

4) 역학조사 연구의 예

(1) 콜레라의 역학조사

John Snow(1813~1858)는 1848~1849년에 런던에서 발생하였던 콜레라의 2차 유행을 관찰하고 콜레라는 인간의 상호 왕래를 통해 전파된다는 점, 콜레라 환자와 밀접한 접촉을 하는 사람들 중에서 주로 발병자가 생긴다는 점, 환자 발생은 빈곤과 군집생활을 하는 것과 관련이 있는데 이는 특히, 오물과 관련이 있다는 점, 그리고 임상적, 병리학으로 보아 콜레라는 주로 위장관을 침범하는 질병이라는 점 등을 토대로 하여 콜레라는 환자의 위장관을 통해서 배설되는 특수한 세포 성분인 병원독을 건강한 사람이 삼킴으로써 발생된다는 가설을 정립하였다. 그 후 이 가설은 1853~1854년에 다시 런던에서 발생하였던 콜레라의 3차 유행시에 증명되었는데 그는 Broad Street의 펌프가 콜레라 발생의 요인임을 밝혀내고 펌프를 철거하여 그 물을 마시지 못하도록 하였는데, 그 후로는 환자의 발생이 감소하고 끝내는 종식되었던 것이다.

John Snow의 콜레라에 대한 연구 업적을 종합 고찰하여 보면, 그는 콜레라의 발생을 인간집단을 대상으로 하여 시간별, 지역별, 그리고 인적 특성에 따라 그 분포를 관찰하였으며 발생요인에 대한 가설을 설정하였고, 그것을 적절한 방법으로 증명하여 그 결과를 토대로 하여 필요하고도 효과적인 관리 방법을 제시함으로써 역학의 참다운 이론과 방법을 가르쳤다고 할 수 있다.

(2) Pellagra의 역학조사

Pellagra는 영양결핍 질환이며 비타민 B(nicotinic acid)가 치료에 유효하다는 것은 이미 잘 알려져 있지만, 1735년 스페인 의사 Casal에 의해 나병의 일종으로 기재되어 약 200년간은 전염성 질환으로 취급되어 왔다. Goldberger는 Pellagra가 전염성 질환이 아니고 영양결핍에 기인한다는 것을 입증하고자 실험역학을 실시하였다. 즉, 12명의 죄수에게 동물성 단백질이 없는 식사를 제공하여 Pellagra환자를 만드는데 성공하였고, 이것이 직접적인 인과 관계가 있다는 것을 증명하기 위하여 Pellagra환자의 분비물을 자기자신과 부인 외 건강인의 인후점막에 묻혀 환자가 생기지 않았음을 확인하였다.

Goldberger의 접근 방법은 ① 임상의사의 정확한 진단, ② 질병분포가 상이한 것에 대한 가설(기술역학), ③ 가설 증명(분석역학)을 위하여 환자-대조군 연구, 전향성 연구를 실시한 것이다.

(3) 폐암의 역학조사

담배가 폐암과 관계가 있을 것이라고 1912년에 암시되었고 이 문제로 큰 관심을 끌게 된 것은 1950년 이후부터이다. 즉, Wynder et al.(1950), Levin et al.(1950), Doll et al.(1950) 등의 논문이 발표되면서부터인데 이들은 병원에 입원한 폐암 환자들을 대상으로 하여 이들의 과거 흡연력을 조사하고, 이것을 같은 입원 중인 비폐암 환자의 그것과 대조 비교하여 폐암과 흡연과의 관계를 입증하였고, Doll et al.(1956), Hammond et al(1958) 및 Dorn(1959) 등은 각각 의사집단, 지역사회 주민집단(50~60세군) 또는 군복무 후 정부가 시행하는 생명보험에 가입한 가입자 집단을 대상으로 이들의 흡연 습관을 조사하고 후에 사망하는 경우, 폐암으로 사망하였는가의 여부를 철저히 조사하여 흡연과 폐암과의 관계를 입증하였다. 이들의 연구는 흡연과 폐암의 관계를 밝히는데 있어서 사용한 방법으로 전자들은 어떤 결과(폐암)를 현재에 두고 과거의 사실(흡연 과거력)을 조사함으로써 그 관계를 알려고 시도한데 반하여, 후자들은 현재의 사실(흡연)로부터 시작하여 미래에 올 결과(폐암)를 조사한다는 방법의 차이를 두어 역학적 연구의 발전에 크게 기여하였다.

제5장

전염병 관리

1. 전염병

전염병이란 한 환자 또는 일정 전염원으로부터 새로운 환자를 만들 수 있는 질병이라 한다. 우리의 건강을 위협할 수 있는 전염병의 종류는 매우 많이 있으며 그 유행이나 감염양식도 다양하며, 오늘날에도 우리의 건강과 생명을 위협하는 많은 전염병이 유행하고 있어 보건학적 문제점으로 남아 있는 현실이다.

1) 전염병의 발생설

(1) 종교설 시대(religious era)

오늘날의 종교적 이념의 종교설이 아니라 원시적인 사고 방식에 의한 선악신설시대(善惡神說時代)라고 할 수 있으며, 사람들이 선신(善神)과 악신(惡神)의 두 신에 의한 초자연적인 작용에 의존하던 시대이다. 전쟁의 승리, 종족의 영광이나 번영, 무병한 생활 등은 선신의 덕이라 믿었고, 반대로 질병의 유행, 폭풍우, 패전, 기아, 불행, 사망 등은 악신(귀신) 때문이라 생각했던 신벌설 시대를 말한다.

(2) 점성설 시대(astrology era)

신벌설(神罰說을) 전혀 믿지 않은 것은 아니지만 자연에 대한 인식이 점점 높아짐에 따라 질병의 발생이 환경과 어떤 물리적 상태와 관계가 있다고 믿게 되어 여러 설이 출현하였으며, 그 대표적인 것이 별자리의 이동에 따라 질병, 기아, 전쟁 등이 발생한다고 믿는 점성설이었다.

(3) 장기설 시대(miasma theory era)

전염병의 전파는 나쁜 공기나 공기 중의 유독물질 때문에 발생된다고 믿던 시대이다. Malaria(malaria)에서 보는 바와 같이 모기가 매개한다는 사실을 증명할 수 없었던 당시에는 나쁜(mal) 공기(aria)가 전파한다고 생각했기 때문에 질병발생 가옥에 대한 연기소독법이 시행되기도 했다.

(4) 접촉 전염설 시대(contagious communicable theory era)

고대 기록에서 보면, 이미 Aristoteles는 페스트 환자의 부근에 있는 건강한 사람에게도 전염된다는 것을 지적하고 있다. 그리고 16세기 초에 매독이 유럽 전역에 만연하였다는 사실도 이 설을 뒷받침하는 근거가 되었다.

따라서 질병발생에 관해 점성설이나 장기설이 지배적이었으나 질병에 대한 경험이 많아짐에 따라 한 사람으로부터 다른 사람으로 전염할 수 있다고 믿는 접촉 전염설이 나타나게 되었다.

(5) 미생물 병인설시대(bacteriological era)

그후 1676년에는 현미경 발명자인 네덜란드의 A. V. Leeuwenhook에 의해 미소동물(微小動物)을 확인할 수 있게 되어 미생물이 질병발생의 원인체라는 사실이 인정되기 시작하였으며, Louis Pasteur(1822~1895) 시대에는 특히, 미생물 병인론의 연구가 많이 진전되었다.

질병의 발생은 현미경적 미생물에 기인한다는 것을 증명하였으며, 질병의 우연 발생설은 1860년대에 전복되었다. 오늘날 미생물학, 면역학 등의 기초의학은 많은 발전을 했으며, 질병 예방, 치료, 관리 방법 등이 학술적 체계를 갖추게 되었다.

2) 전염병 발생의 3대 요인과 생성과정

일반적인 질병발생 요소로서 병인, 환경, 숙주가 관계되는데, 전염병발생 분포에도 그대로 적용이 되나, 전염병의 경우에는 3대 요소의 내용을 더 세분화할 수 있다. 즉 전염병의 발생에는 병원체, 병원소, 병원소로부터 병원체의 탈출, 전파, 병원체의 신숙주 내의 침입, 숙주의 감수성의 6개 요소가 연쇄적으로 작용하게 되고, 이들 6개 요소 중 어느 한 가지가 결여되더라도 전염병은 발생하지 못하게 된다.

(1) 병원체(infectious agent)

병원체란, 숙주에 침입하여 특정한 질병을 일으키는 데 필요한 미생물로 이들의 독력(virulence), 독성(toxicity), 병원체의 작용 양식에 따라 감염자에게서 나타나는 병의 양상은 각기 다르다. 일반적으로 병원체의 분류는 bacteria, virus, rickettsia, protozoa, metazoa, fungus 등으로 나눈다.

① 세균(bacteria) : 단세포로 된 식물성 생물체로 조직세포 내에서 번식하고, 견고한 세포벽을 가지고 있으며, 형태에 따라 3 종류로 구분하며, 콜레라, 장티푸스, 디프테리아, 결핵, 나병, 백일해 등이 있다.

② 바이러스(virus) : 생 조직 세포속에 침범하여 번식하는 초 현미경적 생물체라는 점에서 세균과 다르며, 리켓치아는 생체 세포에서 볼 수 있다는 점에서 바이러스와 유사하지만 광학현미경적 생물이라는 점에서 세균과 유사하다.

③ 리켓치아(rickettsia) : 세균과 바이러스의 중간 크기에 속하고 세균과 흡사한 화학적 성분을 가지고 있으며, 화학요법제에 대해 감수성이 있는 점이 바이러스와 다르다. 장티푸스와 발진열을 일으킨다.

④ 기생충(parasite) : 회충, 구충, 간디스토마, 유구조충, 이질아메바, 말라리아, 사상충 등이 있다.

(2) 병원체의 병독성(virulence)과 전염력(contagious)

병원체의 전염성은 전염병 전파에 작용하는 중요 요소인데, 병원체의 침입기관이나 병인성 및 병원체의 증식양식 등에 따라서 전염성은 달라진다.

전염력은 병원체가 한 숙주에서 다른 숙주로 이행해 나가는 능력으로 ① 병원체의 배출경로, ② 침입구, ③ 숙주 내에서의 생존기간, ④ 외계에서의 저항성, ⑤ 침입균의 양 등이 문제가 된다.

(3) 병원소(reservoir)

병원소란, 병원체가 생활하고 증식하면서 다른 숙주에 전파시킬 수 있는 상태로 저장되어 있는 장소로서 궁극적인 전염원이라 할 수 있다. 병원소의 종류에는 인간병원소, 동물병원소, 기타병원소(토양) 등이 있다.

① **현성 감염(apparent infection)자, 유증상자(frank case)** : 병원체에 감염되어 자각적 또는 타각적으로 임상증상이 있는 사람으로서 흔히 우리가 환자라고 한다. 역학적인 측면에서는 은닉 환자(hidden case), 간과 환자(missed case), 전구기 환자, 현성환자 등이 있다.

② **불현성 감염(inapparent infection)자, 무증상자(subclinlcal infection)** : 병원체에 감염되었으나 임상증상이 아주 미약하여 본인이나 타인이 환자임을 간과하기 쉬운 환자로서 행동이 자유롭고 행동영역도 제한이 없어 전염병 관리상 중요 관리 대상이 된다.

③ **보균자(carrier)** : 자각적, 타각적으로 임상증상이 없는 병원체 보유자로서 전염원으로 작용하는 감염자를 말한다. 보균자는 환자보다도 역학적으로 더욱 중요한 병원소가 되는 경우가 많기 때문에, 전염병 관리상 중요한 대상이다.

· 보균자의 종류와 관련되는 질병은 다음과 같다.

㉠ **병후 보균자(회복기 보균자)** : 전염성 질환에 이환되어 그 임상증상이 완전히 소실되었는데도 불구하고 병원체를 배출하는 보균자로서 세균성이질, 디프테리아 등이 있다.

㉡ **잠복기 보균자** : 어떤 전염성 질환의 잠복기간 중에 병원체를 배출하는 감염자로서

디프테리아, 홍역, 백일해 등의 감염자가 있다.

㉢ **건강 보균자** : 감염에 의한 임상증상이 전혀 없고, 건강자와 다름없지만 병원체를 보유하는 보균자로서 디프테리아, 폴리오, 일본뇌염 등에 감염된 보균자에서 볼 수 있다.

동물병원소는 동물이 병원체를 보유하고 있다가 인간숙주에게 전염시키는 전염원으로 작용하는 경우로서 이런 전염병을 인축(수)공통전염병(zoonosis)이라 하는데, 해당 동물과 전염병은 다음과 같다.

㉠ 소 : 결핵, 탄저(anthrax), 파상열(brucellosis), 살모넬라증(salmonellosis)

㉡ 돼지 : 살모넬라증, 파상열, 탄저, 일본뇌염

㉢ 양 : 탄저, 파상열

㉣ 개 : 광견병(rabies), 톡소플라스마증(toxoplasmosis)

㉤ 말 : 탄저, 유행성 뇌염, 살모넬라증

㉥ 쥐 : 페스트(pest), 발진열(murine typhus), 살모넬라증, 렙토스피라증(leptospirosis), 양충병(scrup typhus)

㉦ 고양이 : 살모넬라증, 톡소플라스마증

토양은 진균류의 병원소로서 작용하는데, histoplasmosis, blatomycosis, sporotrichosis와 파상풍 등이 해당된다.

(4) 병원소로부터 병원체의 탈출(escape from reservoir)

전염병의 전파는 병원소로부터 병원체가 탈출됨으로써 성립되는데 다음과 같이 분류할 수 있다.

① **호흡기계 탈출** : 호흡기 전염병이 주가 되는데, 비강, 기도, 기관지, 폐 등의 부분에서 증식한 병원체가 외호흡을 통해서 나가며 주로 대화, 기침, 재채기를 통해 전파된다. 여기에 해당하는 질병은 폐결핵, 폐렴, 백일해, 홍역, 수두, 천연두 등이 있다.

② **소화기계 탈출** : 위장관을 통한 탈출로 소화기계 전염병이나 기생충 질환일 경우 분변이나 구토물에 의해서 체외로 배출되는 경우이다. 이질, 콜레라, 장티푸스, 파라티푸스, 폴리오 등이 여기에 해당된다.

③ **비뇨생식기계 탈출** : 주로 소변이나 성기 분비물에 의해 탈출한다.

④ **개방병소로 직접 탈출** : 신체 표면의 농양, 피부병 등의 상처 부위에서 병원체가 직접 탈출하는 것을 말한다. 나병 등이 여기에 속한다.

⑤ **기계적 탈출** : 흡혈성 곤충에 의한 탈출과 주사기 등에 의한 탈출을 말하며, 발진열, 발진티푸스, 말라리아 등이 있다.

(5) 전파(transmission)

병원소로부터 탈출한 병원체는 다른 숙주에게 감염을 시켜야만 성장 및 증식이 가능하다. 탈출한 병원체가 새로운 숙주에게 감염시키기까지의 전파 형태는 크게 직접전파와 간접전파로 나누어 진다(그림 10-1).

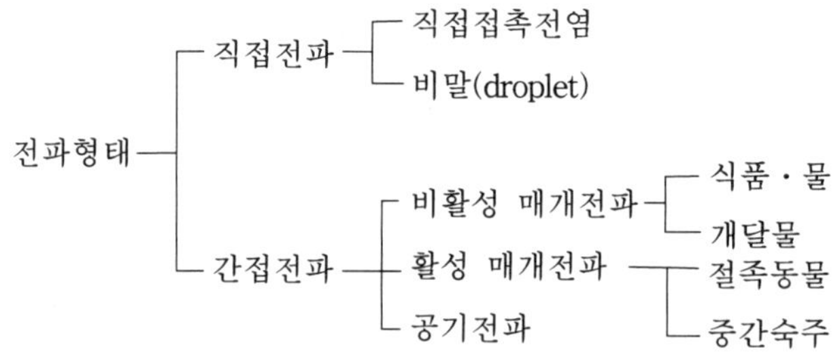

그림 5-1. 병원체의 전파 형태

직접전파란 피부질환 및 성병, 나병 등과 같은 환자로부터 탈출한 병원체가 전파체의 중간역할 없이 감수성 보유자에게 직접 전파함으로써 전염이 성립되는 경우를 말한다. 즉 기침, 재채기, 대화시 입 안에서 나오는 비말(droplet)인 경우 2m 이내는 직접전파로 간주한다.

간접전파란 배출된 병원체가 어떤 매개체를 통해 새로운 숙주에게 운반되는 과정을 말하며, 이 간접전파가 성립하려면 ① 병원체가 병원소 밖에서 오랫동안 생존할 수 있어야 하며, ② 매개체가 있어야 한다. 매개체에는 활성 매개체, 즉, 생물체인 매개 곤충(animated vehicle, 또는 vector)과 물, 우유, 식품, 공기, 토양과 같은 비활성 매개체가 있으며, 병원체를 운반하는 수단으로만 작용하는 손수건, 의복, 책 등의 비활성 매개체를 개달물(介達物 : formite)이라 한다.

① **비활성 매개전파** : 식품, 물, 생활용구, 완구, 수술기구 등 무생물 전파를 말하는데, 이들을 구분하면 식품이나 물과 같이 섭취를 하는 것과 매개체 자체는 숙주의 내부로 들어가지 않고 병원체를 운반하는 수단으로서만 작용하는 개달물(formite)이 있다. 식품은 이질, 장티푸스, 파라티푸스, 유행성간염, 폴리오, 콜레라 등 소화기계 전염병의 전파체로서 식품의 관리는 전염병 관리에 있어서 매우 중요하며, 기생충 질환도 식품을 매개로 하여 대부분 전염되고 있다.

② **활성 전파** : 활성 전파란, 생물에 의한 매개로 전파되는 것을 말하는데, 절지동물(arthropod)에 의한 것과 중간숙주에 의한 것이 있다.

③ **절족동물에 의한 전파** : 주로 매개 곤충에 의한 전파)는 기계적 전파와 생물학적 전파가 있다.

㉠ **기계적 전파** : 매개 곤충이 단순히 기계적으로 병원체를 운반하는 것으로서 매개 곤충 내에서는 병원체의 증식이 일어나지 않는다. 매개 곤충의 장관을 통하여 배설물로 전파되더라도 병원체의 증식이 일어나지 않는다.

㉡ **생물학적 전파** : 병원체가 매개 곤충 내에서 성장이나 증식을 한 뒤에 전파하는 경우로서 매개 곤충 자체가 전파 과정에 생물학적으로 중요한 역할을 담당하게 된다.

생물학적 전파 양식은 다음과 같이 구분할 수 있다.

㉠ **증식형 전파**(propagative transmission) : 매개 곤충 내에서 병원체가 수적 증식만 한 후 전파하는 것으로 페스트는 쥐벼룩, 황열은 모기, 발진티푸스와 재귀열은 이, 발진열은 벼룩이 전파한다.

㉡ **발육형 전파**(cyclo-developmental transmission) : 매개 곤충 내에서 수적 증식은 없지만 생활환의 일부를 경과하면서 발육하여 전파하는 형태로서 사상충증(모기)이 그 예이다.

㉢ **발육증식형 전파**(cyclo-propagative transmission) : 매개 곤충 내에서 병원체가 생활환의 일부를 거치면서 발육과 수적 증식을 하여 전파되는 형태로서 말라리아는 모기, 아프리카 수면병(sleeping sickness)은 체체파리가 전파한다.

㉣ **배설형 전파**(fecal transmission) : 병원체가 매개곤충 내에서 증식한 후 장관을 거쳐 배설물로 배출된 것이 상처 부위나 호흡기계 등으로 전파되는 형태로서 발

진티푸스는 이, 발진열과 페스트는 벼룩이 전파한다.

㉤ **경란형 전파**(trans-ovarian transmission) : 곤충의 난자를 통하여 다음 세대까지 전달되어 전파되는 형태로서 록키산홍반열과 재귀열은 진드기가 전파한다.

(6) 병원체의 신숙주내 침입

호흡기관을 통한 병원체의 침입은 병원소로부터 배출되는 미세한 비말이나 비말핵(飛沫核, droplet nuclei)을 흡입함으로써 이루어지며 때로는 음식물과 함께 입으로 들어간 병원체가 호흡기관으로 침입하기도 한다. 위장관을 통한 병원체의 침입은 오염된 음식물을 섭취함으로써 이루어지는 것이 보통이나 흡입된 병원체가 위장관으로 들어오는 경우도 있다. 점막을 통한 침입은 생식기의 직접 접촉으로 이루어지는 성병이 대표적인 예이고 그 외 눈의 결막을 통해 이루어질 수도 있다. 피부를 통한 침입은 피부에 병변이 있을 때 접촉을 통한 침입과 동물의 교상(咬傷), 전염병 매개 곤충의 자상(刺傷), 오염된 주사침, 오염된 혈액의 수혈, 구충의 감염기, 유충의 경피침입(經皮侵入) 등을 들 수 있다(표 5-1).

표 5-1. 침입구별 전염병의 종류

소화기	병원체	호흡기	병원체
콜레라	세균	결핵	세균
이질	세균, 아메바	한센병	세균
장티푸스	세균	두창	바이러스
파라티푸스	세균	디프테리아	세균
폴리오	바이러스	성홍열	세균
전염성 간염	바이러스	수막구균성 수막염	세균
파상열	세균	백일해	세균
		홍역	바이러스
		유행성 이하선염	바이러스
		폐렴	세균
점막피부	**병원체**	**성기점막, 피부**	**병원체**
트라코마	바이러스	매독	세균
파상풍	세균	임질	세균
Wel's병	세균	연성 하감	세균
페스트	세균		
발지티푸스	리켓치아		
일본뇌염	바이러스		

(7) 숙주의 감수성과 면역성

(가) 감수성

숙주 내에 병원체가 침입하였다고 해도 반드시 감염 또는 발병되는 것이 아니고, 그 숙주가 감수성 상태에 있을 때 감염 또는 발병이 일어난다. 병원체가 숙주 체내에 침입했을 때의 방어 작용을 저항력(抵抗力 : resistance)이라 하고, 저항력과 면역(免役 : immunity)의 차이는 전자는 비교적인 의미를 가지고 있는데 대하여 후자는 절대적인 의미를 가지고 있다.

즉, 저항력이 충분히 클 때 면역이라 하고, 이것은 절대적인 방어를 의미하는 것이라고 할 수 있다. 침입한 병원체에 대항하여 감염 또는 발병을 막을 수 있는 능력에 미치지 못하는 방어력 상태를 감수성(感受性 ; susceptibility)이라고 한다.

미감염자의 체내에 병원체가 침입했을 때, 100% 발병하지 않고 두창이나 홍역의 경우 95%는 발병하고 나머지 5%의 사람은 발병하지 않는데, 어떤 것은 선천면역과 관련해서 설명이 되기도 하지만 Gottstein은 이런 수치를 접촉지수 또는 감염지수(contagious index)라고 명명하였으며, 이를 De Rudder는 %로 나타내었다. Rudder의 감염지수는 천연두(두창) 및 홍역 95%, 백일해 60~80%, 성홍열 40%, 디프테리아 10%, 소아마비(poliomyelitis) 0.1%로 천연두와 홍역이 가장 높고 폴리오가 가장 낮다고 하였다.

(나) 면역의 종류

면역은 선천면역(inherent immunity)과 후천면역(acquired immunity)으로 크게 나눈다. 선천면역에는 종속 저항력(species immunity), 인종 저항력(racial immunity) 및 저항력의 개인차(individual immunity)가 있는데 이것을 자가 방어력이라 한다. 후천면역은 능동면역(active immunity)과 수동면역(passive immunity)으로 구분되며, 능동면역은 자연능동면역과 인공능동면역으로, 수동면역은 자연수동면역과 인공수동면역으로 구분된다(그림 5-2).

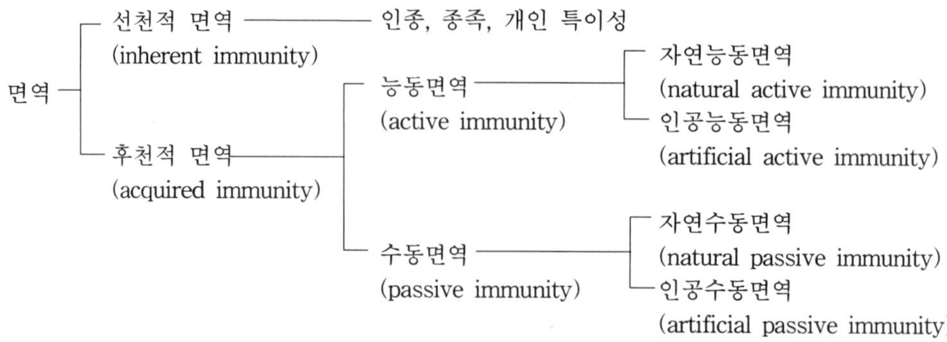

그림 5-2. 면역의 종류

① **능동면역** : 숙주 스스로가 면역체를 형성하여 면역을 지니게 되는 것으로 어떤 항원(antigen)의 자극에 의해서 항체가 형성되는 것을 말한다. 능동면역에는 자연능동면역과 인공능동면역이 있다.

- **자연능동면역** : 각종 질환에 이환된 후 형성되는 면역으로서 그 면역의 지속 기간은 질환의 종류에 따라 다르다.
- **인공능동면역** : 인위적으로 항원을 체내에 투입하여 항체가 생성되도록 하는 방법으로 생균 vaccine, 사균 vaccine, 순화독소(toxoid) 등을 사용하는 예방접종으로 얻어지는 면역을 말한다.

② **수동면역(피동면역)** : 수동면역은 이미 면역을 보유하고 있는 개체가 가지고 있는 항체를 혈청 또는 기타의 수단으로 다른 개체에게 주는 방법을 말한다.

- **자연수동면역** : 자연수동면역은 태아가 모체로부터 태반을 통해서 항체를 받거나 생후에 모유를 통해서 항체를 받는 방법을 말한다.
- **인공수동면역** : 면역혈청, 즉 γ-globulin이나 anti-toxin 등 인공제제를 인체에 투입하여 잠정적으로 질병에 대한 방어를 할 수 있도록 하는 것을 말한다. 수동면역은 인공면역에 비하여 면역효력이 빨리 나타나는 반면에 효력 지속 기간이 보통 2~4주 정도로 짧은 것이 특징이다.

2) 전염병 관리대책

전염병의 전파 과정은 병원체, 병원소, 병원소로부터 병원체의 탈출, 전파, 병원체의 신숙주내 침입, 숙주의 감수성 등 6개 요소의 연쇄적 작용에 의하여 이루어진다고 앞 절에서 이미 설명한 바가 있다.

이와 같은 전염병 생성 과정의 원칙을 토대로 전염병 관리는 전염병 생성 과정 중의 어느 요소에 대한 공격 조치를 통하여 그 요소를 제거함으로써 전염병이 발생하지 못하게 하는 것이 관리의 원칙이다. 6개 요소 중에 어느 요소에서 차단을 할 것인가 하는 문제는 실제적으로 가장 효율적인 성과를 거둘 수 있는 내용이 무엇인가 하는 점을 고려해서 결정하게 된다.

일반적으로 전염성 질환의 예방과 관리 방법에는 ① 전파 과정의 차단, ② 면역증강, ③ 예방되지 않는 환자에 대한 조치 등 3가지로 요약할 수 있다.

(1) 전파 예방대책

(가) 병원소의 제거

동물병원소로 되어 있는 인축공통전염병(광견병, 우형결핵, 페스트, 탄저 등)은 감염된 동물을 제거함으로써 전염병의 전파를 예방할 수 있다.

인간이 병원소인 전염병은 외과적인 수술이나 약물 요법으로 치료해서 환자나 보균자를 없애도록 한다.

(나) 병원소의 검역과 격리

격리는 다른 사람에게 전염시킬 우려가 있는 환자나 보균자를 그 상태가 해소될 때까지 격리하는 환자 격리(isolation)와 전염성이 있는 전염병 환자와 접촉한 사람이나, 유행 지역에서 들어온 사람, 기타의 경로를 통하여 전염병의 감염을 받았을 가능성이 있는 사람들에 대하여 일정 기간 동안 이동을 제한하여 격리하는 건강 격리 혹은 검역(quarantine)으로 나눈다.

우리나라에서 상주하지 않고 해외에서 유입되지 않으면 질병의 발생이 생기지 않는 외래 전염병의 경우 근본적으로 병원체의 유입을 차단하는 것이다. 이 방법의 가장 중요한 것은 검역을 철저히 하는 것이다.

우리나라 검역법에 규정된 중요 내용은 다음과 같다.

- 검역목적 : 전염병이 국내 또는 국외로 전염되는 것을 방지한다.
- 검역대상 : 항공기, 선박, 승무원 및 승객, 화물 및 소지품, 동식물의 위생 상태, 쥐나 해충의 유무
- 검역전염병 및 감시기간 : 콜레라 120시간, 페스트 및 황열 144시간

(다) 환경위생 관리

전염병을 예방 및 관리하기 위한 가장 일차적인 노력은 환경을 관리하는 것이다. 즉 환경조건을 개선하여 전파 과정을 차단하는 것이 효과적인 전염병 관리 방법이다. 하수 및 폐기물 처리, 물의 정화, 소독, 매개충 관리, 식품 및 우유위생이 그 내용이 된다. 병원소와 신숙주 사이의 거리가 멀면 멀수록, 또 병원체가 운반되는 시간이 길면 길수록 환경위생의 효과는 크다고 할 수 있다.

(2) 숙주의 면역증강

숙주의 면역력을 증강시키기 위해서는 감수성이 높은 사람에 대하여 예방접종을 하는 일이며, 단기적 효과를 얻기 위해서 면역혈청이나 γ-globulin의 접종을 하는 일이다. 또한 일반 저항력 증강을 위해 적절한 운동과 충분한 수면 및 영양관리 등도 필요하다.

(가) 예방접종 전염병

예방접종은 기본 접종과 추가 접종으로 구분하여 실시하는데 기본 접종으로 얻어지는 역가(titer)는 어느 시기에서 떨어지기 때문에, 이 역가를 높이기 위하여 실시되는 것이 추가 접종(booster injection)이다(표 5-2).

표 5-2. 소아표준 예방접종표(보건복지부 지침, 1997)

	연 령	접종내용	예방접종 금기대상자
기본접종	4주 이내	결핵(BCG)	1. 열이 높은 자
	2개월	경구용소아마비(OPV), 디프테리아, 백일해, 파상풍(DPT), B형간염	2. 심장, 신장, 간장 질환자 3. 알러지 또는 경련성 환자
	4개월	경구용소아마비, DPT, B형감염	4. 임신부
	6개월	경구용소아마비, DPT, B형감염	5. 병약자
	12~15개월	홍역, 유행성이하선염, 풍진(MMR)	
추가접종	15~18개월	DPT	
	3세	일본뇌염	
	4~6세	경구용소아마비, DPT, MMR	

주 : ① 경구용 소아마비 접종시는 접종 전후 1시간 동안 수유하지 않는다
② DPT의 기본 접종은 2개월 간격으로 3회 접종을 원칙으로 하나, 주사 후 6개월까지는 간격이 부정확해도 그대로 실시하고 간격이 6개월 이상일 때는 다시 초회부터 재접종함
③ 홍역접종을 15개월에 실시하되 유행할 때는 생후 6개월 후에 조기접종 할 수 있다. (단, 이때에는 생후 15개월에 재 접종하해야 한다)
④ 일본뇌염접종은 1~2주 간격으로 2회 한다(단 유행시기전에 완료해야 한다)
⑤ 위의 표에 관계없이 해당 질병의 유행시, 환자와의 접촉시 또는 화상을 받았을 때(파상풍)에는 수시로 추가 접종을 실시한다.
⑥ B형간염은 모체가 HBsAg양성일 때에는 생후 12시간 내에 접종하고, 음성일 때는 DPT와 같은 시기에 접종한다.

예방접종을 실시할 때 고려되어야 할 사항은 ① 연령에 따른 정확한 양의 접종, ② 정확한 접종 방법 사용, ③ 예방약의 저온(2~4℃) 보관, ④ 예방약 운반시 저온 보관(ice box) 이용, ⑤ 유효기간 및 금기사항 확인 후 사용 등의 주의가 필요하다.

(나) 예방되지 못한 환자에 대한 조치

전염병 관리에 노력을 하더라도 예방되지 못하고 질병에 이환되는 환자가 발생하게 된다. 의료시설의 확충, 무의지역의 해소, 진단시설의 확충 및 정기진단의 제도화와 계속적인 보건교육의 실시 등 제도적인 관리가 무엇보다 중요하다. 즉, 조기진단과 조기치료로 증상을 가볍게 하며, 2차적 전파예방에 큰 관심을 두어야 하고 따라서 환자의 추후관리를 철저히 하여야 된다.

2. 법정전염병

1) 법정전염병의 종류

전염병은 크게 급성전염병과 만성전염병으로 나누어진다. 급성전염병은 발생률이 높고 유병률이 낮은 것이 특성이며, 만성전염병은 발생률이 낮고 유병률이 높은 특성을 갖고 있다.

과거 사망원인에 높은 비중을 차지했던 급성전염병은 항생제와 백신의 개발과 생활환경 및 보건의식의 향상으로 인해 그 발생이 계속 감소하고 있다. 오늘날의 질병 양상이 비전염성 질환 위주로 비중이 옮겨감에 따라 상대적으로 소홀히 여겨지기 쉬우나 최근 급성전염병 발생양상이 달라지고, 새로운 전염병이 등장하여 많은 사람들이 감염되고 있어 그 관심이 다시 높아지고 있다. 전염병은 관리 여부에 따라 많은 사람이 피해를 보거나 혹은 보호를 받을 수도 있으므로 전파경로와 예방법에서 특히, 국가적 차원의 관리가 필요하다고 할 수 있다.

우리나라는 2000년 1월 12일부터 전염병예방법(법률 제6162호)상에서 법정전염병을 질병의 전파양상에 따라 제1군전염병 제2군전염병, 제3군 전염병, 제4군전염병 및 지정전염병으로 분류하여 규정하고 있으며, 전염병예방법시행규칙 개정・공포(2002. 5. 17, 보건복지부령 제216호)로 법정전염병의 종류가 55종에서 57종으로 늘어남 이들 전염병에 대해서는 국가 또는 지방자치단체가 예방접종, 환자발생신고, 방역사업 등을 통하여 관리한다.

법정전염병의 정의는 아래와 같으며 그 법정전염병의 종류는 표 10-3과 같다.

① **제1군 전염병** : 전염속도가 빠르고 국민보건에 미치는 위해 정도가 너무 커서 발생 또는 유행 즉시 방역대책을 수립하여야 하는 전염병

② **제2군 전염병** : 예방접종을 통하여 예방 또는 관리가 가능하여 국가예방접종사업의 대상이 되는 전염병

③ **제3군 전염병** : 간헐적으로 유행할 가능성이 있어 지속적으로 그 발생을 감시하고 방역대책의 수립이 필요한 전염병

표 5-3. 우리나라의 법정전염병의 종류(57종)

	제1군	제2군	제3군	제4군	지정
특성	발생 즉시 환자격리 필요 (6종)	예방접종 대 상 (9종)	모니터링 및 예방홍보 중점 (18종)	방역대책 긴급수립 (15종)	유행여부 조사·감시 (9종)
질환	1. 콜레라 2. 페스트 3. 장티푸스 4. 파라티푸스 5. 세균성이질 6. 장출혈성대장균감염증	1. 디프테리아 2. 백일해 3. 파상풍 4. 홍역 5. 유행성이하선염 6. 풍진 7. 폴리오 8. B형간염 9. 일본뇌염	1. 말라리아 2. 결핵 3. 한센병 4. 성병 5. 성홍열 6. 수막구균성수막염 7. 레지오넬라증 8. 비브리오패혈증 9. 발진티푸스 10. 발진열 11. 쯔쯔가무시증 12. 렙토스피라증 13. 브루셀라증 14. 탄저 15. 공수병 16. 신증후군출혈열 (유행성출혈열) 17. 인플루엔자 18. 후천성면역결핍증	1. 황열 2. 뎅기열 3. 마버그열 4. 에볼라열 5. 라싸열 6. 리슈마니아증 7. 바베시아증 8. 아프리카수면병 9. 크립토스포리디움증 10. 주혈흡충증 11. 요우스 12. 핀타 13. 두창 14. 보툴리누스중독증 15. 신종전염병증후군	1. A형간염 2. C형간염 3. 반코마이신내성황색포도상구균(VRSA)감염증 4. 샤가스병 5. 광동주혈선충증 6. 유극악구충증 7. 사상충증 8. 포충증 9. 크로이츠펠트야콥병
신고	보건소장에게 즉시	보건소장에게 즉시	보건소장에게 7일 이내 (탄저는 즉시 신고)	보건소장에게 즉시	보건소장에게 7일 이내

※ 신종전염병증후군 : 급성출혈열, 급성호흡기증상, 급성설사, 급성황달, 급성신경증상 등

※ 제3군전염병 중 성병 : 매독, 임질, 연성하감, 비임균성요도염, 클라미디아감염증, 성기단순포진, 첨규콘딜롬

④ **제4군 전염병** : 국내에서 새로 발생한 신종 전염병 증후군, 재출현 전염병 또는 국내 유입이 우려되는 해외유행 전염병으로서 방역대책의 긴급한 수립이 필요하다고 인정되어 보건복지부령이 정하는 전염병

⑤ **지정 전염병** : 제 1군 내지 제4군 전염병 외에 유행 여부에 대한 감시활동이 요구된다고 보건복지부장관이 지정하는 전염병

2) 법정전염병의 신고

의사 또는 한의사가 전염병환자 등(전염병환자・전염병의사환자・전염병 병원체 보유자)을 진단하였거나 시체를 검안하였을 때에는 전염병환자 등 또는 그 동거인에게 소독방법과 전염방지의 방법을 지시하고, 제1군・제2군・제4군 전염병과 제3군전염병 중 탄저의 경우에는 즉시로, 제3군 및 지정전염병의 경우에는 7일 이내에 전염병환자 등 또는 시체의 소재지의 보건소장에게 성명, 성별, 연령 기타 사항을 신고하여야 한다.

3) 우리나라의 전염병 발생현황

20세기 이후 경제성장, 치료기술의 발달 및 위생 향상 등에 힘입어 전염병 발생율이 크게 감소하였으나, 최근 지구온난화・국제교류증가・식품수출입 증가 및 생활습관 변화 등으로 전염병의 발생 가능성이 증대되고 발생 양상이 다양화되고 있다. 과거 유행했던 세균성 이질, 말라리아・홍역・결핵 등 재출현전염병은 물론, 사스・조류 인플루엔자 등 신종전염병이 증가되고 있는 추세이다.

재출현전염병인 말라리아의 경우 1979년 퇴치선언 이후 1993년 재출현하여 2007년 현재 전년 동기 대비 약 8.6% 증가하고 있는 실정이며, 결핵 또한 1965년 5.1%에 달하던 활동성 결핵환자가 1995년 1.0%로 감소, 이를 근거로 2005년 현재 활동성 결핵 환자는 0.35%(85/10만명), 도말양성 환자는 0.04%(21/10만명)로 감소하였을 것으로 추정되나 결핵약에 대한 내성률의 증가로 치료가 보다 어려워진 실정이다.

또한, 2003년 이후 중증급성호흡기증후군(SARS) 및 조류인플루엔자(AI) 등 신종전염병 출현으로 전염병 대응체계의 강화 필요성이 보다 절실해지고 있다.

표 5-4. 전염병 환자발생 보고 현황

구 분	2001년	2002년	2003년	2004년	2005년	2006년	2007년
콜레라	162	4	1	10	16	5	7
장티푸스	401	221	199	174	190	200	223
파라티푸스	36	413	88	45	31	50	45

표 5-4. 계속

구 분	2001년	2002년	2003년	2004년	2005년	2006년	2007년
세균성이질	927	767	1,117	487	317	389	131
장출혈성대장균감염증	11	8	52	118	43	37	41
백일해	9	21	5	6	11	17	14
파상풍	8	4	8	11	11	10	8
홍역	23,060	62	33	11	7	28	194
유행성이하선염	1,668	764	1,518	1,744	1,863	2,089	4,557
풍진	128	24	8	15	12	18	35
일본뇌염	1	6	1	0	6	0	7
수두	-	-	-	-	1,934	11,027	20,284
말라리아	2,556	1,799	1,171	864	1,369	2,051	2,227
성홍열	49	54	107	80	87	108	146
수막구균성수막염	11	27	38	8	7	11	4
레지오넬라증	2	1	3	10	6	20	19
비브리오패혈증	41	60	80	57	57	88	59
발진열	16	9	9	19	35	73	61
쯔쯔가무시증	2,637	1,919	1,415	4,698	6,780	6,480	6,022
렙토스파라증	133	122	119	141	83	119	208
브루셀라증	0	1	16	47	158	215	101
공수병	1	1	2	1	0	0	0
신증후군출혈열	323	336	392	427	421	422	450
뎅기열	6	9	14	16	34	35	97
리슈마니아증	0	1	0	1	0	0	0
바베시아증	0	0	0	0	1	0	0
크립토스포리디움증	0	0	0	0	1	0	0
주혈흡충증	0	0	0	0	0	0	2
보툴리눔독소증	-	0	3	4	0	1	0
큐열	-	-	-	-	-	6	12

1) 결핵, 후천성면역결핍증, 한센병과 표본감시체계 및 실험실감시체계를 통하여 보고된 자료는 제외
2) 각 질병별로 규정된 신고 범위(환자, 의사환자, 병원체보유자)의 모든 보고건을 포함
3) 환자발생 보고가 없는 페스트, 디프테리아, 폴리오, 발진티푸스, 탄저, 황열, 마버그열, 에볼라열, 라싸열, 아프리카수면병, 요우스, 핀타, 두창, 중증급성호흡기증후군(SARS), 조류인플루엔자 인체감염증, 야토병, 신종전염병증후군은 제외
4) 0 : 환자 발생이 없는 경우
   - : 신고・보고 대상이 아닌 경우(법정전염병으로 지정되기 이전 또는 광역시 승격이전)

4) 전염병 신고상황

표 5-5. 표본감시의료기관 전염병별 신고현황 (2007. 2 현재 : 기관당 신고수)

표본감시전염병		2001	2002	2003	2004	2005	2006	2007
인플루엔자 발생분율 최고치		3.37	10.47	2.62	10.52	11.52	6.77	8.73
성 병		27,915 (85.1)	32,872 (104.7)	27,005 (80.4)	23,639 (74.1)	15,944 (50.6)	13,314 (38.0)	12,488 (37.7)
간 염	급성 B형간염	410 (4.6)	391 (5.4)	539 (8.2)	537 (6.9)	650 (6.8)	1,211 (9.3)	1,588 (13.8)
	A형간염	105 (2.2)	317 (5.1)	312 (5.6)	355 (6.2)	798 (9.9)	2,081 (15.0)	2,233 (12.9)
	C형간염	3,000 (34.1)	1,927 (29.2)	2,033 (33.3)	1,657 (24.4)	2,843 (30.6)	4,401 (34.9)	5,179 (33.0)
	산모 B형간염	2,529 (8.4)	4,601 (8.1)	8,668 (12.1)	9,192 (11.8)	7,339 (10.7)	6,985 (10.8)	6,698 (10.8)
	주산기 B형간염	5 (1.0)	6 (1.2)	7 (2.3)	2 (1.0)	9 (1.5)	18 (1.6)	6 (1.5)
해외유입 기생충감염증		3 (1.0)	1 (1.0)	0 (0.0)	0 (0.0)	0 (0.0)	0 (0.0)	0 (0.0)
반코마이신내성황색포도상구균감염증		0 (0.0)	0 (0.0)	0 (0.0)	0 (0.0)	0 (0.0)	1 (0.0)	8 (2.7)
크로이츠펠트-야콥병		5 (1.0)	9 (1.0)	19 (1.4)	13 (1.1)	15 (1.5)	19 (1.1)	18 (1.2)

1) 기관당보고수는 당해년도 전염병 환자발생 총 신고수를 연간 환자발생을 1번 이상 신고한 전체 기관수로 나눈 것임.
2) 인플루엔자 의사환자 발생분율(%) : 기간 내 인플루엔자 의사환자 수 / 기간 내 총 진료환자 수 × 1,000
3) 2006. 11. VRSA 진단기준이 개정(VRSA : 반코마이신 최소억제농도 16㎍/㎖ 이상, VISA : 반코마이신 최소억제농도 4㎍/㎖에서 8㎍/㎖)됨에 따라 반코마이신 중등도 내성 황색포도상구균(VISA) 감염증 사례가 보고되었음.
4) 2001년 CJD 감시체계 구축 이후 현재까지 국내 vCJD 환자보고는 없었음.

5) 전염병환자 등의 명부작성 및 보고

보건소장은 신고받은 전염병환자 등의 명부를 작성·비치하여야 하며 보건소장, 시장·군수·구청장, 시·도지사가 행하는 보고는 각 전염병별로 다음과 같이 보고한다.

① 제1군 및 제4군 전염병 : 신고 또는 보고받은 후 즉시
② 제2군 및 제3군 전염병 : 매주 1회. 다만, 2명 이상의 전염병 환자 발생이 역학적 연관성이 있는 것으로 의심되는 경우와 일본뇌염환자 및 일본뇌염의사환자의 경우에는 신고 또는 보고 받은 후 즉시
③ 지정전염병 : 매주 1회

6) 소화기계 전염병

소화기계(경구침입) 전염병은 환자나 보균자의 분변으로 배설된 병원체가 음식물이나 물에 오염되어 경구적으로 침입되어 감염이 일어나는 수인성 전염병을 말한다.

(1) 장티푸스(typhoid fever)

일종의 열병으로서 우리나라에서 전형적인 여름철의 수인성 전염병으로 광범위하게 퍼져 있는 토착성 전염병이다.

① **증상** : 고열과 두통, 식욕감퇴, 서맥, 비장이 커지고 마른 기침과 장미진을 유발한다. 발병 후 1주 이내에는 혈액에서, 1주 후부터는 소변이나 대변에서 균이 발견된다. 혈청검사로서 Widal 검사가 있다.
② **병원체** : Salmonella typhi, 그람음성균
③ **병원소 및 전염원** : 병원소는 환자나 보균자이고, 오염 음식물 및 오염 해산물이 전염원이 된다.
④ **전파양식** : 환자 또는 보균자의 대·소변에 오염된 음식물이나 식수로 전파
⑤ **잠복기 및 전염기** : 잠복기는 1~3주이며, 전염기간은 환자의 분비물에 병원체가 존재하는 기간이다.
⑥ **관리 대책** :
㉠ 환자 및 보균자를 색출 관리한다.
㉡ 분뇨를 위생적으로 처리하고 파리 등의 환경관리를 철저히 한다.
㉢ 음식물을 잘 익혀서 먹고, 물을 끓여서 마신다.
㉣ 유행할 경우 경구용 생백신을 투여한다.

(2) 세균성이질(bacillary dysentery)

이질은 원인체에 따라 세균성, 아메바성, 바이러스성 이질이 있는데, 세균에 의한 감염을 세균성 이질이라 하며, 발열, 복통, 점액이나 혈액이 혼입된 혈변을 일으키며, 대장의 점막에 심한 궤양을 형성한다.

① **증상** : 고열과 구역질, 구토, 경련성 복통, 그리고 후중기(後重氣, tenesmus)를 동반한 설사를 유발한다. 대변에 혈액과 점액, 고름 등이 섞여 나오기도 한다.

② **병원체** : A군인 S. dysenteriae, B군인 S. flexineri, C군인 S.boydii, D군인 S. sonnei로 구성된 shigella속이다.

③ **병원소 및 전염원** : 사람이 병원소이며, 오염수 및 오염음식물이 전염원이다.

④ **전파양식** : 환자나 보균자에 의한 직접 혹은 간접적인 대변-경구전파이다. 음식의 오염이나 직접 신체 접촉에 의해 전파시킨다.

⑤ **잠복기 및 전염기** : 잠복기는 1~7일로 보통 1~3일이고, 전염기는 급성 감염기로부터 대변에서 균이 발견되지 않는 기간 즉, 발병 후 4주 이내이다.

⑥ **감수성과 저항성** : 모든 사람에게 감수성이 있으며, 특히 어린이나 노령 인구층의 감수성이 높다.

⑦ **관리 대책** :

㉠ 장티푸스와 동일하며 급성 이환시기에 환자 격리가 필요하다.

㉡ 치료시 전해질과 수분 공급이 가장 중요하다.

(3) 콜레라(cholera)

콜레라는 1군 급성 법정 전염병으로서 발병도 빠르고 심한 위장 장애와 전신증상을 호소하며, 인도, 방글라데시, 동남아 일대에 상재하고 있어 언제든지 국내에 유입될 수 있는 검역 전염병이다.

① **증상** : 급격한 발병, 대량의 수양성 설사, 급속한 탈수증, 산증(acidosis)과 순환기계 쇼크를 일으키는 질환이다.

② **병원체** : 혈청학적으로 고전형과 엘톨(El Tor)형으로 구분할 수 있으며 비브리오 콜레라균(Vibrio cholera)이다.

③ **병원소 및 전염원** : 사람이 주병원소이고, 전염원은 대변 및 오염음식물, 오염식기 등이다.

④ **전파양식** : 콜레라 환자의 대변과 토물에 오염된 식수를 먹을 때, 대변 또는 파리에 의해 오염된 음식을 섭취할 때, 오염된 바다에서 잡은 해산물을 섭취할 때.

⑤ **잠복기 및 전염기** : 잠복기는 수시간에서 수일, 보통 2~3일이다. 전염기는 회복 후 수일인데, 대변에 세균이 함께 배출된다. 보균상태가 수개월 계속된다.

⑥ **감수성과 저항성** : 위산결핍증은 감염 위험을 증가시킨다. 감염 후 동질의 혈청형에 대하여 비교적 장기간의 저항성을 유지한다.

⑦ **관리 대책** : 엄격한 검역관리가 가장 중요하지만 국내 침입후에는 환자의 신속한 보고 및 격리가 중요하며, 철저한 환경적 소독과 환자를 중심으로 식기, 식품, 분변관리를 해야 한다.

(4) 파라티푸스(paratyphoid fever)

① **증상** : 급작스런 발병에 이어 계속적으로 고열, 쇠약감, 두통, 비장종대, 장미진, 설사를 동반한다.

② **병원체** : Salmonella paratyphi A, S. paratyphi B, S. paratyphi, C이다.

③ **병원소 및 전염원** : 사람이 주병원소이며, 전염원은 오염 음식물 등이다.

④ **전파양식** : 보균자나 환자의 대·소변과 직접 또는 간접으로 접촉할 때, 환자, 보균자의 손에 의해 오염된 조개류, 우유 및 우유제품 등의 음식물에 의한다.

⑤ **잠복기 및 전염기** : 장염형은 1~3주이고 위장염형은 1~10일이다. 초발 증상의 발현 시기부터 회복 후 수주 내지 수개월(보통 회복 후 1~2주) 기간이다.

⑥ **감수성과 저항성** : 모든 사람들이 감수성을 갖는다. 회복 후 종특이성 면역을 일부 얻게 된다.

⑦ **관리 대책** : 장티푸스와 같다.

(5) 폴리오(poliomyelitis : 소아마비)

소아들에게 주로 발생하는 전염병으로 중추신경계 손상에 의한 영구적인 마비를 일으키는 급성 전염성 질환으로 제2군 전염병이다.

① **증상** : 불현성 감염에서 비마비성 고열 질환, 무균성 수막염, 마비성 질환, 그리고 사망에 이르는 넓은 범위의 위중도를 가진 급성 바이러스 감염이다. 고열, 쇠약감, 두통, 구역과 구토, 고통스런 근육통과 경련, 이완성 마비를 동반하거나 동반하지 않는 목과 등의 강직 등이다.

② **병원체** : 폴리오 바이러스 I, II, III형인데 모두 마비를 유발한다. I형이 마비 경향이 가장 높고 III형은 중간, II형은 마비가 드물다.

③ **병원소 및 전염원** : 사람 뿐이며 불현성 감염인 사람 특히, 어린이인 경우가 대부분이며, 음식물이 전염원이다.

④ **전파양식** : 사람끼리의 직접 접촉에 의해 전파된다.

⑤ **잠복기 및 전염기** : 마비 환자일 경우 잠복기는 보통 7~14일인데, 그 범위는 3~35일이다. 전염기는 정확히 알려져 있지 않다.

⑥ **감수성과 저항성** : 감수성은 누구나 있으나 마비는 감염당시 연령이 높을수록 그 빈도도 증가한다. 감염 후 형특이의 영구면역이 형성된다.

⑦ **관리 대책** :

㉠ 폴리오 바이러스 백신(IPV)을 주사하거나 약독화된 생폴리오 바이러스 백신(OPV)을 경구로 투여하며 예방접종을 철저히 하는 것이 가장 좋은 예방책이다.

㉡ 환경 소독은 목의 분비물과 대변, 오염된 물건에 필요하다.

5) 호흡기계 전염병

호흡기계로 전염되는 전염병은 환자나 보균자의 객담, 콧물 등의 비말(飛沫 : droplet)에 의해 감염되는 직접전파와 비말핵(droplet nuclei)이나 먼지에 의한 공기전파가 있다. 호흡기계 전염병의 관리는 소화기계와 달리 환경개선으로 효과를 보기 어려우므로 전염원 및 감수성 보유자의 관리가 특히 중요하다.

(1) 디프테리아(diphtheria)

소아성 질환으로 아직도 우리 나라에서는 중요한 위치를 차지하고 있으며, 제2군 법정 전염병으로 보균자 감염이 많은 전염병이다.

① **증상** : 편도선, 인두, 후두, 비강, 때로는 다른 기관의 점막(결막, 성기) 또는 피부의 병변(염증에 둘러싸인 접착성 회색막)을 일으킨다.

② **병원체** : Corynebacterium diphtheriae.

③ **병원소** : 사람뿐이다.

④ **전파양식** : 환자나 보균자와의 접촉으로 전파되며 드물게는 병변으로부터 나온 배설물에 오염된 물건에 의한 접촉으로 전파된다.

⑤ **감수성과 저항성** : 면역된 어머니로부터 출생한 영아들은 비교적 면역성이 높다. 피동면역은 6개월 이내에 상실하게 된다.

⑥ **관리 대책** :

㉠ 파상풍, 백일해와 함께 3종 혼합백신(D.P.T)을 사용한다.

㉡ 환자와 접촉된 물건과 배설물은 소독한다.

㉢ 감염이 의심될 때는 항독소(antitoxin)를 이용한다.

(2) 백일해(pertussis)

백일해는 100일 만큼이나 길게 발작적 기침을 한다고 해서 붙은 이름으로 제2군 전염병으로서 9세 이하 어린아이에게서 많이 발생한다.

① 증상 : 처음 카타르성 단계에서 자극적 기침과 함께 발병이 점진적으로 일어나고, 1~2주에서 발작적인 기침으로 이행되어 1~2개월 동안 계속된다. 발작은 심한 기침이 반복되는 것이 특징이다.

② 병원체 : Bordetella pertussis, 백일해균이다.

③ 병원소 : 감염된 사람이다.

④ 전파양식 : 공기 매개(비말)에 의해 감염된 사람의 기도점막으로부터 나온 배설물과

직접 접촉에 의해 전파된다. 잠복기는 1주간 전후이다.

⑤ 감수성과 저항성 : 특히 5세 미만 아동에게서 발생률이 가장 높다. 한 번 앓고나면 평생 면역을 얻는다.

⑥ 관리 대책 : DPT 백신의 예방접종이 중요하다.

(3) 홍역(measles)

홍역의 유행은 주기적이어서 대개 1년에서 5년의 간격으로 많이 유행을 하며, 제2군 법정 전염병중 가장 많이 발생하는 전염병이다.

① **증상** : 발열, 결막염, 감기, 기침, 구강점막에 코플릭 반점 등의 전구증상을 가지며 전염성이 매우 강한 급성 질환이다. 붉은 발진은 3일에서 7일째 얼굴부터 나기 시작하여 전신으로 퍼지는데 4~7일 뒤 없어진다. 합병증 등이 일어나기도 하는데 2세 이하 어린이에게서 폐렴이 합병되었을 때는 사망하기도 한다.

② **병원체** : 홍역 바이러스(Measles virus)이다.

③ **병원소** : 환자

④ **전파양식** : 감염된 사람의 코나 목의 분비물과 직접 접촉하거나 비말에 의해 전파된다.

⑤ **잠복기 및 전염기** : 열이 날 때까지는 8~13일의 범위인데 평균 약 10일이며 발진이 나타날 때까지는 약 14일이다. 전염기는 전구증상이 나타나기 조금 전부터 발진이 나타난 4일 후인데 발진 출혈 2일 후부터는 전염성이 최소로 감소한다.

⑥ **감수성과 저항성** : 모든 사람에게 감수성이 있고 홍역을 앓고 난 뒤 면역은 보통 영구적이다.

⑦ **관리 대책** : 약독화된 생백신으로 예방접종을 하는 것이 최선의 방법이다.

(4) 풍진(german measles, rubella)

① **증상** : 홍역보다 증상이 가벼우나 전염력이 강하다. 보통은 열이나고 목뒤의 림프절이 커지면서 발진이 생긴다. 특히, 임신 초기에 이환되면 태아에 영향을 주게 되므로 주의를 요한다.

② **병원체** : Rubella 바이러스

③ **병원소** : 전염원은 환자이며, 인두에서 배출되는 비말이나 비말핵이 전염원이다.

④ **전파양식** : 유행성 이하선염과 같이 비말이나 비말핵이 공기로 전파되며, 잠복기는 2~3주이다.

⑤ **감수성과 저항성** : 감수성이 높으며, 출생 후 몇 개월은 면역성이 있고, 이환 후 영구 면역을 획득하게 된다.

⑥ **관리 대책** : 예방접종을 실시하는데 임산부에게는 예방접종을 금하며, 임신초기에 이환되었을 때에는 감마글로불린을 주사한다.

(5) 유행성 이하선염(epidemic parotitis, mumps)

우리나라 제2군 전염병으로서 지역에 따라 볼거리로 불리우는 이 전염병도 소아기에 흔히 걸리는 질환이다.

① 증상 : 발열을 동반하고 하나 이상의 타액선, 특히 이하선이 주로 침범되지만 때로는 설하선 및 상악하선에 종창과 압통이 특징적인 급성 바이러스 질환이다. 고환염이나 난소염이 발생하기도 한다.

② 병원체 : Paramyxovirus속 유행성 이하선염 바이러스이다.

③ 병원소 : 사람이다.

④ 전파양식 : 감염된 사람의 타액과 직접 접촉이나 비말에 의해 전파된다.

⑤ 잠복기 및 전염기 : 잠복기는 2~3주 내외이다. 전염기간은 발병 전 48시간 동안이 가장 전염성이 높다.

⑥ 관리 대책 :

㉠ 약독화된 생백신으로 예방접종한다.

㉡ 코나 목에서 나오는 분비물로 더럽혀진 물품들을 소독한다.

(6) 결핵(tuberculosis)

전염력이 높은 결핵균은 치료약의 개발과 보건교육의 결과로 발생이 많이 감소하고 있으나 약물의 남용으로 인한 내성균, 재감염, 보균자 관리 등의 문제가 여전히 남아 있다.

결핵 관리의 어려운 점은 ① 경제력과 관계가 있어 저소득층에서 호발한다는 점, ② 치료기간이 길어 도중에 치료를 중단하는 경우가 많다는 점, ③ 환자 조기발견이 어려운 점, ④ 양성 환자, 개방성 환자의 격리가 어려운 점, ⑤ 보균자의 관리에 어려움이 많다는 점 등이다.

(가) 결핵유병율

우리나라는 1960년대 초부터 결핵관리를 국가사업으로 채택하여 전국 보건소를 중심으로 결핵예방, 환자발견, 등록관리 및 치료사업 등을 체계적으로 실시한 결과 빠른 속도로 환자가 감소하는 등 많은 성과를 가져왔다.

그러나 2000년 이후 결핵환자 감소속도가 둔화되고 다제내성 결핵환자 증가, 소집단 결핵 유행 확산과 함께 OECD 가입국가들 중 환자 발생률과 사망률에 대한 부담이 큰 상황으로 새로운 국가결핵관리체계 개편이 요구되어 정부에서는 「결핵퇴치 2030계획」을 수립·발표하고 세부사업 추진을 위한 구체화 작업에 나섰다.

표 5-6. 결핵유병률(Tuberculosis Prevalence Rate) 추이

연도 및 구분		1965	1970	1975	1980	1985	1990	1995
인구 (천명)	전연령	29,160	31,435	35,281	37,449	41,055	42,869	44,851
	5세이상	24,222	26,625	30,740	33,946	36,970	39,590	41,535
연간결핵감염위험률(%)		5.3	3.9	2.3	1.8	1.2	1.1	0.5
엑스선상 활동성	유병률(/10^5)	5,065	4,222	3,326	2,509	2,158	1,842	1,032
	환자수(천명)	1,240	1,118	1,014	852	798	728	429
균양성 (도말 또는 배양양성)	유병률(/10^5)	940	741	764	544	443	241	219
	환자수(천명)	226	197	235	186	164	95	91
도말양성	유병률(/10^5)	686	559	480	309	239	143	93
	환자수(천명)	165	149	147	104	89	56	39

주) 자료원 : 제7차 전국결핵실태조사 결과보고서(보건복지가족부, 대한결핵협회, 1996)

(나) BCG 접종을 통한 면역인구 확대

BCG백신은 비병원성 BCG균주를 인공 감염시켜 결핵에 대한 면역을 형성하도록 하여 결핵에 대한 감염을 예방하는데 있으며, BCG접종은 아동들의 속립성 결핵과 뇌막염 예방에 유효하다. 결핵감염위험이 높은 지역에서 77%의 예방효과가 관찰되고 그 효과가 12~15년 이상 지속되는 것으로 알려져 있다.

① **증상** : 첫 감염은 모르는 사이 지나치는 것이 보통이다. 투베르쿨린 반응은 2~3주

내에 나타난다. 첫감염이 직접 폐결핵으로 진행될 수도 있고, 혹은 세균의 림프 및 혈액을 통해 속립성, 뇌막성 혹은 기타 폐의 침범이 일어날 수도 있다. 진행성 폐결핵은 일반적으로 첫감염 때 남아 있던 장내 감염으로부터 발생한다. 객담 내의 결핵균 유무와 흉부 X-선의 변화의 특성에 따라 주로 판정한다.

② **병원체** : Mycobacterium tuberculosis로서 결핵균은 1882년 Koch가 발견하였다. 항산성 간균으로 그람양성이다.

③ **병원소** : 병원소는 사람이며, 드물게 소도 병원소가 된다.

④ **전파양식** : 인체에 결핵균(균양성)을 가지고 있는 부위에 따라 탈출 방법이 다르다. 폐결핵은 객담이나 비말로 감염되는데 전염이 문제가 되는 것은 대부분 이 경우에 해당된다. 신장결핵은 소변으로, 장결핵은 분변으로 탈출하며, 소의 경우는 우유, 담, 분변으로 탈출한다. 인체 감염은 비말 감염, 우유로 인한 감염, 균에 의해 오염된 식기나 식품으로 전파된다.

⑤ **감수성** : 감수성은 전반적이며, 도시가 농촌보다 유병률이 높고 남자가 여자보다 2배 정도 높다.

⑥ **관리 대책** :

㉠ 평상시 건강을 관리하여 숙주의 저항력을 키운다.

㉡ 조기진단 및 조기치료로 중증화를 예방한다.

㉢ 전염성 환자는 개인위생 및 가족의 검진을 필수적으로 하고 환자의 추구 관리를 하여 전파를 최소화한다.

㉣ 결핵관리사업은 시·군·구 보건소를 통하여 국가에서 가장 체계적으로 실시하고 있는 사업 중의 하나로서 사업 내용은 다음과 같다.

첫째, 환자의 발견사업 ; 성인의 경우 X-선 진찰로 환자를 확정하며, 객담검사로 균양성 여부를 판단한 후 등록 관리하고 있다.

둘째, 예방접종사업 ; 생후 4주의 영아에게 BCG(Bacille de Calmette et Guerin) 접종을 실시하고 초등학교 학생에게는 tuberculin test를 실시한다.

Tuberculin test(OT test)

Tuberculin 반응검사는 1890년 Robert Koch에 의하여 만들어졌으며, 그 후 1907년 Pirquet가 진단용으로서의 가치를 보고 한 이래 결핵균 감염 유무 및 감수성의 유무를 간접적으로 알 수 있는 방법으로 쓰여지는데, 현재는 OT 검사 대신에 순화단백제(PPD : Purified Protein Derivates)가 사용된다. OT 검사는 tuberculin액 0.1㎖를 피내 접종하여 48시간 후의 발적 부위를 직경을 측정해서 4mm 이하는 음성(-), 5~9mm는 의양성(±), 10mm 이상은 양성(+)으로 구분하며, 이중 발적, 경질의 경우는 강양성(++)으로 구분한다. PPD 접종시에는 72시간 후 발적 부위의 직경이 10mm 이상일 때를 양성, 그 미만은 음성으로 판독한다.

3. 접촉 및 경피성 전염병

1) 성병

성병(VD : venereal disease, STD : sexually transmitted disease)은 의학적으로 진단, 치료를 확실하게 할 수 있어 예방이나 관리가 가능한 질병이긴 하지만 발생이 개인의 가치관, 경제, 문화, 국민성 등의 사회적 여건과 밀접한 관계가 있어 관리상 어려운 점이 있으며 일종의 사회 질병이라 할 수 있다. 최근에 성병(VD)이란 용어 대신에 세계보건기구에서는 STD, 즉 성행위 전파질병으로 부르고 있다. 성병의 유행은 전쟁이나 사회적 불안과 관련이 있으며, 보건의식과 생활수준의 향상과 더불어 많이 감소되었다.

성병관리는 ① 환자의 색출, ② 환자의 진단, ③ 환자의 관리, ④ 보건교육 등이 필요하며, 윤락 여성을 중심으로 한 관리가 요망된다.

(1) 매독(syphilis)

① **증상** : 매독에 걸린 여성이 임신하면 대개는 유산 또는 조산되지만 출산하더라도 태반 감염에 의해서 선천성 매독아가 출산된다. 발진 · 고무종 등 전신증상은 이미 나타나고 있으며, 여러 가지 기형이 동반되고, 대개 1년 이내에 사망한다. 따라서 임신부가 매독에 감염되었다고 의심될 경우에는 임신 초기에 검사를 받는 것이 중요하다. 매독은 경과가 만성적이며, 증상이 매우 불명확하므로 부지 중에 경과된다. 깊이 진행된 경우는 항생물질로도 완치가 곤란하며, 때로는 평생을 치료해야 하는 경우가

있다.

② **병원체** : Treponema pallidum, 나선균이다.

③ **병원소** : 사람

④ **전파양식** : 직접 접촉감염, 수혈감염

⑤ **잠복기 및 전염기** : 잠복기는 10일~10주인데, 통상적으로 3주이다. 전염기는 변동이 심하고 무한성이다.

⑥ **감수성과 저항성** : 감수성은 전반적으로 높으며 면역의 형성은 없다.

⑦ **관리 대책** :

㉠ 전염력이 있는 환자를 관리한다.

㉡ 만기 매독 환자를 색출한다.

㉢ 보건 및 성교육을 실시한다.

㉣ 성적 문란행위를 단속한다.

(2) 임질(gonorrhea)

임질균은 생식기를 침범하여 불임증이 될 수 있으며, 관절염, 결막염, 실명, 직장감염 등의 원인이 되기도 한다. 따라서 우리 나라에서 진단된 성병 중 절반 이상을 차지하는 가장 흔한 질병이다.

① **증상** : 남성에 있어서는 감염폭로 뒤 2~7일에 배뇨곤란과 함께 전부 요도로부터 고름이 나온다. 이 감염은 그대로 끝나거나 후부 요도로 퍼져 부고환염을 일으키고 만성 보균 상태가 되기도 한다. 무증상일 때도 있으나 소양증, 후중증 및 고름 배설을 유발할 수도 있다. 여성에 있어서는 폭로 2~3일 뒤에 알아차릴 수 없을 만큼 경미한 요도염과 자궁경관염이 일어난다. 약 20%에서 자궁 침범이 첫번째, 두번째 혹은 그 후 월경기간에 발생하여 자궁내막염, 난관염 혹은 골반 복막염의 증상을 나타내며 불임증의 위험이 뒤따르게 된다.

② **병원체** : Neisseria gonorrhoea이다.

③ **병원소** : 사람이다.

④ **전파양식** : 대부분 성적 행위의 결과로 감염된 사람의 점막에서 나온 삼출물과 접촉에 의해 전파된다. 출산시 산도를 통한 감염으로 신생아 결막염이 되기도 한다.

⑤ 잠복기 및 전염기 : 잠복기는 보통 2~7일이다. 전염기간은 치료하지 않을 때 수개월씩 연장되나, 효과적 치료로 수시간 안에 전염성은 끝나게 된다.

⑥ 감수성과 저항성 : 모든 사람이 감수성을 가지며 반복감염이 일어나고 면역 형성은 없다.

⑦ 관리 대책 :

㉠ 보건 및 성교육을 실시한다.

㉡ 성적 문란 행위를 단속한다.

㉢ 병변 부위에서 나온 분비물과 오염된 물건을 소독한다.

(3) 연성하감

열대 및 제3세계 국가에 만연되는 성병이지만 우리 나라도 임상적으로 의심되는 환자수가 증가하고 있다.

(가) 원인균

1889년 듀크레이에 의해 발견된 헤모필러스 듀크레이균에 의해 감염된다.

(나) 건강 문제

건강 문제로는 초기 병변은 작은 피부유두나 소농포로 나타나며 2~3일 내에 궤양으로 진행되어 작은 궤양이 생긴다. 그 병소는 외음의 어느 부위에나 영향을 주며, 대음순에 침윤되었을 때는 가끔 국소적 부종이 심하게 나타나기도 한다. 이 궤양성 병소는 초기에 통증이 있으므로 성병과는 구별되며 서혜부 선염도 가끔 있지만 감염된 서혜부선은 드물게 화농성 경향을 보인다.

(다) 진 단

진단 방법으로는 연성하감은 2~4일의 짧은 잠복기 후에 궤양이 생기며, 특징적으로 원발성 병소에 통증이 있고, 보통은 경화가 없으며 궤양의 도말표본 검사로 듀크레이 간균을 증명함으로써 진단한다.

(라) 치료 및 관리

치료 및 관리를 위하여 안정을 취하며 청결 유지와 병행해서 에리스로마이신, 또는 다른 항생제를 투여하며 국소적으로 방부제와 설파제를 사용하는 것이 효과가 있다.

2) 성병 검진, 등록인원 및 치료율

검진 양성율은 2003년 1.67%, 2004년 1.56%, 2005년 1.32%, 2006년 1.09%에서 2007년 1.05%로 감소하였으나, 이것이 성병건강진단대상자 및 성병감염이 감소하였다는 의미로만 볼 수는 없을 듯하다. 이에 반해 감염인의 치료율은 2003년 82%, 2004년 80%, 2005년 83%, 2006년 85%, 2007년 84%로 매년 증가하였다.

표 5-7. 성병건강진단대상자 및 검진주기

관리구분	대 상	매독검사	그 밖의 성병검사
성병정기 검진대상자	주로 다류를 조리·판매하는 영업의 여자종업원	1회/6월	1회/6월
	유흥접객원	1회/3월	1회/1월
	안마시술소	1회/3월	1회/3월
	기타성병매개우려자	1회/3월	1회/1주

주) 1. 식품위생법시행령 개정, 기존의 다방의 여자 종업원을 의미함.
2. 그 밖의 성병검사 중 기타성병매개우려자의 경우 클라미디아감염증검사는 1회/3주로 함.

표 5-8. 성병건강진단대상자의 업종별 등록인원

구분	2002	2003	2004	2005	2006	2007
주로 다류를 조리·판매하는 영업의 여자종업원	27,390	26,298	23,919	18,581	15,364	12,515
유흥접객원	116,179	122,308	101,046	83,666	98,874	81,720
안마시술소	1,857	1,916	1,712	1,380	1,090	826
기타성병매개우려자	5,334	5,922	2,632	1,820	1,914	1,601
전체	150,760	156,444	129,309	105,447	117,242	96,662

주) 2007년 통계는 잠정통계임

표 5-9. 성병건강진단대상자 검진실적 및 치료율

구분	2002	2003	2004	2005	2006	2007
등록자(명)	150,760	156,444	129,309	105,447	117,242	96,662
검진자(건)	2,526,068	2,647,320	2,506,714	1,740,546	1,598,582	1,423,042
감염자(건)	44,585	44,261	39,096	23,009	17,357	14,985
치료자(건)	35,547	36,169	31,273	19,054	14,763	12,656
치료율(%)	79.73	81.72	79.99	82.81	85.06	84.46
양성률(%)	1.76	1.67	1.56	1.32	1.09	1.05

주) 2007년 통계는 잠정통계임

표 5-10. 성매매 대상 청소년 연령별 현황

연도별	계	12세 이하	13~14세	15~16세	17세~18세
2001	1,102	9	142	511	440
2002	1,221	20	187	503	511
2003	1,316	5	163	611	537
2004	1,599	19	268	666	646
2005	1,124	14	246	477	387
2006	729	10	88	348	283

※ 자료 : 경찰청

성매매 대상청소년의 범행 동기는 전체 729명 중 생활비 마련이 286명으로 가장 많았고, 그 다음으로 유흥비(271명), 기타(135), 성적호기심(28명), 친구의 권유(9명)의 순으로 나타났다.

표 5-11. 성매매 대상 청소년 작업별 현황

연도별	계	초등학생	중학생	고등학생	학원생	무직	기타
2001	1,102	3	165	316	21	517	80
2002	1,221	10	236	322	20	481	152
2003	1,316	5	250	376	17	571	97
2004	1,599	10	379	356	37	777	140
2005	1,124	2	147	266	23	567	119
2006	729	9	140	167	6	327	80

※ 자료 : 경찰청

(가) 성매매 대상 청소년 사회복귀 지원을 위한 치료·재활 프로그램 운영

보건복지가족부는 성매매 대상청소년의 보호 및 재활을 위하여 개정 청소년성보호법(2006. 6. 30 시행)에 검사의 수강명령에 의한 교육과정 또는 상담과정을 이수하도록 규정함에 따라, 맞춤형 치료·재활프로그램(40시간)을 개발하여 전국 6개 지역에 위기청소년교육센터를 지정하여 2006년 하반기부터 프로그램을 운영하고 있다.

(1) 후천성면역결핍증 (acquired immune-deficiency syndrome : AIDS)

(가) 발생현황

1981년에 처음 임상적 질환으로 인식된 후천성면역결핍증은 21세기에 있어서도 공중보건의 가장 큰 관심의 대상이 되고 있다. AIDS란, 임파구(T세포)의 파괴로 면역에 이상(異常)을 나타내는 증상으로, 발증(發症)까지는 면역에 이상을 일으키는 기초 질환이 없으며, 면역 기능저하를 일으킬 만한 약제나 방사선 치료를 받은 일이 없는 60세 이하의 사람에게서 카포시육종이나 기회감염(機會感染)이 발병하고 있는 상태라고 정의하고 있다. 하여튼 AIDS는 인간 면역결핍 바이러스(Human Immune-deficiency Virus, HIV)에 의한 전염병으로서, 이 HIV가 인체에 침입하면 우리 체내에서 질병을 막아 주는 T임파구를 공격하여, 면역체를 만드는 B세포의 활동을 억제시키게 되어 면역결핍 상태를 일으켜 사망하게 하는 치명적인 질환이다.

우리나라 HIV 감염자 수는 1985년에 첫 환자가 발생한 이후 2007년 말 현재 5,323명이다(표 5-12).

2007년 현재 신규감염인 수는 744명으로 매년 꾸준히 발견되고 있는 실정이며 이는 2006년(750명) 대비 0.8% 감소한 수치이다. 성별로는 누적 감염인 5,323명 중 남자가 4,861명(91.3%)으로 여자462명(8.7%)보다 10.5배 높았다. 감염경로가 밝혀진 4,545명 중 이성간 성 접촉에 의한 감염은 2,728명(60.0%), 동성간 성 접촉에 의한 감염은 1,763명(38.8%)으로 성 접촉에 의한 감염이 주요 감염경로이다.

성 접촉을 통한 감염의 증가 양상과 더불어 우리 국민들의 콘돔 사용률이 저조한 상황을 고려할 때 국내 성 접촉을 통한 감염인 증가추세는 지속될 것으로 전망된다. 이에 보건복지가족부는 에이즈 예방 홍보 및 교육 강화, 에이즈검사 활성화, 감염인 지원 및 쉼터

운영, 동성애자와 일반인 대상의 상담소 운영, 보건소 담당자에 대한 교육 강화 및 의료기관에서의 감염인 상담사업 등 에이즈 예방 및 관리 강화를 적극 추진해 나갈 계획을 수립하고 있다.

표 5-12. HIV/AIDS 감염인(환자) 현황

구분	계	'85~'95	'96	'97	'98	'99	'00	'01	'02	'03	'04	'05	'06	'07
총감염인 (여자)	5,323 (462)	517 (64)	105 (12)	124 (17)	129 (18)	186 (26)	219 (25)	327 (35)	398 (35)	534 (32)	610 (53)	680 (40)	750 (62)	744 (43)
감염인중 환 자	713	41	22	33	35	34	32	42	88	62	79	67	75	103
사망자 (환자)	980 (683)	76 (37)	33 (25)	36 (30)	46 (37)	43 (34)	52 (32)	58 (42)	76 (58)	96 (63)	114 (81)	91 (65)	109 (76)	150 (103)

자료 : 보건복지가족부. 보건복지가족백서 2008. 8

① **증상** : 기운이 없고 극심한 피로감과 함께 식욕이 떨어지고 고열이 자주나고 자리에 누으면 식은땀을 많이 흘린다. 일정 기간이 지나면 위의 증상들이 일시적으로 수그러짐과 동시에 대퇴부, 목, 겨드랑이 등의 임파절과 간이 붓고, 체중이 감소되며, 원인불명의 설사 등이 나타난다.

② **병원체** : 인간 면역결핍 바이러스(Human Immunodeficiency Virus ; HIV)

③ **병원소** : 사람이다.

④ **전파양식** :

㉠ 성접촉시 전염된다.

㉡ HIV(Human Immunodeficiency Virus)에 감염된 혈액 및 혈액제품의 수혈, 감염혈액에 오염된 주사기로 정맥 주사할 때이다.

㉢ 감염된 어머니에서 태아, 영아로 전파된다.

⑤ 잠복기 및 전염기 : 잠복기는 확실하지는 않으나 6개월에서 7년 이상인 것으로 알려져 있다. 전염 기간도 알려져 있지 않으나 무증상 시기부터 기회감염이 발생될 때까지 계속될 것으로 추정되고 있다.

⑥ **관리 대책** :

㉠ HIV/AIDS에 걸렸거나 의심되는 사람과의 성접촉을 피한다. 공혈자들을 철저히 검진하여 HIV 감염자를 가려낸다.

㉡ 혈액 및 체액의 격리를 강화한다.

㉢ 환자의 혈액, 분비물 및 배설물에 오염된 모든 것을 철저히 소독한다.

㉣ 환자와 그의 배우자는 혈액, 혈장, 이식용 기관이나 조직, 인공수정을 위한 정액 등을 공여해서는 안 된다.

㉤ 소독되지 않은 주사기나 바늘은 절대 사용하지 않는다.

(나) 후천성면역결핍 바이러스 감염

1981년 미국에서 처음 환자가 발견된 후로 후천성면역결핍증은 전인류에게 중요한 건강 문제로 등장하였다. 특히, 20~40대의 젊은 연령층의 발생이 높아 개인의 건강 문제뿐만 아니라, 가정의 건강을 위협하고, 결손 가정을 만들고, 사회 활동이 많은 연령의 감염과 사망으로 인하여 국가 생산력이 저하되고, 이로 인하여 여러 사회적, 경제적 문제가 생긴다.

아직 우리 나라는 후천성면역결핍 바이러스 감염자 수가 그리 많지 않아 사회적으로 크게 문제가 되지 않는 듯 하나, 성문화가 개방됨에 따라 성생활이 서구화되고, 마약 사용자가 증가하며, 특히 정맥주사용 마약 사용자가 증가되는 추세이어서, 언제까지 후천성면역결핍증의 안전지대가 될지는 의문이다.

따라서 올바른 가치관이 확립되는 시기의 청소년들이 후천성 면역결핍 바이러스에 대해 정확히 알고, 앞으로 건전한 성생활을 영위해 갈 수 있는 지식을 갖는 것은 후천성면역결핍증의 예방에 아주 중요하다.

(다) 후천성면역결핍 바이러스

후천성면역결핍 바이러스, 즉 HIV(human immunodeficiency virus)는 후천성면역결핍증을 일으키는 바이러스이다. 이 바이러스는 인체의 면역 기능을 담당하는 T세포를 파괴하고 활동을 억제하여 다른 미생물이 쉽게 침범할 수 있는 통로를 제공하며, 감염된 세포뿐만 아니라 바이러스가 접근할 수 있는 구조를 갖는 세포에 영향을 주어 세포의 기능을 약화시킨다.

흔히 후천성면역결핍 바이러스를 강한 바이러스로 여겨 두려워하는데, 우리 나라에서 많이 발생하는 B형 간염의 원인 바이러스보다 훨씬 약한 균이고, 바이러스의 전파도 아주 특별한 경로가 아니고는 사람에서 사람으로 전파되지 않으므로, 바이러스의 전파 차단이 용이하다.

후천성면역결핍 바이러스는 감염자의 혈액이나 체액으로 외부에 배출되는데, 특히 감염자의 혈액이나 정액, 질분비물에 바이러스가 많다.

(라) 후천성면역결핍 바이러스 감염

흔히 후천성면역결핍 바이러스 감염을 후천성면역결핍증과 같은 의미로 사용하는데 엄밀한 의미에서 차이가 있다.

후천성면역결핍 바이러스 감염은 후천성면역결핍 바이러스가 우리 몸을 침범하여 바이러스가 증식하는 과정이다. 아직 완치 방법이 없으므로 한 번 감염되면 감염이 지속된다. 감염이 지속되면서 인체의 면역을 담당하는 세포가 감소되어, 이로 인하여 면역기전이 저하되며 특정한 증상이 나타나는 것이 후천성면역결핍증이다.

후천성면역결핍 바이러스에 감염된 후 후천성면역결핍증을 발현하기는 짧게는 3년에서 10년 이상 걸린다. 후천성면역결핍 바이러스에 감염되면 후천성면역결핍증의 전 증상인 임파선의 부종, 허약감, 발열, 발한(특히 야간 수면시), 설사 등이 나타난다.

(마) 후천성면역결핍증과 치료

후천성면역결핍증은 후천성면역결핍 바이러스 감염으로 인하여 우리 몸의 면역기전이 심하게 손상된 상태를 말한다.

증상은 기침과 호흡곤란, 허약감, 기억력 감퇴나 혼미, 피부 발진, 구강 병변, 심한 설사가 있으며, 카포시육종 같은 암이나 정상인은 감염되지 않는 원충과 곰팡이에 의한 감염증이 나타난다.

현재로는 이 질병의 완전 치료법이 없어 주로 대증요법이 실시되며, 일부는 효과가 있는 경우도 있다.

대표적인 치료제로 AZT가 있다. 우리 나라도 면역기전이 저하된 후천성면역결핍 바이러스 감염자(T세포 중 CD4세포수가 500 이하인 경우)에게 무료로 AZT를 공급한다.

(바) 후천성면역결핍 바이러스의 전파 경로

앞서 언급한 바와 같이 후천성면역결핍 바이러스는 전파 경로가 까다롭고, 생존력이 약한 바이러스이다. 바이러스가 외부 환경에 노출되면 쉽게 죽으므로 직접 인체에 노출되어야만 감염이 이루어진다.

후천성면역 바이러스의 전파는 주로,

① 감염자와의 성접촉에 의하여,

② 오염된 혈액이나 체액에 노출된 경우(오염된 혈액의 수혈이나 상처 있는 피부에 오염된 혈액이 묻은 경우, 감염자의 장기를 이식받은 경우, 혹은 오염된 주사기로 정맥용 마약을 주사 받은 경우 등)

③ 감염된 어머니에서 태어난 어린이의 태내 혹은 분만시 등의 경로로 이루어진다.

따라서 일상 생활에서는 후천성면역결핍 바이러스에 감염될 기회가 거의 없어, 다음과 같은 경우는 감염 위험이 전혀 없다.

- 감염자와 같은 직장을 다닌다거나 학교에 다니는 경우
- 컵, 접시 등 식기를 같이 사용하는 경우
- 식사를 같이 하는 경우
- 악수와 같은 일상적인 접촉
- 모기 등 곤충에 물린 경우
- 화장실을 같이 사용하는 경우
- 전화를 같이 사용하는 경우
- 수영을 같이 한 경우

(사) 후천성면역결핍 바이러스 감염의 예방법

현재로는 체내의 후천성면역결핍 바이러스를 없애는 치료법이 없으므로 감염 예방이 무엇보다도 중요하다. 다행히 후천성면역결핍증의 전파는 아주 특수한 접촉이나 상황에서만 이루어지므로 비교적 예방이 쉬운 감염이다.

① 성접촉으로 인한 감염의 예방

성접촉으로 인한 후천성면역결핍 바이러스 감염은 감염된 사람과의 성접촉을 하지 않거나, 성접촉시 바이러스에 노출되지 않도록 보호 조치를 하는 안전한 성생활로 예방할 수 있다. 안전한 성생활에는 건전한 성생활과 바이러스에 노출되었다하더라도 바이러스가 우리 몸을 침범하지 않도록 안전 조치를 하는 콘돔 사용이 있다.

건전한 성생활은 결혼한 남녀의 성생활 등 사회 통념상 인정되는 성생활을 의미한다. 여러 연구에서 성접촉에 의한 감염자 대부분이 문란한 성생활, 즉 성생활 대상자 수가 많

은 것으로 나타났고, 특수업태부의 후천성면역결핍 바이러스 감염률이 높으므로, 건전한 성생활로 감염을 예방할 수 있다.

우리 나라의 경우 감염자의 절대 다수가 남성이고, 국외 감염과 국내 감염이 각각 반을 차지하므로, 국내외에서의 남성의 건전한 성생활이 감염 예방에 중요하다.

② 혈액으로 인한 감염의 예방

혈액이나 체액으로 인한 감염은 의료기관에서 오염된 혈액을 수혈받거나 노출되는 경우와 마약중독자가 정맥용 마약주사시 감염자가 사용한 주사기를 사용한 경우 혈관을 통해 감염되는 것이다.

오염된 혈액 수혈을 예방하기 위해 철저한 혈액관리가 필요하다. 우리 나라도 1987년부터 모든 헌혈자를 대상으로 후천성면역결핍 바이러스 검사를 의무화하여 수혈로 인한 감염을 예방하고 있다.

정맥용 마약주사시 주사기를 같이 사용하지 않도록 계몽시키고 마약중독자를 치료함으로써 예방할 수 있다. 그리고 여러 국가 자료에서 보듯이 마약중독자의 성생활이 문란하고 후천성면역결핍 바이러스 감염률이 높아, 이들과의 성접촉은 감염 위험이 아주 크므로 성접촉을 하지 않아야 한다.

(아) 후천성면역결핍 바이러스 감염이 많이 발생하는 집단

앞서 후천성면역결핍 바이러스의 전파 경로를 기술하였다. 아직 치료 방법이 없으므로, 후천성면역결핍 바이러스는 한 번 감염되면 감염자가 사망할 때까지 계속 인체에 존재한다. 따라서 감염 위험이 큰 집단에 속한 사람과의 성접촉을 하거나, 감염자의 혈액에 노출되는 것은 감염의 위험이 크므로 주의가 요구된다.

① 성생활이 문란한 집단

동성연애를 하는 남성과 성을 직업으로 하는 사람이나 이성간에도 성생활의 대상자가 여러 사람인 경우는 그만큼 감염의 위험률이 높다.

우리 나라도 국내에서 내국인끼리의 성접촉으로 인한 감염이 점점 증가하여, 1993년 12월 자료를 보면 감염자 323명의 43%인 139명이 국내 내국인과의 성접촉으로 감염되었으며, 이중 40%가 동성연애 남성이었다. 따라서 동성연애자에서의 후천성면역결핍 바이러스 감염이 미국의 샌프란시스코나 뉴욕의 이야기만은 아닌 것이다.

② 마약중독자

우리 나라는 다행스럽게도 정맥용 마약주사로 인한 후천성면역결핍 바이러스 감염이 보고된 사례는 없다. 그러나 마약중독자 집단은 일반적으로 성생활이 문란한 경우가 많으므로 이 집단에서 감염이 증가할 가능성이 크다.

③ 감염된 어머니에서 태어난 어린이

후천성면역결핍 바이러스에 감염된 어머니에서 태어난 어린이는 바이러스에 감염될 확률이 높다. 그러나 이 어린이는 가족이나 의료진 외는 일반인이 접촉할 가능성이 거의 없으므로 타인에게 위험이 되지 않는다.

④ 오염된 혈액이나 체액에 노출된 경우

우리 나라는 수혈에 사용되는 모든 혈액에 대해 후천성면역결핍 바이러스 등 몇 가지 미생물에 대해 검사를 실시한다. 그러나 전세계적으로 볼 때 아프리카 국가 등 아직 모든 혈액에 대해 검사를 하지 않는 나라가 있으므로, 이러한 나라에서 수혈받는 것은 감염 위험이 크다.

1980년 중반까지만 해도 혈우병 환자에게 사용되는 항혈우병 인자가 후천성면역결핍 바이러스로 오염된 경우가 있었으나, 현재는 모두 바이러스를 사멸시키는 처리로 안전한 인자가 공급되므로 이로 인한 감염 위험은 없다.

(자) 후천성면역결핍 바이러스 감염의 확인 검사

① 검사 방법

후천성면역결핍 바이러스 감염 여부를 확인하는 일반적인 검사로 ELISA검사(enzyme-linked immunosorbent assay, 면역효소법)가 있다. 이 방법은 바이러스 자체를 확인하는 방법이 아니고, 바이러스가 침입하므로 생기는 항체를 확인하는 항체 검사이다. 바이러스 감염 후 짧게는 3주, 길게는 9개월 후에 항체를 확인할 수 있는 검사법이다.

우리 나라의 모든 보건소에서는 무료로, 대부분 종합병원에서 유료로 면역효소법인 ELISA검사를 할 수 있으며, 보건소나 의료기관에서 실시한 검사에서 양성으로 나오면 국립보건원에서 최종 확인 검사를 한다. 국립보건원에서는 여러 회사 시약을 이용하여 ELISA 검사를 하고, 그 외에 Western blot 검사로 최종 판정을 한다.

② 양성반응

후천성면역결핍 바이러스 항체검사 양성은 후천성면역결핍 바이러스 감염을 의미한다.

바이러스가 우리 인체에 들어오면 증식하는 시기, 즉 바이러스 감염 후 일정기간이 지나야 항체검사에서 양성으로 나타나므로, 감염 위험이 큰 행위를 했거나, 감염 위험에 노출된 경우는 적어도 3개월 후에 검사하여야 항체검사로 감염 유무를 확인할 수 있다. 따라서 감염 위험에 노출된 경우는 노출 즉시 검사를 하여 현재 항체검사 상태를 알고, 6개월 후에 다시 항체검사를 하여 감염 여부를 확인한다.

검사 결과가 양성으로 나오면 후천성면역결핍 바이러스에 감염되었음을 의미한다. 그러나 바이러스 자체를 확인하는 검사가 아니므로 양성으로 나올 경우는 여러 번 반복 검사를 하여 동일한 결과가 나오면 감염으로 간주한다.

양성 결과는 감염여부를 확인하는 것이지 후천성면역결핍증을 확인하는 것은 아니며, 이때부터 바이러스의 활동을 억제시키기 위한 건강관리와 치료를 시작하여야 된다.

③ 음성반응

항체검사가 음성으로 나오면 감염이 없는 것이다. 그러나 검사 양성에서와 마찬가지로 항체검사는 항체 반응으로 감염을 확인하는 방법이어서, 항체가 형성되기 전이거나 검사의 부정확성으로 검사가 음성이 나올 수도 있다.

감염 위험이 큰 형태를 취했거나 위험에 노출되었을 경우는 재검사를 하는 것이 바람직하다.

(차) 국가의 후천성면역결핍 바이러스 감염 / 후천성면역결핍증 정책

우리 나라의 후천성면역결핍증 관련 정책은 크게 예방홍보사업과 감염자 발견, 감염자 관리가 있다.

① 예방홍보사업

보건복지부가 주축이 되어 보건기관, 의료기관, 특수업태부, 동성연애군, 언론사, 각급 교육기관 등 여러 계층과 기관을 대상으로 각종 팜플렛, 만화, 포스터, 비디오테이프, 슬라이드, 소책자를 제작하여 배포한다.

② 감염자의 발견

후천성면역결핍 바이러스 감염 여부를 확인하기 위하여, 위생업소 정기검진과 성병검진 대상자, 외항선원을 대상으로 의무적 항체검사를 실시하고, 익명을 보장하는 무료 검사를 보건소에서 실시한다. 또 안전한 혈액을 공급하기 위해 1987년 7월부터 모든 헌혈자를 대상으로 검사하고 있다.

③ 감염자의 관리

감염자는 본인의 인권이 보호되는 동시에 타인에게 바이러스를 전파시키지 않아야 한다. 국가에서는 감염자의 건강 관리와 경제적 보조를 위해 감염자의 관할 거주지 보건소의 책임하에 감염자를 관리하며, 가족이나 주위 사람에게 질병이 전파되지 않도록 감염자를 교육시키고, 필요시 가족이나 주위 사람을 교육시키고 있다.

보건복지부에서 감염자의 진료를 위한 전문병원의 설립을 계획하였으나, 지역주민의 반대로 설립 장소를 못구해 실행에 옮기지 못하고 있다.

(차) 후천성면역결핍 바이러스 감염자에 대한 태도

① 감염자의 위험성

후천성면역결핍 바이러스의 전파 경로는 감염자와의 성접촉, 오염된 혈액이나 체액이 상처를 통해 들어오거나 수혈 받은 경우, 감염된 어머니에서 태어난 어린이 등으로 아주 특수한 상황에서만 바이러스가 전파된다.

따라서 이러한 위험에 노출되지 않은 경우는 감염의 위험이 없고, 감염에 노출되지 않으려면 감염 가능성이 있는 행태를 하지 않는 것이 중요하다. 여러 행태 중 수혈을 제외하고는 모두 본인의 의사에 따라 위험 노출 여부가 결정되므로 무엇보다도 내가 감염 위험이 큰 행태를 알고 예방하는 것이 가장 중요하다.

② 감염자에 대한 태도

후천성면역결핍 바이러스 감염도 질병의 한 종류이다. 우리는 질병에 걸린 사람을 격리하는 것이 아니라 바이러스를 격리하여야 한다. 감염자가 나에게 위험을 주지 않는데 그 사람을 멀리하고 사회에서 살지 못하도록 한다면 이는 바람직하지 못한 태도이다.

3) 간염(hepatitis)

(1) B형간염(hepatitis B)

1963년 Blumberg에 의해 Australia antigen이라고 불리기 시작하여 1970년 초까지 간염성 관련 항원(HAA)으로 불리어오다가 1972년 미국 과학원 간염위원회가 종전의 전염성 간염을 A형 간염으로, 혈청간염을 B형 간염으로 용어를 통일하였고, 이들 병원체를 간염

A바이러스와 간염 B바이러스로 명명하였다. 그외에 C형(NANB) 및 delta형이 있다. 우리나라는 B형 간염의 이환율이 선진국에 비해 월등히 높으며 만성화하여 간암이 되기도 하여 1995년 제3종 법정전염병으로 규정하였다.

① 증상 : 발병은 식욕부진, 복부 불쾌감, 구역과 구토, 때로는 관절통과 발진이 황달로 진행되면서 서서히 시작된다. 임상경과는 간기능검사로나 발견될 만큼 불현성인 것으로부터 전격적으로 급성 간조직의 괴사에 의한 치명적인 예에 이르기까지 범위가 넓고 다양하다.

② 병원체 : Hepatitis B virus(HBV)이다.

③ 병원소 : 사람이다

④ 전파양식 : HBs는 신체 모든 분비물에서 발견되나 혈액, 타액, 정액, 질분비물만이 감염성이 있는 것으로 밝혀졌다. 전파는 감염성 체액에 경피적으로(정맥주사, 피하주사, 피내주사, 근육주사 등) 혹은 경점막 폭로로 되는데, 성적 폭로나 주사바늘에 우연히 찔릴 때도 전파된다. 밀접한 접촉에 의한 전파도 가능하며, 특히 동성연애자들간의 전파가 가장 빈번하다.

⑤ 잠복기 및 전염기 : 잠복기는 보통 45~180일이며 평균 60~90일이다. 전염기간에 있어서 감염 첫증상이 나타나기 수주전부터 감염성이 있고, 이 감염성은 급성 임상경과 동안만 만성 보유상태에서 지속되는데 이런 상태는 수년간 종속 할 수도 있다.

⑥ 감수성과 저항성 : 감수성은 전반적이며, 혈액취급 의료종사자, 혈액제재 수혈자, 남성 동성연애자, 약물중독자 및 수용소나 집단생활자 등은 특히 감염의 기회가 많으며, 자연감염 후 면역력을 획득한다.

⑦ 관리 방법 :

㉠ B형 간염 백신으로 예방접종한다.

㉡ B형 간염의 감염 위험이 큰 모든 임부는 HBsAg 검사를 한다.

㉢ 혈액은행의 엄격한 기준을 강화한다.

㉣ 주사바늘을 철저히 소독하고 가능하면 일회용을 사용한다.

㉤ 격리는 혈액, 체액에 해당되는데, 항체가 나타날 때까지 조심한다.

㉥ 정액, 타액, 혈액으로 오염된 기구를 철저히 소독한다.

(2) A형 간염(hepatitis A)

A형 간염은 생활수준 및 연령과 밀접하게 관련되어 소아 연령층에 호발하고, 도시 보다는 시골에 많고, 가족내 감염이 흔하다. 이것은 분변으로 배설된 A형 간염 바이러스에 접촉하여 감염된다. 잠복기는 B형 간염보다 짧고(2~7주) 치명률은 1% 이하이다. 어려서 감염되면 황달없이 면역만 생기는 비율이 높고, 15세가 되면 90% 이상에서 항체가 발견된다.

(3) C형(NANB) 간염

A형 및 B형 간염 바이러스와 혈청학적으로 판별되며 전파경로는 더 다양한 것으로 추측되고 있다.

(4) Delta형 간염

델타 병원체는 독특한 내부항원인 델타항원과 B형 간염 바이러스 표면항원의 껍데기로 되어 있다. 델타항원은 독립적인 증식은 못하고 그의 합성에 B형 간염 바이러스와의 공감염을 필요로 한다.

4) 나병(leprosy)

Hansen씨에 의해 병원체가 발견되어 일명 한센씨병이라고도 하며 중세 유럽에 대유행을 가져왔던 만성 전염병이다. 질병에 대한 잘못된 인식과 증상의 특성 때문에 환자는 사회적으로 격리되고 있어 올바른 인식이 필요하다.

① 증상 : 피부, 말초신경 그리고 비강점막(나종성 환자에서)의 만성 세균성 질환이다. 소결정, 구진, 반점 그리고 비만성 침윤이 양측으로 대칭성이며 광범위하게 나타난다. 또한 비강점막의 침윤으로 코가 주저 앉아 호흡이 막히는 출혈을 유발할 수도 있으며, 눈의 홍채염과 각막염이 잘 생긴다. 피부병변이 하나 또는 몇 개 생기는 데, 이 병변은 명확히 구분되고 무감각 하거나 감각이 쇠퇴되며 그 분포는 양측성이지만 대칭성은 아니다. 말초신경의 침범이 비교적 심하다.

② 병원체 : Mycobacterium leprae이다.

③ 병원소 : 사람이다.

④ 전파양식 : 감염병소의 배설물, 분비물 등에 오염된 물건을 통한 간접전파와 환자와의 접촉에 의한 직접 전파이다.

⑤ 잠복기 및 전염기 : 잠복기간은 상당히 긴 편이며 평균 4~10년이다. 전염기간은 약물투여로 규칙적인 치료를 할 경우 감염력은 3개월 이내에 소실된다.

⑥ 감수성과 저항성 : 감수성은 약한 편이다. 균의 전파력이 약해 사람에게는 긴기간 접촉으로 전염되는 것으로 알려져 있다. 환자로부터 태어난 아기는 미감아라 하며 격리 관찰되고 평균 잠복기간을 5년으로 보고 정기검진을 한다.

⑦ 관리 방법 :

㉠ 감염성 환자를 조기에 발견하여 규칙적인 치료를 한다.

㉡ 효과적 다약제 치료가 가능하다.

㉢ 해당 보건소에 신고한다.

㉣ 나종형 환자는 접촉 격리를 한다.

㉤ 감염성 환자의 비강 분비물은 소독처리한다.

㉥ 접촉자 관리를 한다.

4. 동물매개 전염병(인수공통전염병)

1) 공수병(rabies)

공수병은 바이러스에 감염된 야생동물이 가축을 물 때 전파되어 감염된 가축이 사람을 물 때 사람에게 전파되는데, 우리나라에서는 대부분 집에서 기르는 개에 물려서 발생한다.

(1) 증상 : 감염되면 거의 사망하는 치명적인 급성 바이러스성 뇌척수염이다. 불안감, 두통, 전신쇠약감, 마비로 진행되고 연하근육의 경련은 물에 대한 공포를 유발한다. 헛소리와 경련이 뒤따른다. 이환기간은 보통 2~6일이며, 사망은 호흡근의 마비에 의한다.

(2) 병원체 : 공수병 바이러스로 Rhabdovirus의 일종이다.

(3) 병원소 : 견과(犬科)의 많은 야생동물과 가축이 병원소이다.

(4) 전파양식 : 공수병에 걸린 개의 바이러스가 함유된 타액은 교상에 의해 전파된다.

(5) 잠복기 및 전염기 : 잠복기는 2~6주인데 짧으면 10일, 길면 1년 이상일 수도 있다. 전염기는 개나 고양이에 있어서 발병전 3~5일부터 발병기간 동안이다.

(6) 감수성과 저항성 : 모든 온혈동물은 감수성이 있다.

(7) 관리 방법 :

① 개와 고양이는 모두 예방접종한다.

② 감염동물의 도살처분, 위생적 가축취급이 필요하다.

③ 공수병을 의심하게 하는 증세를 보이는 개나 고양이는 10일간 묶어 놓고 관찰한다.

④ 이환기 동안 호흡기계 분비물과 접촉이 없도록 격리한다.

⑤ 타액에 더럽혀진 물건들을 소독한다.

2) 렙토스피라증(leptospirosis)

우리나라에서는 1975년대에 많이 발생하여 새로운 증후군으로서 연구가 시작되었다. 이 병은 1987년에 제 2종 전염병으로 지정되었다.

(1) 증상 : 고열, 오한, 두통, 심한 쇠약감, 구토, 전신근육통, 결막충혈 등 변화 무쌍한 임상증세를 나타내고, 치료가 늦어질 경우 X-선상 폐렴과 같은 음영을 보이며, 호흡곤란과 기침 및 객혈로 치명률이 높은 인수공통 질환들 중의 하나이다. 가끔 수막염, 발진, 황달, 신부전, 용혈성 빈혈과 피부와 점막에 출혈이 생긴다.

(2) 병원체 : 나선균속 렙토스피라균이다.

(3) 병원소 : 소, 돼지, 개, 말 등을 포함하는 가축 등이다.

(4) 전파양식 : 감염된 동물의 오줌으로부터 오염된 것은 풀이나 흙 그리고 물에 상처난 피부가 접촉되거나 때로는 감염된 쥐의 오줌으로 오염된 음식물 등으로부터 전파되기도 한다. 우리나라의 경우 농촌의 추수기에 많이 발생한다.

(5) 잠복기와 전염기 : 보통 10일인데 그 범위는 4~19일이다. 감염된 사람은 보통 한달 동안 소변으로 렙토스피라균을 배출한다.

(6) 감수성과 저항성 : 모든 사람은 감수성이 있다. 감염이나 예방접종 후 혈청형 특이면역이 형성되지만 다른 혈청성 감염에 대항하는 방어력은 없다.

(7) 관리 방법 :

① 필요한 보호기구를 사용하도록 하여 위험 환경에 폭로되는 직업인들을 보호한다.

② 오염된 물과 흙을 미리 인지해서 처리한다.

③ 구서작업을 철저히 한다.

④ 논, 밭, 들에서 작업할 때 피부를 보호하고 피부의 상처가 노출되지 않도록 한다.

⑤ 작업 후에는 손, 발을 깨끗이 씻는 개인위생을 지킨다.

3) 절족동물 매개 전염병

(1) 페스트(plaugue)

국내 발생은 없었으나 남미, 동남아, 아프리카 등에 많이 발생하고 있는 검역 전염병이다.

(1) 증상 : 설치류, 특히 쥐와 쥐벼룩에 관여되는 특이한 인수공통전염병이다. 병변이 생긴 림프절은 부어오르고 염증이 생기며, 압통이 있고 곪기도 한다. 열이 있으며 패혈성 페스트로 진행되어 혈류를 타고 유포된다. 폐의 이차적 감염은 폐렴을 초래한다.

(2) 병원체 : Yersinia pestis, 페스트 간균이다.

(3) 병원소 : 야생쥐들이 페스트의 자연 병원소이다. 육식동물들도 사람들에게 감염원이 될 수 있다.

(4) 전파양식 : 가장 흔한 폭로 원인은 감염된 설치류에 물리는 것이다. 다른 중요 감염원은 감염된 동물의 조직을 취급하거나 폐렴성 페스트를 가진 가축이나 사람에게서 나온 공기매개 비말이다.

(5) 잠복기 및 전염기 : 잠복기는 보통 2~6일이며, 1차성 페스트 폐렴에서는 1~6일이다. 전염기는 벼룩에 있어 습도, 온도가 적당할 때 수개월간이다.

(6) 감수성과 저항성 : 누구나 감수성이 있으며, 발병에서 회복 후 면역도 상대적이다.

(7) 관리 방법 :

① 검역 강화로 환자나 보균자의 입국을 예방한다.

② 음식물 폐기 및 저장을 철저히 한다.

③ 벼룩 제거와 구서작업을 한다.

④ 환자의 발견시 해당 보건당국에 신고한다.

⑤ 폐렴형 페스트 환자의 경우 격리시킨다.

⑥ 위험하다고 인정된 자는 테트로사이클린이나 설폰아마이드를 복용하여 예방적 화학 치료를 한다.

(2) 유행성 출혈열(epidemic hemorrhagic fever)

2차 세계대전시 많은 환자가 발생하였고 한국동란 때도 높은 발생률을 보여 한국형 출혈열(Korean hemorrhagic fever)이라고도 하였으나, 1982년 WHO 회의에서 신증후 출혈열(hemorrhagic fever with renal syndrome : HFRS)로 통일하였다. 우리나라에서는 주로 경기도 북부 및 강원도 등지에서 늦봄(5~6월)과 늦가을(10~12월)에 야외 활동이 많은 군인과 농부들에게 호발하고 있으며, 늦가을의 발생률이 80% 이상이다.

(1) 증상 : 3~8일간의 발열, 결막충혈, 쇠약감, 요통, 두통, 복통, 식욕부진, 구토 등이 특징이다. 출혈성 증상은 발병 3일째 나타날 수 있으며, 뒤이어 단백뇨, 저혈압 또는 쇼크가 올 수 있다. 신기능장애는 경미할 수도 있고, 급성 신부전증으로 진행되어 수주간 계속될 수도 있다. 대부분의 사망은 신부전의 무뇨기에 발생한다.

(2) 병원체 : Hataan virus.

(3) 병원소 : 등줄쥐인 Apodemus agrarius 이다.

(4) 전파양식 : 등줄쥐의 배설물로 배출된 virus에 의해 오염된 환경에 노출될 때 호흡기로 인해 흡입되며 인체간(interhuman)의 2차 전염은 일어나지 않는 것으로 알려져 있다.

(5) 잠복기 및 전염기 : 잠복기는 보통 9~35일이다.

(6) 감수성과 저항성 : 병소지역에 새로 들어온 사람은 모두 감수성이 있다.

(7) 관리 방법 :

① 예방접종을 한다.

② 병원소로 확인된 쥐에 대한 구서를 한다.

③ 폭로 환경을 조사하고 주변 쥐들의 감염상황을 파악한다.

④ 호발시기에 야외 활동이나 야영시 주의한다.

(3) 일본뇌염(Japanese encephalitis)

(1) 증상 : 경미한 환자는 고열성 두통이나 무균성 뇌막염의 형태로 흔히 발병한다. 위중한 감염은 급작스런 발병이 특징인데 고열, 두통, 뇌막 자극증세, 혼미, 지각력 상실, 혼수, 강직성 진전, 경련, 마비도 짧은 시간 진행된다. 지능저하, 언어장애, 전간, 운동장애 등 신경계 후유증이 발생한다.

(2) 병원체 : 일본뇌염 바이러스로 Flaviviruses군에 속한다.

(3) 병원소 : 돼지가 주병원소이다.

(4) 전파양식 : 감염된 돼지를 흡혈한 모기(빨간집모기)에 물릴 때 전파되며 8~10월에 호발한다.

(5) 잠복기 및 전염기 : 잠복기는 5~15일이다.

(6) 감수성과 저항성 : 유아기(3~15세)와 노년기에 감수성이 높고, 이환 후 면역이 형성된다.

(7) 관리 방법 :

① 매개 모기의 서식처를 없애고 유충을 박멸한다.

② 잔류 살충제를 뿌려 모기를 구제하고 방충망을 설치한다.

③ 예방접종을 실시한다.

(4) 말라리아(malaria)

(1) 증상 : 열대열은 발열, 오한, 발한, 두통으로 시작하여 황달, 응고불량, 쇼크, 간 및 신부전, 급성 뇌병증과 혼수 등도 진행된다. 기타 말라리아는 막연한 쇠약감에서 시작하여 오한과 급열 두통이 구역과 함께 나타났다가 심한 발한으로 끝난다.

(2) 병원체 : 3일열원충, 4일열원충, 열대열원충, 난형열원충이다.

(3) 병원소 : 유일한 병원소는 사람이다.

(4) 전파양식 : 감염된 학질모기에 물렸을 때 전파된다. 원충의 자웅생식모세포를 함유한 혈액을 모기가 흡입하면 그 안에서 원충이 성숙하게 되어 침샘을 통하여 사람에게 전파된다. 또 오염된 주사기와 바늘, 감염된 사람의 혈액을 수혈할 때도 전파된다.

(5) 잠복기 및 전염기 : 감염모기에 물려 증상이 나타날 때까지의 잠복기는 열대열원충이 12일, 3일열원충과 난형열원충이 14일, 4일열원충은 30일 정도이다. 모기에게는 감염성

생식세포가 존재하는 동안 전염성이 있고, 치료하지 않은 환자나 불충분한 치료의 경우에는 4일열원충이 3년 이상, 3일열원충은 1~2년간, 열대열원충은 보통 1년 이하가 전염기이다.

(6) 감수성과 저항성 : 특정 유전소인을 가진 사람을 제외하고 누구나 감수성이 있다. 오랫동안 감염된 학질모기에 폭로된 성인들은 저항성이 있다.

(7) 관리 방법 :

① 매개모기의 서식처를 없앤다.

② 벽 등 모기가 잘 앉는 평면에 잔류 살충제를 뿌리고 병소지역에는 방충망과 모기 장을 설치한다.

③ 환자의 혈액을 철저히 관리한다.

(5) 쯔쯔가무시병(scrub typus, 양충병)

쯔쯔가무시병은 일본, 동남아시아, 호주 지역에서 많이 발생하며 우리나라는 진해, 거제 지역에서 봄, 가을에 호발하고 있다.

(1) 증상 : 고열, 오한, 두통 등의 감기증상이 있다가 전신 피부에 홍반이 생긴다.

(2) 병원체 : Rickettsia, tsutsugamushi.

(3) 병원소 : 들쥐 및 털진드기(양충)이다.

(4) 전파양식 : 감염된 들쥐에서 털진드기가 매개를 하여 병원체를 보유하고 있다가 사람에게 전파한다.

(5) 잠복기 : 약 10일 정도이다.

(6) 감수성 : 누구나 감수성이 있다.

(7) 관리 방법 :

① 쥐를 구제한다.

② 야외 활동이나 작업시 주의하며, 작업 후 반드시 손, 발을 씻는다.

(6) 신종 인플루엔자의 이해(H5N1형과 신종플루 : 인플루엔자 A/HINI형)

H5N1형 고병원성 조류인플루엔자(Highly Pathogenic Avian Influenza H5N1 Subtype)

는 기존에 인체에서 유행한 적이 없는 신종 바이러스로 알려져 있으나 인체감염 사례도 계속 보고되고 있다. 사람에서 조류 인플루엔자의 유행은 1997년 홍콩에서 조류 인플루엔자 A/H5N1가 처음으로 직접 사람 감염을 일으켜 18명의 환자가 발생하여 6명이 사망하였다. WHO는 조류들 사이의 유행과 인체감염 발생을 효과적으로 통제하지 못하면 대유행이 발생할 수 있음을 경고하는 한편, 대유행이 발생하면 세계적으로 200~740만명이 사망할 것으로 추정하고 있다.

감염과 증상 : 2003~2005년 아시아에서 조류인플루엔자 A/H5N1 유행은 2003년 12월 중순 한국에서 처음 보고한 가금류(닭, 오리)농장에서의 유행 이후 아시아 9개국(한국, 일본, 베트남, 태국, 중국, 중국, 인도네시아, 라오스, 캄보디아, 말레이시아)의 가금류에서 광범위하게 유행하였다. 조류인플루엔자에 이환된 사람은 대부분 발병 1주일 이내에 병든 가금류와 밀접한 접촉을 한 병력이 있었다. 병든 가금류를 움켜쥐거나, 투계를 다루는 것, 가금류와 장난치는 것, 특히 무증상 오리와 노는 것, 불충분하게 조리된 가금류를 섭취하는 것이 감염과 관련되었고 잠복기는 노출 후 2~4일내에 발병하였다. 조류인플루엔자의 초기증상으로 고열(전형적인 경우 38℃ 이상)과 하부호흡기증상을 동반하고 설사, 구토, 복통, 늑막통, 코 및 잇몸 출혈이 일부 환자의 초기경과에서 보고된 바 있다. 혈액 또는 염증이 없는 물 설사가 사람 인플루엔자에서 보다 더욱 빈번하게 발생되며 호흡곤란은 발병 후 5일(범위, 1~16일)째에 발생된다. 거의 모든 환자가 임상적으로는 폐렴을 갖고 있으며 발열 시작 후 7일(범위, 3~17일)째에 나타난다. 심부전이 빈번하게 수반되고 기타 합병증으로 인공호흡기 관련 폐렴, 폐출혈, 패혈증 증후군이 있다. 대부분의 환자는 발병 후 평균 9 또는 10일 사이(범위, 6~30일)에 진행되는 호흡부전에 의하여 사망한다.

WHO에 의하면 신종플루(인플루엔자 A/H1N1형)의 치사율은 조류인플루엔자의 60%보다 훨씬 낮은 0.7~1%이며 일반 독감의 0.2%보다는 약간 높다. 건강한 청장년층은 신종플루에 감염되어도 숨이 차거나 폐렴증세를 보이지 않으면 크게 위험하지 않고 환자 90%는 타미플루를 안 먹어도 완치된다. 고위험군(65세 이상 노인, 폐질환, 당뇨, 신장병, 심혈관질환 등 만성질환자, 59개월 이하 영유아, 임산부)이면서 고열에다 기침, 콧물 인후통증 한 가지의 증상을 보이면 검사 없이 타미플루를 투약받을 수 있다. WHO는 강바이러스제인 타미플루의 남용을 경고하고 있다.

(7) 조류인플루엔자와 신종플루의 예방지침

① 닭, 오리 등 가금육, 계란, 메추리알 등 난류는 반드시 익혀 먹는다. AI바이러스는 75도에서 5분간 가열하면 파괴된다.
② 조리 전에 반드시 비누로 손을 씻는다.
③ 조류를 가능한 만지지 않는다. 특히 조류의 분변을 조심한다. 38도 이상 열과 기침, 인후 통 등 증상이면 병원, 보건소를 방문한다.
④ 집에서 개, 고양이 등 애완동물도 AI에 감염될 수 있으므로 주의한다. 애완동물이 길가에서 조류의 분변 등을 핥지 않도록 한다.
⑤ 손을 깨끗이 씻는 개인위생을 철저히 한다. 식사 전, 외출 뒤, 화장실 다녀온 후 손 씻기를 생활화한다.
⑥ 간접접촉(교차) 오염에 주의한다. 요리 안 된 닭고기, 오리고기 등과 소독 안 된 주방용품(도마, 칼) 등과의 접촉을 피한다.
⑦ 신종플루와 AI는 호흡기 질환이나 기침, 콧물 및 비말(침)을 조심해야 한다.

5. 기생충질환

사람에게 주로 해를 끼치는 기생충은 원생동물에 속하는 원충류와 후생동물에 속하는 선충류, 흡충류 및 조충류가 있으며 외부 기생충인 곤충류로 분류한다.

표 5-13. 인체 기생충의 분류

기생충	원생동물 (원충류)	근족충류	이질아메바, 대장아메바, 소형아메바
		편모충류	람블편모충, 메닐편모충, 질트리코모나스
		섬모충류	대장 바란티움, 주육포자충
		포자충류	말라리아원충, 톡소프라소마곤디 등
	후생동물	선충류	회충, 요충, 구충, 말레이사상충, 아니사키스
		조충류	무구조충, 유구조충, 왜소조충, 광절열두조충
		흡충류	간흡충, 폐흡충, 요꼬가와흡충

기생충 질환은 ① 환경불량, ② 비과학적 식생활 습관, ③ 비위생적 일상생활, ④ 비위생적 영농방법 및 분변의 비료화 등이 주원인이 되고 있다. 우리나라는 5년마다 전국적으로 기생충란 양성률을 조사하고 있는데, 올해(2003년)의 경우가 조사가 실시되는 해이다. 최근의 조사인 1997년 현재 기생충란 양성률은 2.4%이며 연도별 기생충 감염률은 표 5-14과 같다.

표 5-14. 기생충 감염률(1971~1997) (단위 : %)

연도	수검 자수	충란 양성률	회충 양성률	구충 양성률	편충 양성률	동양모 양선충	간흡충 양성률	폐흡충 양성률	요꼬가 와흡충	유・무 구조충	요충 양성률	기타 양성률
1971	24,887	84.3	54.9	10.7	66.4	7.7	4.6	0.0	0.0	1.9	1.3	0.6
1981	35,018	41.1	13.0	0.5	23.4	0.2	2.6	0.0	1.2	1.1	12.0	0.0
1992	46,912	3.8	0.3	0.0	0.2	0.0	2.2	0.0	0.3	0.0	0.9	0.0
1997	45,832	2.4	0.0	0.0	0.0	0.0	1.4	0.0	0.3	0.0	0.6	0.0

자료 : 보건복지부. 보건복지부통계연보. 1997

우리가 일상생활에서 기생충을 예방할 수 있는 일반적인 수칙은 다음과 같다.

① 손을 깨끗이 씻는다.

② 채소나 과일은 깨끗한 물에 씻어 먹는다.

③ 육류나 물고기는 꼭 익혀서 먹는다

④ 마실 물은 반드시 끓여서 먹는다.

⑤ 용변은 반드시 지정된 장소에서 본다.

⑥ 쥐, 파리, 바퀴, 모기 등의 위생해충을 방제한다.

⑦ 말라리아 유행지역으로 국외여행시 예방약을 복용한다.

1) 원충류(protozoa)

(1) 이질 아메바증(amoebeasis)

원충류 중 근족충류(rhizopoda)에 속하며 사람에게 이질이나 간농양 등 아메바증을 일으키는 병원성 아메바이며, 열대와 아열대 지방에서 발병율이 높고 온대지방에는 불현성 감염자가 많다.

① 병원체 : Entamoeba histolytica

② 전파경로 : 분변으로 배출된 포낭형은 식품, 물 등에 오염되어 경구적으로 침입되면 회장 하부에서 탈낭하여 대장으로 하행하여서 점막에 침입하여 분열 증식한다. 인체 감염 후 잠복기는 1개월 정도가 된다.

③ 감염증상 : 아메바성 이질의 증세에는 급성 이질, 아급성 또는 만성 이질, 간, 폐, 뇌 농양과 합병증 등이 있는데 급성 이질은 점혈변을 배설하고 심한 복통을 호소한다.

④ 예방 :

㉠ 음료수를 끓이거나 소독하여 마신다.

㉡ 분변 처리를 위생적으로 한다.

㉢ 파리나 곤충을 구제한다.

㉣ 충란을 보유하고 있는 자는 음식조리를 금한다.

㉤ 환자의 조기발견으로 조기치료 한다.

㉥ 환경위생 관리를 철저히 한다.

(2) 질 트리코모나스(trichomonas vaginalis)

이 원충은 대부분 성생활에 의하여 전파되어 일종의 제4의 성병이라고 부르는 원충이며, 불결한 환경에서는 신생아나 유아에게도 발견되는 경우가 있다. 세계 각지에 분포하며 우리나라에서도 높은 감염률을 보이고 있다.

① 병원체 : Trichomonas vaginalis

② 전파경로 : 인체의 기생 부위는 여자는 질부(膣部)이며, 남자는 전립선, 요도이며 방광에도 기생한다. 이 원충은 여성이 감염원이고 남성은 증상이 없다. 감염 경로는 주로 성행위로 인하여 접촉되고 있으며, 서양식 변기나 목욕탕, 오염된 내의 등에 의해서도 감염된다.

③ 감염증 : 여성에게서 질 점막의 발적, 출혈 등을 보이고 대하가 심하며 악취, 국부소양감, 작열감이 심하고 불안감이 생긴다.

④ 예방 :

㉠ 주로 성생활에 의해 전염되므로 불결한 성생활을 주의한다.

㉡ 오염된 변기나 내의 등이 전파의 원인이 될 수 있으므로 주의를 한다.

2) 선충류(nematoda)

(1) 회충증(ascariasis)

회충은 전세계적으로 분포되어 있으며 특히, 온난 습윤하거나 환경위생이 불량한 지역에 감염률이 높으며, 우리나라에서 가장 높은 감염률을 나타내는 기생충이다.

① **병원체** : Ascaris lumbricoides

② **전파** : 분변으로 탈출된 회충 수정란은 여름에 자연조건에서 2주일이면 감염형이 되어 오염된 야채, 불결한 손, 파리의 매개에 의한 음식물의 오염으로 경구 침입을 하면 위(胃)에서 부화하여 심장, 폐포, 기관지, 식도를 거쳐 소장에 정착한다.

③ **감염증상** : 회충감염의 일반적인 증세는 전신증세로 권태, 미열이 있고 소화장애, 식욕이상, 이미증, 구토, 변비, 복통이 있고, 빈뇨, 두드러기증, 충양돌기염, 췌장염, 유충성 폐렴 등도 있을 수 있다.

④ **예방** :

㉠ 분변관리(분뇨처리장의 증설, 분리 분뇨식 변소, 완전 부숙 후 처리).

㉡ 청정 채소의 장려.

㉢ 환자의 정기적 구충 실시.

㉣ 파리구제 및 환경개선.

(2) 구충증(hook worm disease)

우리신체에 기생하고 있는 구충에는 십이지장충과 아메리카구충이 있다. 우리나라에서는 2종류 모두 유행하고 있으며, 일반적으로 구충이라고 불리어 진다.

① **병원체** : 십이지장충(Ancylostoma duodenalae), 아메리카구충(Necator americanus)

② **전파** : 충란이 체외로 분변과 함께 배출되면 30℃ 전후에서 24~48시간에 부화하여 제1기 간상유충이 되며, 1주일 후 제2기를 경과하여 감염성이 있는 사상유충이 되며, 인체에 침입하여 5주 정도면 성충으로 성숙된다.

③ **감염증상** : 인체조혈기능의 저하, 토식증(土食症) 등이 일어나며, 많은 사상유충이 경

구적으로 침입할 경우에 채독증(蔡獨症)이 발생하기도 한다.

④ **예방** : 회충의 경우에 준하되 특히 경피적 침입을 하므로 인분을 사용한 밭에서 작업 시는 피부가 직접 흙 등에 닿지 않게 주의하며 정기적으로 집단 구충한다.

(3) 요충증(enterobiasis)

요충의 충란은 특히 밀집지역, 생활 정도가 높은 곳에 많이 분포하며 성인보다는 소아에게 많이 감염되며, 침식을 함께하는 사람 중에 한 사람이라도 감염자가 있으면 전원이 감염될 수 있는 집단감염이 쉽게 되는 기생충이다.

① **병원체** : Enterobius vermicularis

② **전파** : 충란이 경구적으로 침입되면 소장에서 부화하고 맹장, 결장 등에 이르러 성충으로 성장・기생하며, 오염된 손이나 음식물을 통하여 경구적으로 침입하게 된다.

③ **감염 증상** : 항문부위, 회음부 등에 기어나와 충란을 산란할 때 심한 소양증(anal itching)이 있고, 긁게 되면 발적, 종창을 일으키며 2차적인 세균감염을 유발한다.

④ **예방** : 회충의 경우와 같으나 특히 요충은 가족이나 집단 일원에 쉽게 감염되기 때문에 집단 구충을 실시하여야 한다. 내의, 손, 침실의 청결이 필요하다.

3) 조충류(cestoda)

(1) 유구조충증(갈고리 촌충 ; pork tape worm)

조충류는 전세계적으로 분포되어 있으나, 돼지고기를 생식하는 지역에 특히 많이 발생하고 있으며, 성충감염보다는 충란섭취로 근육, 심장, 폐, 안구, 뇌, 장벽 등에 낭충증(囊蟲症 ; Cysticercosis) 감염이 많다.

① **병원체** : Taenia solium.

② **전파** : 자웅동체이며 인체의 소장 내에 기생한다. 편절이 분변과 함께 외부로 배출되며, 충란이 유리되어 중간숙주인 돼지에 섭취된다. 중간숙주인 돼지의 장에서 부화되어 유충이 되고 그 유충은 장벽, 혈류를 통하여 각 조직으로 침입하여 8~10주 후에는 성숙한 유구낭미충(cysticercus cellulodae)이 된다.

③ **감염증상** : 감염 초기에는 별 증상이 없다가 국소에 삼출성 조직반응, 세균침윤, 섬유조직의 증가가 일어나고 나중에는 석회화된다. 뇌에 침입하게 되면 뇌낭충증이 발생하여 두통, 구토, 경련, 간질 등의 증상이 일어난다.

④ **예방** :

㉠ 돼지고기를 충분히 익혀 먹을 것.

㉡ 환자는 빨리 구충시킬 것.

㉢ 돼지가 먹는 사료에 분변이 섞이지 않도록 할 것.

(2) 무구조충증(민촌충 ; beef tape worm)

① **병원체** : Taenia saginata

② **전파** : 자웅동체이며 인체의 소장에 기생한다. 분변과 함께 편절이 배출되면 편절이 파열되고 충란이 유리된다. 충란은 풀이나 사료에 오염되어 중간숙주인 소에 섭취되며, 소의 장에서 부화되어 육구유충(六鉤幼蟲)이 된다.

③ **감염증상** : 무구조충증은 불쾌감, 상복부 둔통, 식욕부진, 소화불량 등 소화기계 증상이 나타난다.

④ **예방** :

㉠ 쇠고기를 충분히 익혀서 먹을 것.

㉡ 환자는 빨리 구충시킬 것.

㉢ 소가 먹는 풀에 분변을 버리지 않도록 할 것.

(3) 광절열두조충증(긴촌충 ; fish tape worm)

세계 각지에서 많이 발견되고, 호수에 사는 담수어를 식용하는 지방에 많다. 우리나라에서는 희귀하게 발견된다.

① **병원체** : Diphyllobothrium latum

② **전파** : 외계로 배출된 충란은 수중에서 coracidium으로 되어 제1 중간숙주인 물벼룩(Cyclops sp., Diaptomus sp.)에 섭취되어 발육 2~3주 후에는 procercoid로 발육되는데, 이것을 제2 중간숙주인 송어, 연어 등이 섭취하면 그 살 속에서 plerocercoid로

된다.

③ **감염증상** : 경한 소화장애, 오심, 구토, 복통, 설사 등이 일어나고 특이한 증상은 심한 빈혈이 오는데, 이것을 열두조충증 빈혈이라 한다.

④ **예방** : 담수어나 송어, 연어, 농어 등의 생식을 금한다.

4) 흡충류(trematoda)

흡충류는 편형동물에 속하며 대개 좌우대칭이며, 소화관은 불완전하며, 2개의 흡반(sucker)을 가지고 있다.

(1) 간흡충증(clonorchiasis : 간디스토마)

극동지역과 동남아시아에서 주로 분포하며, 한반도의 낙동강, 영산강, 금강, 한강, 만경강 등의 5대강 유역에서 민물고기를 생식하는 생활습관을 가지고 있는 지역주민에게 특히 많이 감염된다.

① **병원체** : Clonorchis sinensis

② **전파** : 간흡충의 인체 기생 부위는 간의 담관이며, 성충이 충란을 산란하면 간 담도를 통하여 장관을 거쳐 분변으로 배출된다. 충란 내에는 이미 성숙한 miracidium이 있으며, 담수에서 충란은 제1 중간숙주인 왜우렁(bulimus)이나 쇠우렁(parafossarulus manchouicus)이에게 섭취되어 muracideum은 sporocyst → radia로 발육한 후 다시 유미유충(cercaria)이 된다. 이 유미유충은 왜우렁이를 탈출하여 수중에 돌아다니다가 제2 중간숙주인 담수어(주로 잉어과의 참붕어에 많으며, 피래미, 모래무지, 긴몰개 등)와 접촉하면 그 숙주 내에서 피낭유충(metacercaria)이 된다. 이 피낭유충이 있는 담수어를 생식하면 감염되며, 감염은 조리 과정 중에 조리기구를 통하여 다른 음식물을 거쳐 경구감염되는 2차 감염이 될 수도 있다.

③ **감염증상** : 감염증세는 충체의 감염수와 감염된 자의 저항력에 따라 다르며, 초감염 시는 별 증상이 없으나 반복감염, 중감염이 되면 소화불량, 간비대, 빈혈, 야맹증, 부종, 황달이 나타나고 말기에는 간경변으로 사망하기도 한다.

④ 예　방 :

㉠ 민물고기의 생식을 금한다.

㉡ 민물고기 회를 먹는 습관을 금한다.

㉢ 민물고기 조리 후는 조리기구를 깨끗이 씻는다.

㉣ 생수를 마시지 않는다.

㉤ 인분 관리를 철저히 한다.

㉥ 개, 고양이에게도 담수어 생식을 금하게 한다.

(2) 폐흡충증(paragonimiasis, oriental lung fluke)

우리나라 산간지역에 많이 분포되어 있으며 특히, 홍역에 가재의 생즙을 먹이는 습관이 있는 지역에서 많이 유행되었다.

① **병원체** : Paragonimus wetermani

② **전파** : 폐흡충의 인체 기생 부위는 폐장이며, 산란된 충란은 객담과 함께 기관지와 기도를 통해 외부로 배출된다. 충란은 수중에서 miracidium으로 발육하여 제1중간숙주인 다슬기(semisulcospira livertina)에 침입하여 다슬기 내에서 sprocyst → radia →cercaria 가 되어 수중으로 나와서 돌아다니다가 제2 중간숙주를 생식함으로써 감염된다. 숙주로는 사람 이외에 호랑이, 여우, 늑대, 개, 쥐 등이 있다.

③ **감염증상** : 기생 부위에 따라 폐부 폐디스토마증, 복부 폐디스토마증, 뇌부 폐디스토마증, 안와 폐디스토마 등이 있다.

④ **예방** :

㉠ 민물 게, 가재의 생식을 금한다.

㉡ 이환자의 객담을 위생적으로 처리한다.

㉢ 생수를 마시지 않는다.

㉣ 이환 동물의 관리 등이 필요하다.

제6장

비전염성 질환 관리

1. 주요 비전염성 질환

비전염성 질환 중 순환기계 질환이란 고혈압, 동맥경화, 선천성, 류머티스성 및 기타 여러 가지 원인으로 심장, 혈관, 혈관이 분포된 장기 · 조직에 생기는 질환을 총칭하는 것이다. 이 계통의 질환은 질병에 따라 호발 연령이 다르다. 즉, 선천성 심장 질환은 어린이에게 많고, 류머티스성 심장 질환은 10대 이후 젊은층에 많았으나 항생제의 발달로 최근에는 많이 줄었으며, 고혈압성 또는 동맥경화성의 뇌혈관 질환이나 관상동맥성(허혈성) 심장 질환은 중년기 이후의 성인에게 많이 발생하고 있다. 특히, 중년기 이후의 성인에게 많이 발생하는 고혈압성 및 동맥경화성의 만성·퇴행성 순환기계 질환은 주요 성인병이라 부르고 있는데, 이들은 오늘날 성인의 주요 사망원인이 되고 있다. 그외 대사성 질환(당뇨병)과 신생물성(악성 종양) 질환도 계속 증가 추세에 있다.

1) 고혈압(hypertension)

고혈압 조사망률(2006년)은 인구 10만명당 9.5명으로 4,539명이 사망하였다. 30세 이상 고혈압 유병률은 전체 27.9%였고, 남자가 30.2%로 여자 25.6%보다 높았다. 유병률은 남자에서는 60대까지 증가하다가 70대에서 감소하였으며, 여자는 연령이 높을수록 증가하였다.

표 6-1. 성별 · 연령별 고혈압 유병률[1)]

구 분	남(%)	여(%)	계(%)
전체(30세이상)	30.2	25.6	27.9
30~39	14.2	3.1	8.3
40~49	27.1	11.5	19.4
50~59	42.9	38.2	40.6
60~69	52.5	54.9	53.8
70	43.6	62.3	55.4

주 : 1) 수축기혈압 140mmHg 이상이거나 이완기혈압 90mmHg 이상 또는 혈압강하제를 정기적 또는 필요시 복용하는 사람의 비율
자료원 : 국민건강영양조사 제3기(2005), 보건복지가족부

고혈압은 모든 성인병, 특히 순환기계통의 퇴행성 질환의 근원적 원인이 되는 만성병인데, 가장 흔하고도 관리가 잘 안되는 성인병이라 말할 수 있다. 혈압은 심장의 박출력으로 혈액을 말초혈관까지 보내기 위한 펌프 작용(pumping action)이 혈관벽에 미치는 압력이다. 심장은 수축, 이완을 계속하기 때문에 수축하여 혈압을 내보낼 때의 압력을 수축기혈압 또는 최고혈압이라 하고, 혈액이 심장으로 돌아올 때의 압력을 최저혈압 또는 이완기혈압이라고 한다. 고혈압의 중요성은 고혈압은 그 자체의 문제는 물론이고 모든 만성 질환, 특히 순환기계의 근원적인 원인이 되는 만성퇴행성 질환으로 가장 많이 이환되어 있고 관리가 잘 안되는데 문제점이 있다고 하겠다. 혈압은 건강한 사람에게 있어서도 연령, 성, 특정시의 체위, 측정 전의 운동여부, 정서반응, 수면, 소화, 하루 중 측정 시간 및 계절 등에 따라서 상당한 변화가 있기 때문에 안정한 후 3회 이상은 측정하여 판정하는게 정확하다. 따라서 고혈압이란, 정상 혈압보다 높은 경우로서 WHO의 기준은 수축기혈압(최고혈압)이 160mmHg 이상이고, 확장기 혈압(최저혈압)이 95mmHg 이상이면, 고혈압증으로 분류된다(표 6-2).

표 6-2. 혈압의 기준

(단위 : mmHg)

구 분	저혈압	정상혈압	경계혈압	고혈압
최고혈압	100 이하	140 이하	140~160	160 이상
최저혈압	60 이하	90 이하	90~95	95 이상

(1) 원인 및 위험요인

고혈압은 그 원인에 따라 2가지로 분류할 수 있다. 1차성 고혈압(essential hypertension)은 고혈압의 원인이 불명확한 것으로 고혈압의 대부분이 본태성 고혈압으로 전체의 85~90%를 차지하고 있다. 2차성 고혈압(secondary hypertension)은 원인이 알려져 있고 그 증상의 하나로 고혈압이 나타나는 것으로 동맥경화증, 심장혈관 질환 및 신성, 내분비성 원인으로 인한 증후성 고혈압으로 구분된다.

고혈압의 발생에 영향을 미치는 위험요인들을 요약하면 다음과 같다.

① 연령이 많아질수록 혈압이 상승된다. 일반적으로 40세 이후에 급격히 상승되며, 45세 이후에는 남자보다 여자가 높아진다.

② 유전적 소인이 인정된다. Weitz에 의하면 양친이 고혈압인 경우 그 자녀의 76.8%가 고혈압증인데 비해 대조군에서는 30.3%로 보고한 바 있고, Ayman은 양친이 고혈압인 경우 그 자녀의 45.5%가 고혈압증인데 반해 대조군에서는 3.1%에 불과하다고 보고한 바 있다.

③ 환경조건으로서 해안지방보다 산간지방에 고혈압증 환자가 많으며, 소음지역에서도 고혈압증의 발생이 많은 것으로 보고되고 있다.

④ 염분과 지방질의 과다섭취가 혈압을 상승시킨다.

⑤ 기후조건이 혈압에 영향을 미친다. 온난한 지방보다 한랭한 지방에서 고혈압증 환자가 많고, 여름철보다 겨울철에 뇌졸중 환자가 더 많이 발생한다.

⑥ 정신적 긴장이나 스트레스 등이 혈압을 상승시킨다.

⑦ 술·담배 등 자극성 기호식품도 혈압에 영향을 준다.

(2) 증 상

고혈압은 일반적으로 뚜렷한 증상이 없는 것이 보통이다. 그래서 오랫동안 고혈압이 진행되어 온 것을 모르고 있다가 신체검사나 정기검진 등에서 우연히 발견되는 수가 많다. 따라서 성인병의 근원적 원인 질환인 고혈압을 조기발견, 색출해 내는 것이 매우 중요하다. 일반적인 증상은 뒷머리가 띵하다. 어지럽다, 귀에서 소리가 난다, 잠이 오지 않는다,

성격이 불안하여 성을 잘 낸다, 쉬 피로해진다, 가슴이 두근거린다, 충혈 현상이 잘 나타난다 등의 증세를 호소하는 경우가 많다.

고혈압은 그 자체가 무서운 것이 아니라 생명을 위협하는 여러 가지 합병증을 초래하기 때문에 이를 주요시하고 무서워하는 것이다. 주요 합병증들로는 뇌출혈, 뇌경색증, 동맥경화증, 심비대증, 심부전, 부정맥 심근경색증, 신부전 등인데 모두가 치명률이 높은 것들이다.

(3) 예방 및 관리

① 가능한 한 체중이 정상범위를 초과하지 않도록 한다.
② 염분의 섭취를 줄이고 과다한 지방질의 제한 등 균형 있는 식생활을 한다.
③ 건전하고 규칙적인 습관을 생활화 한다. 흡연을 금하고, 과도한 음주를 삼가하며, 적당한 운동을 규칙적으로 하고, 충분한 휴식과 여유 있는 마음을 갖도록 노력한다.
④ 조기발견과 조기치료를 위하여 자각증상의 유무를 불문하고 정기적인 혈압측정을 한다.
⑤ 술, 담배, 커피 및 자극성이 있는 물질을 제한한다.
⑥ 스트레스를 적절한 방법으로 해소한다.
⑦ 처방받은 혈압하강제는 규칙적으로 복용한다.

2) 동맥경화증(arteriosclerosis)

동맥혈관은 심장의 박동에 의해 혈액을 전신에 수송하는 관의 역할을 한다. 그러나 혈관의 탄력성이나 유연성이 상실되어 혈압을 견디지 못하는 상태를 동맥경화증이라고 한다. 동맥경화증의 주된 병변은 대동맥이나 중증도, 동맥혈관 내벽에 지방성 죽종, 섬유화, 석회화, 괴사(壞死) 및 출혈 등인데 쉽게 말하여 동맥내피의 국소적 비후(肥厚), cholesterol과 중성지방, 유리지방산, 인지질(燐脂質)같은 지질(脂質)이 축적되고 동맥내강이 좁아지면서 결국에는 완전히 막히는 것이 특징이다.

(1) 동맥경화증의 위험요인

동맥경화증의 발생요인은 아직 명확히 밝혀지진 않았지만 특히, 식사와 관련이 있는 cholesterol이 주요인자 중 하나이다. 즉, 음식물에서 떨어지는 고콜레스테롤, 트리글리세라이드, 유리지방산, 인지질 및 고칼로리 등으로 인한 고지질혈증이 가장 중요한 위험인자로 알려져 있다(그림 6-1).

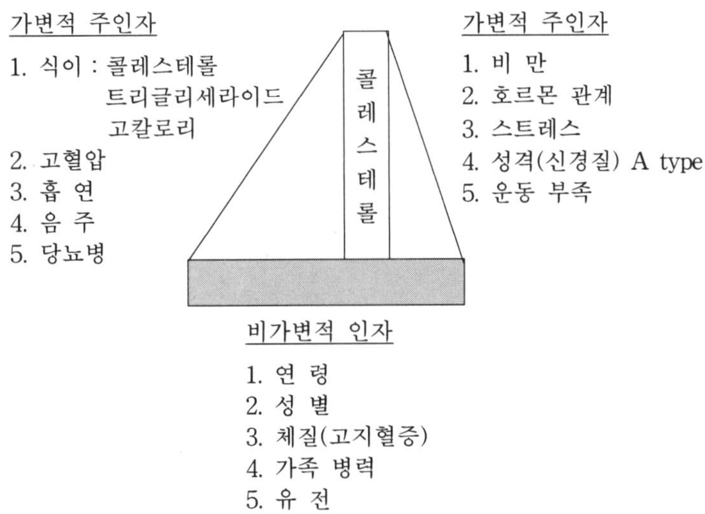

그림 6-1. 동맥경화증의 위험요인들

(2) 예방 및 관리

예방이 제일 좋은 관리대책이다. 치료대책은 그 진행을 억제하고 합병증이나 후유증을 방지하는데 주력하는 것이다. 즉, 고혈압, 고지혈증, 비만증, 당뇨병 등을 철저히 치료하면서 고지방식, 고칼로리식, 흡연, 음주, stress, 불안, 운동부족 등의 제반 위험요인들을 피하고 철저한 예방 관리 대책을 강구하는 것이다. 동맥경화증의 궁극적인 관리는 경화증의 발생을 평소에 미리 방지하는 일차적 예방과 이미 발생된 경화증의 진행을 억제하며 합병증을 철저히 치료하는 이차적 예방에 있다.

3) 관상동맥(경화)성 심장 질환(coronary heart disease)

허혈성 심장 질환이라고도 하며 심장에 관(冠)처럼 둘러싸고 있는 관상동맥의 내강(內剛)이 좁아지면서 심근(心筋)으로 가는 혈행에 지장을 주어 심근에 빈혈현상이 초래하게 되는 것인데, 이런 경우 임상적으로는 운동시 흉통발작을 일으키는 협심증이라 부른다. 그리고 동맥혈관의 경화증이 심하여 거의 혈행이 차단되면 그 이하 부위의 심근이 괴사되어 임상적으로는 (급성)심근경색증이 나타나는 것이다.

(1) 협심증(angina pectoris)

심장에 혈액을 공급하는 관상동맥이 좁아지면 흉통을 느끼게 된다. 이 통증은 심근으로의 산소공급 부족에 기인한다. 관상동맥의 경화성 또는 경련성 병변으로 심근에 공급되는 혈행에 지장이 있어서 심근에 빈혈을 초래하여 나타나는 것으로 통증은 보통 환자가 운동을 하거나 스트레스를 받을 때 느껴진다. 통증의 정도는 단순한 소화불량감에서 가슴이 꽉 눌리는 느낌까지 다양하며, 협착이 심할 수록 통증도 심해진다.

① 증 상

·가슴이 쥐어짜는 듯한 압박감이나 답답함
·질식할 것 같은 느낌
·통증이 가슴에서 팔이나 목으로 번짐
·저림, 무감각함, 흔히 왼팔이 무거운 물건에 눌린 듯 한 느낌
·소화불량과 같은 불편함

처음 협심증을 경험하는 사람들은 심장에 이상이 있음을 두려워하게 된다. 협심증은 향후 심장마비(heart attack)의 가능성에 대한 경고이다.

② 위험요인 및 예방

협심증 발생의 일차적인 위험요인은 심한 운동이다. 과식을 하거나 심리적 스트레스 역

시 원인이 될 수 있으며 고혈압, 비만, 당뇨, 고콜레스테롤혈증, 흡연, 관상동맥경화증의 가족력 같은 요인이 협심증의 발생을 증가시킬 수 있다. 협심증으로 인한 불편감은 심장이 충분한 혈액을 공급받고 있지 못함을 알려주는 것이다. 휴식을 취하거나 니트로글리세린(nitroglycerin)을 혀밑으로 투약하였을 때 협심증의 통증은 가라앉는다.

협심증을 예방할 수 있는 몇 가지 방법은 다음과 같다.

㉠ 금연한다. 담배의 니코틴은 동맥을 수축하여 적절한 혈액순환을 방해한다.

㉡ 식사는 가볍게 하고 과식은 피하는게 좋다.

㉢ 식사 후에는 휴식을 취하거나 가벼운 운동을 한다.

㉣ 기름진 음식은 적게 섭취하여 혈중 콜레스테롤치를 감소시킨다.

㉤ 춥고 바람부는 날씨에는 외출을 삼가한다. 추위는 관상동맥을 수축시킨다.

㉥ 가능한 한 분노하거나 좌절을 느끼는 것은 피하며 감정의 큰 변화시 주의한다.

(2) 심근경색증(myocardial infarction)

협심증은 관상동맥이 일시적으로 좁아진 것인데 비해, 심근경색증은 관상동맥이 완전히 막혀서 심근에 혈액이 통하지 못하도록 하여 괴사가 생긴 상태를 의미한다. 협심증의 흉통은 수초내지 수분간 지속되는데 비해 심근경색증의 통증은 30분 이상 지속된다. 심근경색증이 발병하면 입원치료를 받아야 한다. 괴사한 심근이 섬유화되어 심장 기능이 회복되는데 필요한 최소한의 기간인 3개월간은 안정을 취한 후 서서히 일상 생활이나 직장에 복귀하여야 한다.

회복 후에 흉통이 없고 혈압이 정상이면서 심전도 소견이 정상인 경우에는 예후가 좋다. 그러나 혈압이상, 협심증, 심부전, 부정맥 등이 있는 경우는 예후가 불량하다. 심근경색증 관리의 목적은 심부전이나 부정맥 등으로 인한 사망을 방지하고 경색의 크기를 줄이는데 있다.

4) 뇌졸중(cerebro vascular accident ; CVA)

뇌졸중(腦卒中)이란, 뇌혈관장애로 인한 질환 및 사고의 총칭인데, 일반적으로 뇌혈관의 순환장애가 일어나 갑자기 의식장애와 신체의 마비를 일으키는 급격한 뇌혈관병을 말한다. 우리나라에서는 옛부터 이와 같은 증상을 중풍(中風)이라고 불러왔으나 엄밀히 뇌졸중에만 해당하는 말은 아니고, 뇌혈관 질환, 사고 또는 뇌의 다른 병변까지를 포함하는 뇌혈관장애의 총칭을 말하는 듯 하다.

(1) 원인 및 증상

뇌졸중은 흔히 뇌출혈(腦出血, cerebral hemorrhage)과 뇌경색(腦梗塞, cerebral infarction)의 두 가지로 크게 나누는데, 과거에 흔히 뇌일혈(腦溢血)이라 불렀던 뇌출혈은 주로 고혈압 등으로 혈관이 터져서 피가 뇌속으로 모여 뇌조직을 압박하는 것이며, 한때 뇌연화증이라고도 불렀던 뇌경색은 혈전(血栓)이나 전색(栓塞) 등으로 뇌혈관이 막혀서 피가 통하지 못해 그 부위의 뇌 기능을 상실하는 것이다.

언어 기능을 관장하는 뇌조직이 폐색되면 언어능력이 상실되고, 운동 조정부위가 폐색되면 신체마비가 온다. 기억력 감소, 행동장애도 나타날 수 있으며, 호흡이나 체온을 조절하는 뇌조직에 이상이 오면 생명을 위협하는 상황이 된다.

뇌졸중 조사망률(2006년)은 인구10만명당 61.4명으로 30,036명이 사망하였다. 30세 이상의 뇌졸중 유병률은 전체 1.79%, 남자 1.86%, 여자 1.73%였으며, 남자는 70세 이상에서 유병률이 가장 높았고, 여자는 60~67대에서 가장 높았다.

표 6-3. 성별 · 연령별 뇌졸증 연간 의사진단 유병률[1)]

구 분	남 (인구 1,000명당)	여 (인구 1,000명당)	계 (인구 1,000명당)
전체(30세이상)	1.86	1.76	1.79
30~39세	0.16	0.05	0.10
40~49세	0.50	0.54	0.52
50~59세	2.59	1.78	2.19
60~69세	4.76	5.32	5.06
70세이상	8.39	4.52	5.94

주 : 1) 면접조사에서 "지난 1년간 3개월이상 뇌졸증을 앓았거나 현재 앓고 있으며 의사로부터 진단을 받은 사람의 비율"

자료원 : 국민건강영양조사 제3기(2005), 보건복지가족부

(2) 치 료

① 일반치료 : 뇌졸중 발병 직후 생명구조를 위한 구급처치.
② 재활치료 : 불구나 무능력상태를 최소한으로 하고 후유증의 조치나 기능을 회복하기 위한 처치.
③ 예방치료 : 뇌졸중의 재발을 막거나 억제하기 위한 처치.

(3) 예 방

뇌졸중을 예방하는 직접적인 방법은 아직 없으며, 간접적인 방법으로는 고혈압을 치료하여 뇌출혈 발생을 억제하고, 동맥경화증의 가장 중요한 원인이 되는 고지혈증 등을 적절히 치료, 관리하여 뇌혈전 발생을 방지한다.

5) 당뇨병(diabetes mellitus)

당뇨병은 탄수화물을 섭취한 후의 혈당량이 정상보다도 더디게 떨어지는 증후군을 말하며, 췌장에서 분비되는 인슐린(insulins)량이 부족하거나, 그 이용률이 나빠서 생기는 것이다. 당뇨병은 드물게는 췌장염(pancreatits)·췌장암 등의 질병으로 췌장조직이 파괴되어 생기는 수도 있으나, 대부분의 경우(95%)는 원인이 밝혀지지 않고 있으며, 이것을 1차적 또는 본태성 당뇨병(primary or essential D. M)이라고 한다.

우리나라 당뇨병 현황은 다음과 같다.

당뇨병 조사망률(2006년)은 인구 10만명당 23.7명으로, 11,600명이 사망하였다. 30세이상 성인에서 당뇨병 유병률은 전체 8.1%여였고, 남자가 9.0%로 여자 7.2%보다 높았다. 남자는 50대까지 유병률이 증가하다가 감소한 반면, 여자는 연령이 높을수록 증가하였다.

표 6-4 성별 · 연령별 당뇨병 유병률[1)]

구 분	남(%)	여(%)	계(%)
전체(30세이상)	9.0	7.2	8.1
30~39	1.2	1.1	1.1
40~49	90	4.9	7.0
50~59	16.6	8.1	12.3
60~69	15.4	15.7	15.6
70≤	14.2	17.4	16.2

주 : 1) 당뇨병 유병률 : 공복시 혈당이 126㎎/dℓ이상이거나 혈당강하제 복용 또는 인슐린 주사 투여 한 사람의 비율

자료원 : 국민건강영양조사 제3기(2005), 보건복지가족부

(1) 종류 및 원인

① 인슐린 비의존형 당뇨병(insulin independent diabetes mellitus ; IIDM)

인슐린 비의존형 당뇨병은 췌장에서는 정상적인 양의 인슐린이 분비된다하더라도 체세포의 이용률이 저조하여 인슐린이 기능을 발휘하지 못하면 혈액에 포도당이 축적되어 고혈당이 된다. 고혈당상태가 되면 신장은 과도한 포도당을 소변으로 배출하게 된다. 따라서 치료는 인슐린 투여와 관계없이 식이요법, 적당한 운동과 활동량, 스트레스 감소 등으로 혈액내 포도당량을 정상범위 내에서 유지하도록 도와준다.

② 인슐린 의존형 당뇨병(insulin dependent D.M ; IDDM)

인슐린 분비와 직접 관계 있는 당뇨병으로 35세 이전에 발생하고 유아기에도 종종 발생한다. 인체가 인슐린을 생산하지 않는 데에서 기인되므로 인슐린 투여가 필요하다.

(2) 위험 요인

① 유전적 소인이 있는 질환이므로 가족력이나 일란성 쌍생아에서 발병률이 높다.

② 후천적인 환경인자, 즉 식습관·정력소모, 의료의 질과 양, 환자의 교육수준 및 예방의 학적인 대책 등에 따라 발병에 영향을 미친다.

③ 민족 간에 차이가 있을 뿐 아니라, 같은 민족에 있어서도 음식물·생활정도·직업·수명 · 활동력 · 비만증 등의 요인에 따라 다르다.

④ 임신과 밀접한 관련이 있어 분만경험이 많을수록 위험성은 높아진다.

⑤ 체중과다인 비만자에게 호발하여 사망률도 증가한다.
⑥ 나이가 많아질수록 증가하여 40세 이상에서 현저하다.

(3) 증 상

· 당뇨병의 일반적인 증상은 조기발견을 위해 유의하여 관찰할 필요가 있다.
· 잦은 갈증(다갈증).
· 쉽게 배고픔(다식증).
· 소변량이 많다(다뇨증).
· 허약감과 피로감, 졸림.
· 시력장애, 저림, 무감각.
· 피부소양증, 피부염증, 상처가 잘 치유되지 않음.
· 체중 감소 등이다.

(4) 예 방

① 체중 조절과 식습관 조정이 필요하며 과식이나 고탄수화물, 저섬유질 식이를 피한다.
② 규칙적인 적당한 운동으로 인슐린의 효과적인 이용을 돕는다.
③ 조기발견, 조기치료를 위해 1년에 1회는 당뇨검사와 혈당검사를 한다.
④ 감염증의 예방, 신체적 건강증진, 과로의 금지, 스트레스 해소 등이 필요하다.
⑤ 임신초기에 당뇨병 검사를 받는다.

6) 악성 종양(malignant tumor, cancer ; 암)

악성 종양은 인체 내에서 비정상 세포가 생체 기능에 불필요하게 증식하여 인접 조직을 파괴하거나 내분비적, 화학적 장애를 일으키고, 다른 부위까지 암세포가 옮겨가서 증식하는(전이 : metastasis) 능력을 가진 질환군을 말하며 악성신생물(malignant neoplasm)이라고도 한다.

(1) 암 발생 현황

암 발생률이 계속 증가 추세에 있는 이유는 ① 문명이 발달하고 산업이 분업화 됨에 따라 발암물질(carcinogen)의 종류도 다양해지고 그로인해 폭로될 기회가 많아졌기 때문이며, ② 평균수명이 연장되어 암이 발생하는 노인인구가 증가하기 때문이며, ③ 진단기술의 발전으로 발견 환자의 수가 많아졌기 때문이라고 볼 수 있다.

표 6-5. 우리나라 최근10년간 암 종별 사망률 변화

(단위 : 인구 10만명당)

구 분		모든암	폐암	위암	간암	대장암	췌장암	자궁암[1]	전립선암[2]	식도암
전체	1996	110.1	19.4	25.5	21.4	6.3	4.4	6.2	1.3	3.0
	2006	134.8	28.8	22.0	22.4	12.8	7.1	5.1	4.1	3.0
	10년증감	24.7	9.4	-3.5	1.0	6.5	2.7	-1.1	2.8	0.0
남자	1996	140.4	28.7	32.0	32.6	6.5	5.1	-	1.3	5.3
	2006	171.7	42.8	28.9	33.9	14.1	7.7	-	4.1	5.5
	10년증감	31.3	14.1	-3.1	1.3	7.6	2.6	-	2.8	0.2
여자	1996	79.4	10.0	18.9	10.0	6.1	3.6	6.2	-	0.7
	2006	97.7	14.8	15.1	10.9	11.6	6.4	5.1	-	0.5
	10년증감	18.3	4.8	-3.8	0.9	5.5	2.8	-1.1	-	-0.2

주 : 1) 여자인구 10만명당 사망률
2) 남자인구 10만명당 사망률
자료 : 통계청, 2006년 사망원인통계연보, 2007

우리나라는 1996년부터 암정복 10개년 계획을 수립하여 국가차원의 암 관리 사업을 추진하였으며, 2000년 건강증진국내 암관리과를 신설하고 2003년 종합적이고 체계적인 암관리 사업 수행을 위한 근거 법으로 「암관리법」을 제정하였다.

표 6-6. 2007년 국가 암 조기 검진사업 개요

구 분		의료급여수급자[2]	건강보험 가입자(하위 50%)[1]
대상자 선정방법		건강보험공단에서 사업대상자를 선정하여 검진대상자(의료급여 및 건강보험)에게 안내문 발송	
검진대상 암 종 별	위 암	만 40세 이상 남 · 여	만 40세 이상 남 · 여
	유방암	만 40세 이상 여성	만 40세 이상 여성
	자궁경부암	만 30세 이상 여성	※ 연령 및 소득제한 없이 건강검진 대상자 중 여성 희망자에게 전액 무료 실시(공단)
	간 암	만 40세 이상 남 · 여(고위험군)	만 40세 이상 남 · 여(고위험군)
	대장암	만 50세 이상 남 · 여	만 50세 이상 남 · 여
비용부담 방법		국민건강증진기금 50% 지방비 50%	국민건강보험공단 80% 국민건강증진기금 10% 지방비 10%

1) 건강보험 대상자 중 비사무직인 경우 1년에 1회, 사무직과 지역가입자 및 피부양자는 2년에 1회 검진가능
2) 의료급여수급권자의 경우 간장 질환 여부를 모르는 경우, 기초검사를 우선 실시

표 6-7. 5대 암 검진 프로그램

구 분	검진대상	검진주기	검진방법
위 암	40세 이상 남녀	2년	위장조영촬영 또는 위내시경검사
유방암	30세 이상 여성 40세 이상 여성	매월 2년	유방 자가검진의사에 의한 임상 진찰 유방 촬영술
자궁경부암	30세 이상 여성	2년	자궁경부질세포 검사
간 암	40세 이상 남녀(간경병증이나 B형 간염바이러스 항원 또는 C형 간염 바이러스 항체 양성으로 확인된 자)	6개월	간초음파 검사 + 혈청알파태아단백질검사
대장암	50세 이상 남녀	1년	분변장혈 반응검사 : 이상 소견시 대장내시경검사 또는 이중조영바륨검사

자료 : 암 조기 검진사업 실시기준(고시 제2007-10호)

(2) 암발생 관련요인

① 유전적, 환경적 상호 작용

특별히 암이 유전적 또는 환경적 요인 어느 하나에 의해서 야기된다고 생각하는 것은 잘못된 것이다. 거의 모든 암이 유전적 감수성과 환경적 요인에 대한 노출이 복합되어 초래된다(그림 6-2).

15%	자연적 원인
5%	확정적인 유전자 요인
X% 80~X%	유전, 환경 상호작용 원인 환경적 원인

그림 6-2. 암의 원인에 대한 분포

② 숙주요인

㉠ 유전적 요인

어떤 사람은 암에 대한 유전적 감수성이 있으며 이 감수성은 환경적 발암물질의 영향으로 인해 숙주가 유전적 질병소인을 갖게 되는 결과일 수도 있다. 예를 들어 색소성 건피증을 가진 사람은 자외선 조사의 노출에 따라 DNA의 재생이 방해를 받는 결함을 가진다. 그래서 이런 사람들은 태양광선에 노출되면서 피부암이 발생하는 경향이 있다.

유방암은 가족적 소인을 가진 암으로서 잘 알려져 있다. 즉, 유방암의 약 13%가 가족적 소인을 가지고 있다. 연구결과에 의하면 유방암 환자의 가까운 친척들은 유방암 발생 위험률이 2~3배 더 높다.

㉡ 면역학적 요인

면역계는 암발생에 있어 중요한 역할을 한다. 예를 들어 1차 면역결핍장애를 가진 어린이는 일반 어린이보다 특히, 임파종(lymphoma), 백혈병과 같은 암에 걸릴 확률이 더 높다. 오랫동안 면역계에 억압을 받는 사람은 암발생에 있어서 더 많은 위험이 있다. 이런 사람들은 암의 잠복기가 더 짧다.

㉢ 호르몬적 요인

호르몬이 인간의 암을 유발시킨다는 증거는 합성 호르몬을 체외에서 투여했을 때 생긴다는 것이 1차적인 관심이었으나, 동물실험에서 비정상적인 내인성(endogenous) 호르몬생성 또한 발암현상에 관련될 수 있음이 지적되었다. 즉, 동물 체내에서 스스로 비정상적 호르몬이 생성되어 암을 일으킬 수 있다는 것이다.

③ 환경적 요인

암발생의 80% 이상이 환경적 요인에 의한 것이며, 이것은 개인의 생활방식과 일반적인 환경 전체를 포함한다.

㉠ 인구학적, 지리학적 특징

인구학적 특성과 지형적 특성에 따라 암발생률에 차이가 있다.

- 연령 : 암의 발생률은 나이가 많아짐에 따라 증가한다.
- 성별 : 여성은 20~40세에서 암의 발생률이 높으며, 남성은 60~80세에서 암의 발생률이 높다.
- 지역 : 도시·농촌, 북부·남부의 지역에 따라 종양에 대한 차이를 보인다.
- 집단 : 사회계층에 따라 종양의 양상이 달라진다.

㉡ 식이요인

암의 발생에 있어 식이의 정확한 기능이 완전히 이해되지 않고 있으나 다음의 식이적 특성이 암과 관련이 있는 것으로 알려져 있다.

- 과다한 칼로리
- 영양소의 불균형
- 음식에서 자연적으로 발생되는 발암물질
- 제조, 가공식품과 음료수 속에 포함된 발암물질
- 광물질 또는 비타민의 부족
- 식습관 : 탄음식, 염장식품, 뜨거운 음식, 자극성 음식을 좋아하는 식습관

㉢ 방사선

방사선은 DNA와 같은 세포요소에 침입하여 세포를 손상시킨다. 방사선 노출결과로 백혈병, 갑상선암, 유방암, 폐암 등이 초래될 수 있다.

㉣ 바이러스

바이러스는 단백질막 내에 유전적 DNA 또는 RNA와 결합된 미세한 유기체이다. 바이러스는 숙주세포 염색체의 DNA 또는 RNA와 결합하여 활동함으로써 세포 속에서 하나의 영구적인 유전자가 된다. 세포가 분열될 때, 바이러스 영향을 받는 유전자도 또한 분열되고 다음 세대에 전달된다. 간암과 B형 간염 바이러스와의 관련성은 아주 높은 것으로 조사되고 있다. 바이러스 감염 뿐만 아니라 숙주의 유전자형, 환경적 발암물질에의 노출정도, 생활방식과 같은 다른 요인들이 신생물 성장에 관여하는 것으로 보인다.

예) Epstein-Berr Virus : 버키드 임파종(Burkitt's Lymphoma), 비인두암, 호치킨스병, B형간염 바이러스 : 간세포암

㉤ 흡연

흡연은 폐암의 원인일 뿐만 아니라 구강, 후두, 식도, 방광, 신장, 췌장암 등 여러 암종과 관련성이 높다. 담배 성분 중 타르, 니코틴, 일산화탄소 등 여러 가지 물질과 관련이 있으며, 흡연량이 많고 흡연기간이 길수록 암발생 위험률이 높다.

㉥ 직업성 발암물질

직업적으로 발암물질에 장기간 노출될 때 암발생률이 증가한다.

예) 라듐취급자, 광부, 염색공 등.

㉦ 알콜

알콜은 구강, 후두, 식도, 간암의 위험요인이며 흡연의 영향과 결합될 때 상승효과를 보여 위험률은 증가한다. 그외 환경오염 물질, 약물 등이 있다.

(3) 암의 조기발견

암은 국소 질환으로 시작하여 전신으로 퍼진다. 그러므로 암세포가 원발부위에만 국한(in situ)되어 있거나 국소를 지나 주위 조직까지 침윤되었다 하더라도 1mm에서 2cm까지의 경우에는 주위 임파절이나 전신으로 전이되는 경우는 드물다. 전이가 없는 국소암이 조기 검출되어 즉각 치료하면 완치될 수 있으므로 조기 검출은 매우 중요하다.

다음은 암을 조기발견하기 위한 10가지 경고 증상이다.

① 별다른 통증은 없으나 뚜렷한 원인이 없이 안색이 나빠지고 빈혈 증세가 나타난다(모든 암).

② 오랫동안 위장상태가 나쁘고 식욕이 떨어진다(위암).
③ 대하에 피가 섞인다. 부정기 출혈이나 접촉 출혈이 있다(자궁암).
④ 유방에서 계속 멍울이 만져진다(유암).
⑤ 음식을 삼킬 때 목에 걸리는 것같이 느껴진다(식도암).
⑥ 대변에 피가 섞인다(대장암, 직장암).
⑦ 기침이 오래 계속되고 객담에 피가 섞인다(폐암)
⑧ 목소리가 쉬어 오랫동안 낫지 않는다(후두암).
⑨ 입속이나 피부에 낫지 않는 궤양이 있다(설암, 피부암).
⑩ 배뇨가 불편하고 소변에 피가 섞인다(방광암, 신장암, 전립선염).

부위별 암종에 따른 위험요인과 조기 증상은 표 6-8과 같다.

표 6-8. 부위별 암종의 위험요인과 조기증상

암의 형태	위험요인	조기증상
위 암	가까운 친척 중 위암병력이 있을 때 훈제식품, 염장식품, 탄음식을 많이 먹었을 때	소화불량 복부 불편감
간 암	B형 간염이나 간경화증을 앓은 병력, 비소 등 중금속에 노출되었을 때	피로, 황달
대장암과 직장암	직장폴립 혹은 궤양성 대장염 병력이나 가족력이 있을 때	대변에 피가 섞임(잠혈) 배변습관 변화(변비, 설사)
폐 암	과도흡연, 흡연을 15세 이전에 시작한 사람, 석면관련 업무에 종사하는 흡연자	지속적인 기침(헛기침, 마른기침)
자궁경부암	10대 초반에 성관계를 자주 가지거나 성 상대가 많은 사람, 사회 경제적 지위가 낮은 경우, 임신 전후 간호를 잘못했을 경우	비정상 질출혈 과다한 질분비물
유방암	유방암 병력 혹은 가족력이 있는 사람, 35세 이상 특히 50세 이상, 불임여성, 초산이 30세 이상되는 여성, 고콜레스테롤혈증	덩어리 만저짐 유두에서 분비물이 나옴
피부암	햇빛에 과다 노출, 코울타르나 역청 크레오소트를 다루는 직업인	피부병변의 변화, 잘 낫지 않는 상처
구강암	지나친 흡연과 음주하는 사람, 구강위생상태가 나쁠 때	구강 궤양
난소암	난소암 가족력이 있을 때, 50세 이상, 출산경험이 없을 때	월경 변화 복부 이상감
전립선암	60세 이상	소변보는 데 어려움

(4) 주요 암의 종류

① 위암(stomach cancer)

우리나라 사람에게 가장 많이 발생하는 암이다. 초기에는 별 증상없이 막연히 상복부가 불편하게 느껴진다. 점점 진행되면서 소화불량, 식욕부진, 피로감이 나타나고 말기에는 통증, 체중감소, 빈혈 등이 나타난다. 조기에 발견해서 위절제 수술을 하면 예후는 좋은 편이다.

② 폐암(lung cancer)

남성에게서 폐암이 많으나 여성 흡연자의 증가에 비례하여 여성의 폐암 발생률도 증가 추세에 있다. 초기 증상으로는 섬모자극으로 인해 잦은 기침이 나타나고, 후기에는 호흡곤란, 통증, 쉰 목소리 등이 나타난다. 임파나 순환계를 통해 전이가 빠른 편이다. 전이되지 않은 폐암의 경우 폐절제 수술이 효과적이다.

③ 간암(liver cancer)

간암에는 원발성 간암과 다른 기관(위장기계, 폐, 유방 등)에서 전이된 속발성 암이 있는데, 95%가 속발성 암이다. 속발성 간암의 경우 임상증상이 나타나기 전에 이미 전이(암세포가 다른 조직으로 옮겨 간 상태)가 되었기 때문에 치료가 어렵다. 초기에는 특이한 증상없이 상복부 불편감이 있다가, 후기에는 우상복부에 덩어리가 만져지고, 복수, 황달, 체중감소, 통증이 나타난다.

④ 대장 및 직장암(cancer of colon or rectum)

증상은 직장 출혈과 대변에 피가 섞이는 것, 배변습관의 변화 등이다. 50세 이상의 사람들에게서 배변습관의 변화가 10일 이상 지속되면 검사를 요한다. 치료는 수술과 방사선치료를 겸하거나 항암요법을 시행한다. 장절제 후 결장개구술(인공항문)을 만드는 경우도 있다.

⑤ 자궁경부암(cervical cancer)

우리나라 여성 암중 가장 많이 발생하는 암이다. 조기검진법(pop test)으로 조기진단하면 치료율은 높은 편이다. 초기 증상으로 질분비물이 많아지고 암이 진행되면 질출혈과 통증이 있다.

⑥ 유방암 (breast cancer)

서구에서는 유방암이 여성 암중에서 1위이다. 최근 식생활의 변화와 모유수유 감소로 인해 우리나라에서도 유방암의 발생빈도가 증가하고 있다. 유방암은 자가검진으로 조기발견 및 조기치료가 가능하다. 그러므로 매월 한번씩 생리가 끝나고 3~5일 사이에 정규적으로 유방을 자가검진 해보는 것이 대단히 중요하다.

· 유방 자가검진법(그림 6-3)

㉠ 시진 방법

A.B : 거울 앞에서 팔을 머리위로 올리거나 허리에 걸치고 유방을 살펴본다.

관찰사항 ; ① 유방크기 및 모양, ② 유두의 함몰여부, ③ 유두가 헐거나 습진의 여부, ④ 팔을 움직일 때 함몰되는 부분의 여부.

C : 유두를 눌러 분비물을 짜본다. 혈액성 분비물이나 다른 변화가 있으면 진단을 받는다.

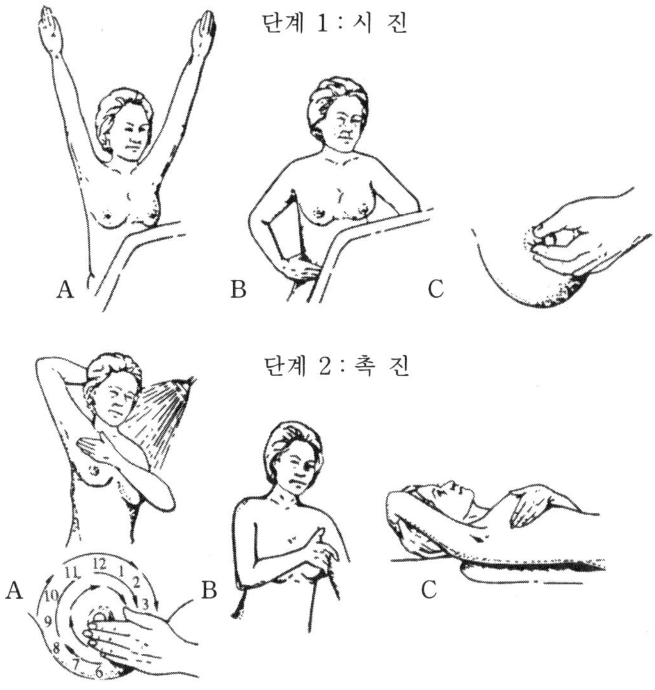

그림 6-3. 유방의 자가검진

㉡ 촉진 방법

A : 가운데 세 손가락을 이용하여 시계방향으로 유방의 전부위를 원을 그리면서 누른다.

B : 겨드랑이 깊숙이 까지 촉진하여 임파절을 확인한다.

㉢ 악성 종양의 구별

· 돌같이 단단한 덩어리.
· 덩어리와 주위 유방조직과의 경계가 불분명하다.
· 대개 하나의 덩어리로 시작한다.
· 일반적으로 상당히 진행될 때까지 통증을 수반하지 않는다.

(7) 고환암(testicle cancer)

고환암은 젊은 남자에게서 발생할 수 있는 암중의 하나로 어릴 때 잠복 고환이 있었던 남성에게서 발생하기 쉽다. 고환암의 초기 증상은 완두콩만한 덩어리가 만져지는 것으로 초기에는 통증이 없다. 자가검진으로 조기발견할 수 있고 조기치료시 완치율이 높다.

고환 자가검진법(그림 6-4)

· 목욕 후 음낭 피부가 늘어진 상태에서 실시한다.
· 거울 앞에 서서 음낭 피부에 볼록하게 튀어나온 부분이 있는지 살펴본다.
· 손가락으로 고환위를 잡는다. 세 손가락으로 고환을 부드럽게 잡고 원을 그리 듯이 돌리면서 촉진한다.
· 작은 덩어리(주로 완두콩 크기로 고환의 앞면과 측면에서 촉진된다)가 있는지 확인한다.
· 양쪽 고환을 서로 비교한다.
· 작은 덩어리가 발견되면 즉시 비뇨기과 전문의를 방문한다.

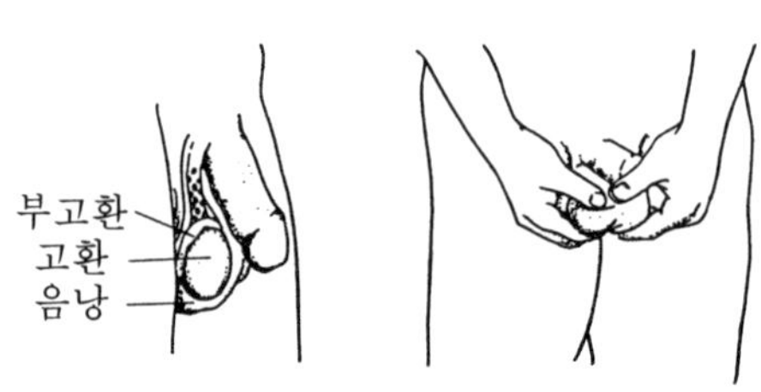

a. 남성 외생식기 b. 고환 자가검진법

그림 6-4. 고환 자가검진

2. 생활습관성 질환 관련 요소

1) 우리나라 건강생활 실천현황

(1) 성인 흡연율

우리나라 일인당 담배소비와 성인흡연율은 1990년대 중반을 최고로 1995년 국민건강증진법 제정이후 감소하기 시작하였으나, 현재 성인남성 흡연율은 세계에서 가장 높은 수준으로 캐나다(17.0%), 호주(18.9%)에 비해 우리나라(한국 52.3%)는 아주 높아 담배의 폐해로부터 국민을 보호하는 것이 아주 중요한 과제이다.

표 6-9. 건강위험요인별 우리나라 질병비용에 대한 기여도

위험요인	기여도(%)
건강 생활 요인 소계	21.82
흡연	9.12
음주	8.58
운동(신체활동)부족	3.75
영양	0.37
생물학적 요인 소계	9.09
과체중/비만	6.63
고혈압*	2.22
고 콜레스테롤	0.24
환경요인 소계	3.59
대기오염	3.59
총계(20세 이상 질병비용 대비)	34.49

* 고혈압은 40세 이상 질병비용 기준임
자료 : 정영호, 서미경, 이종태 등(2006). 우리나라 국민의 건강결정요인 분석. 한국보건사회연구원, p.169, 표 5-10

표 6-10. 성인 흡연율 국제비교

(단위: %)

국가	남자	여자	계
호　　주	18.9	16.5	17.7
캐 나 다	17.0	13.0	15.0
프 랑 스	28.0	19.0	23.0
미　　국	19.0	15.1	17.0
일　　본	46.9	13.2	29.4
한　　국	52.3	5.8	28.9

자료 : OECD, Health Data, 2006, 한국은 2005년 국민건강영양조사 자료임

표 6-11. 현재 흡연율 및 과거흡연율 : 2005년

		20~29세	30~39세	40~49세	50~59세	60~69세	70세 이상
현 흡연	남	0.556	0.600	0.552	0.476	0.383	0.275
	여	0.061	0.045	0.057	0.068	0.035	0.093
과거흡연	남	0.094	0.217	0.293	0.366	0.412	0.576
	여	0.035	0.017	0.018	0.018	0.016	0.107

자료 : 2005 국민건강영양조사

(2) 2005년 흡연으로 인한 질병비용

성별, 연령별, 질병별 흡연으로 인한 질병비용은 약 4조 8,461억 원인 것으로 추계되었으며 남성의 경우 약 4조 4,530억 원, 여성의 경우 3,931억 원 정도 비용이 소요되는 것으로 나타났다(표 8 참조). 이를 세부 질병별로 살펴보면, 뇌혈관질환(20,33%), 기관·폐·기관지 관련 암(16.69%), 허혈성 심장질환(11.39%), 위암(10.34%) 등의 순으로 흡연으로 인하여 유발되는 질병비용이 높은 비중을 차지하는 것으로 나타났다.

표 6-12. 2005년 흡연으로 인한 질병비용

(단위 : 백만 원)

	20~29세	30~39세	40~49세	50~59세	60~69세	70세 이상	남	여	계	%
암										
입술, 구강, 인두	2,017	14,093	37,739	29,193	18,064	5,370	102,615	4,672	107,286	2.21
식도	6	158	18,478	35,365	30,731	7,672	91,080	1,330	92,410	1.91
위암	17,029	76,014	172,991	141,553	73,042	20,492	469,957	31,164	501,121	10.34
간암	5,040	34,607	138,441	95,929	25,524	3,845	298,871	4,515	303,386	6.26
췌장	186	6,318	24,111	28,299	11,805	3,279	69,004	4,994	73,998	1.53
후두	9	310	7,889	14,975	11,401	3,797	37,031	1,351	38,382	0.79
기관, 폐, 기관지	4,531	49,979	198,721	273,267	214,564	67,589	743,847	64,805	808,652	16.69
자궁경부	258	1,233	3,043	2,509	757	1,295	0	9,096	9,096	0.19
방광	73	1,130	6,994	7,976	9,161	6,423	30,654	1,104	31,758	0.66
신장 또는 요로부위	1,093	5,555	13,475	11,951	52,718	1,930	85,936	787	86,723	1.79

자료 : 대한보건연구. 2007

(3) 성인 음주율

표 6-13. 우리나라 국민의 20세 이상 음주율 : 2005년

구 분		20~29세	30~39세	40~49세	50~59세	60~69세	70세 이상
현재음주	남	0.351	0.320	0.273	0.302	0.296	0.244
	여	0.358	0.306	0.275	0.206	0.143	0.119
위험음주	남	0.311	0.295	0.278	0.220	0.141	0.095
	여	0.088	0.046	0.050	0.031	0.013	0.007
고도위험음주	남	0.088	0.145	0.196	0.177	0.134	0.110
	여	0.035	0.018	0.015	0.014	0.006	0.000
계	남	0.750	0.761	0.747	0.699	0.572	0.449
	여	0.481	0.370	0.339	0.250	0.161	0.126

주 : 현음주율=현음주자 중 한 달에 한번 이하의 경우 제외
위험음주=소주7잔(여 : 5잔)+주1회 이상
고도위험음주=소주7잔(여 : 5잔)=거의 매일
자료 : 2005 국민건강영양조사

(가) 2005년 음주비용

음주로 인한 질병비용을 총괄하면 약 3조 8,941억 원인 것으로 추계되었다. 이중에서 고도위험음주로 인한 질병비용은 약 2조 5,184원이며, 위험음주인 경우 9,228억원, 현음주의 경우 4,495억 원으로 조사되었다.

(4) 음주관련 상대위험도

표 6-14. 음주기인 관련 질환 및 상대위험도

분류	low	medium	high
입술, 구강 및 인두의 악성신생물	1.4	1.85	5.39
식도의 악성신생물	1.8	2.37	4.26
위의 악성신생물	1.1	1.2	1.3
결장 및 직장S상결장 접합부, 직장, 항문과 항문관의 악성신생물	1.1	1.2	1.4
간 및 간내담관의 악성신생물	1.45	3.03	3.6
후두의 악성신생물	1.83	3.9	4.93
유방의 악성신생물(여성)	1.14	1.41	1.59
전립선의 악성신생물(남성)	1.05	1.09	1.19
고혈압(남성)	1.02	1.43	2.02
고혈압(여성)	-	1.27	1.79
뇌내출혈	1.5	2.1	4.5
뇌경색증	-	1.4	1.4
기타 뇌혈관 질환(남성)	-	-	1.79
기타 뇌혈관 질환(여성)	-	-	7.96
기타 간질환(만성간염)	1.2	1.4	2

주 : 급성 췌장염 및 기타 췌장의 질환의 경우 비교위험도관련 자료가 없어 김광기 등(2001)에서 제시한 PAR을 직접사용. 빈 란은 비교위험도가 1보다 작은 값임.

자료 : CDC 2001, Bagnardi et al(2001), Holman et. al.(1996)

(5) 우리나라 국민의 운동 미 실천율과 상대위험도

표 6-15. 우리나라 국민의 운동 미 실천율 : 2005년

	20~29세	30~39세	40~49세	50~59세	60~69세	70세 이상
남	0.454	0.536	0.493	0.503	0.448	0.547
여	0.591	0.555	0.484	0.545	0.597	0.752

자료 : 2005 국민건강·영양조사

표 6-16 운동부족관련 질환의 상대위험도(RR)

질병	RP	95% CI
심혈관질환	1.9	1.6~2.2
뇌졸증	1.4	1.2~1.5
고혈압	1.4	1.2~1.6
대장암	1.4	1.3~1.5
유방암	1.2	1.0~1.5
당뇨병	1.4	1.2~1.6
골다공증	1.6	1.2~2.2
우울증	1.3	-

(6) 운동부족으로 인한 질병 비용

표 6-17. 2005 운동부족으로 인한 질병비용

(단위 : 백만 원)

	20~29세	30~39세	40~49세	50~59세	60~69세	70세 이상	남	여	계	%
대장암	2,405	11,792	29,297	33,766	22,653	13,957	77.824	36,045	113,868	8.42
유방암	658	7,457	12,805	7,846	2,991	825	-	32,582	32,582	2.41
당뇨병	5,581	19,032	65,319	67,158	48,193	29,854	161,100	74,038	235,138	17.40
허혈성심장질환	11,196	48,727	114,287	102,404	74,120	54,014	314,513	90,235	404,749	29.95
우울증	4,315	8,831	9,807	7,982	6,400	5,562	17,142	25,754	42,896	3.17
뇌내출혈	5,181	20,985	51,768	34,757	20,132	16,675	106,950	42,547	149,497	11.06
뇌경색	819	3,712	13,876	22,659	30,768	46,428	65,792	52,470	118,262	8.75
기타 졸증	150	1,536	3,163	4,731	4,563	2,702	12,131	4,714	16,846	1.25
고혈압성질환	1,927	9,909	36,611	58,573	54,372	55,793	103,255	113,931	217,186	16.07
골다공증	462	641	1,560	3,653	6,052	8,188	3,273	17,284	20,556	1.52
계	32,695	132,620	338,494	343,528	270,244	233,999	861,981	489,600	1,351,582	100.0

자료 : 대한보건연구 2007

제7장

모자보건

1. 모자보건관리

1) 정의와 목적

세계보건기구 모자보건 전문분과위원회의 정의에 의하면, “모자보건이란 모성의 건강유지와 육아에 대한 기술을 터득하여 정상분만과 정상자녀를 갖도록 하며 예측가능한 사고, 질환 그리고 기형을 예방하는 사업이다”라고 하였으며, 모자보건의 목표는,

① 모든 임산부들로 하여금 건강을 유지·증진하고 영유아 보건에 대한 지식을 습득시키며 정상분만 및 건강한 어린이를 출산하도록 한다.

② 모든 어린이로 하여금 가정 내의 건전한 환경에서 사랑과 보호를 받으며 성장하게 하고, 적당한 영양과 건강지도 및 효과적인 의료봉사를 제공해 주며 생활태도를 길러준다. 그러므로 모자보건은 출생 이전과 이후의 모자에 대한 보건관리에 의하여 이환율과 사망률을 현저하게 감소시키고자 하는 데, 그 근본적인 목적이 있다고 할 수 있다.

2) 모자보건관리 현황

20대 여성의 출산율이 지속적으로 감소하고 여자아기 100명당 남자아기수를 나타내는 출생성비 불균형은 점차 완화되고 있다. 현재 우리나라의 출산율은 전세계 평균치 1.53명를 밑도는 1.30명으로 줄었으며, 2001년 총 출생아수는 55만 7천명으로 2000년의 63만 7천명보다 무려 8만명 줄었다. 인구 1천명당 출생아수를 나타내는 조출생률은 2001년 11.6명으로 2000년의 13.4명보다 감소했고, 하루 평균 출생아수는 1천명 526명이다. 2001년 총 사망자수는 2000년에 비해 4천명이 감소한 24만 3천명으로 하루 평균 666명이 사망했다.

모자보건사업의 협의의 대상은 15세에서 49(44)세의 여성과 1세에서 14세 사이의 어린이가 해당되며, 이들이 세계인구에서 차지하는 비중이 크기 때문이다(선진국 ; 약 48%, 개발도상국 ; 약 64%).

모자보건이 단순히 종족유지나 자녀를 사랑하는 본능 이외에도, 건강한 모성은 건강한 자녀를 분만할 수 있으며, 건강한 모성은 건강한 영유아를 기를 수 있기 때문에 모성과 영유아는 건강관리상 따로 생각할 수 없다고 할 수 있다.

2. 모자보건사업의 범위

모성이란, 넓은 의미로 보면 전 여성에 걸쳐 사용되는 말로서, 모성보건관리 대상도 제2차 성징이 나타나는 생식기로 부터 폐경기에 이르는 모든 여성(15세~49세)에 대한 보건관리라 할 수 있으나, 좁은 의미로 보면은 임신, 분만, 수유기의 여성(20세~40세)을 대상으로 하는 보건관리라 할 수 있다. 어린이 인구는 넓은 의미로는 태아에서부터 사춘기에 이르는 남녀 모든 어린이를 말하지만 실제 사업에는 0세에서 14세까지의 어린이를 포함한다. 가임여성인구는 표 7-1과 같다.

모자보건사업의 범위는 대상 인구와 관련된 모든 보건서비스를 포함하며, WHO 전문위원회에서 주장하는 보건사업의 우선순위는 다음과 같다(표 7-2).

표 7-1. 가임여성 인구

(단위 : 천명)

	1970 (A)	1980	1990 (B)	2000 (C)	2006	2007 (D)	증감		
							(D-A)	(D-B)	(D-C)
가임여성 (15~49)	7,437	9,959	12,128	13,716	13,615	13,579	6,142	1,451	△137
주출산연령 (20~34)	3,491	4,708	6,220	6,300	5,774	5,622	2,131	△598	△678
20~24	1,254	2,015	2,105	1,914	1,741	1,634	380	△471	△280
25~29	1,129	1,488	2,104	2,193	1,933	1,958	829	△146	△235
30~34	1,108	1,205	2,011	2,193	2,100	2,030	922	19	△63

※ 통계청, 2007년 출생통계 잠정결과(2008. 2)

표 7-2. WHO 전문위원회의 모자보건사업 우선순위

우선순위	목 표	내 용
제1차	생 존	영 양 보건교육 자녀의 수 및 터울조절 환경위생 및 안전 음료수 공급 직업모성을 위한 탁아사업
제2차	건강의 유지	주택 및 위생 예방접종 안전분만 혜택 선별적인 건강검진 일차보건의료 봉사
제3차	생활의 질 개선	질병의 진단 및 환자후송 학교보건사업 탁아사업 가족보건 봉사 위탁양육 봉사
제4차	특수 봉사	심신장애자에 대한 특수 봉사 및 교육
제5차	완전한 보건봉사의 체계	재활사업 작업요법

3. 모자보건 지표

(1) 모성사망률

$$\text{모성사망률} = \frac{\text{연간 임신 분만 산욕으로 인한 모성사망수}}{\text{연간 출생아수}} \times 10,000(10\text{만})$$

(2) 영아사망률

영아사망은 출생에서 1세 미만까지의 영아사망을 말하며 영아기는 생후 4주까지를 신생아기(neonatal period)로, 생후 28일부터를 후신생아기(post-neonatal period)로 분류하여 사망률을 분석하기도 하는데, 이는 주요 사망원인이 다르기 때문이다.

그러므로 개발도상국이나 후진국에서 영아사망률이 높게 나타나므로 단순히 영아의 건강수준뿐만 아니라 그 나라의 국민생활 수준, 문화수준을 나타내는 지표로 사용된다.

(3) 주산기사망률

주산기란, 임신 28주 이후부터 생후 7일까지를 말하고, 한 해 동안 이 기간의 태아 및 신생아 사망수와 같은 해의 태아사망과 출생아를 합한 수의 비가 주산기사망률(perinatal mortality rate)이다.

(4) 출생시 체중

출생시 체중은 태내 성장의 지표로 산모의 임신기간 동안, 즉 현재의 건강상태와 그외 성장시기, 과거의 건강상태를 모두 반영한다. 출생시 체중은 영아의 사망위험도와 밀접한 관계가 있으며, 2.5kg 이하 영아사망이 그 이상의 영아사망률보다 20배가 높다.

2.5kg 이하의 저체중아는 임신 37주를 채우지 못하고 출산한 조산(premature delivery 또는 preterm)에 의한 경우와 38주 이후 만삭이 되어 출산한 경우라도 태내성장이 지연되어

나이에 비해 작은 경우로 크게 두 군으로 구분된다.

4. 모성보건관리

1) 산전관리

임신을 하면 생리학적으로 인체의 변화가 심하므로 적절한 관리를 소홀히 하게 되면 유산이나 사산 또는 조산이나 태아 성장지연 등 여러 가지 위험이 초래되고 실제로 임신 소모율도 상당히 높다.

임신으로 인한 모성 및 주산기사망과 여러가지 후유증은 철저한 산전관리를 함으로써 예방을 할 수 있다. 산전관리는 산과전문의나 일반 의사, 보건진료원, 조산사, 간호사, 보건의료요원 등으로부터 받을 수 있다.

(1) 산전관리에 대한 교육

산전관리를 위한 진찰과 검사의 필요성과 방법에 대한 보건교육을 시킨다. 산전관리는 일찍 시작할수록 좋고 정기적으로 받는 것이 중요하며, 임신 첫 7개월까지는 4주에 1회, 8~9개월에는 2주에 1회, 그리고 마지막 달에는 매주 받는 것이 이상적이다. 또한, 임신이 진행됨에 따라 신체에 변화가 나타나므로 그 증세에 대해 설명해 주고 적절한 조치를 알려 준다.

산모의 흡연은 태내 성장지연과 심하면 자연유산을 유발하고, 음주는 태내 성장지연, 기형(fetal alcohol syndrome) 또는 저능아를 낳게 하므로 삼가하도록 일러 주고, 태아에 절대로 영향을 끼치지 않는 약물은 드물기 때문에 임신 중에는 반드시 의사의 지시에 따라 약물을 복용하도록 주의시킨다.

고혈압, 쌍태아, 영양결핍, 자연유산의 경험 등이 없는 정상적인 임부는 가벼운 운동이나 육체적 노동을 제한할 필요가 없고 다만 피로를 느낄 만큼 과중한 노동은 피하도록 해야 한다. 출산 전 4 내지 6주까지는 성교를 해도 별다른 위험은 없다. 마지막 4주 동안에는 조산을 유발한다는 설이 있으나 확실하지는 않다. X-선과 같은 유해물질에 노출될 위험이 있는 직장에서 일하는 임부는 곧 작업 부서를 바꾸도록 권하고, 이상하거나 위험하다고 생각되는 증상은 곧 질찰을 받도록 한다.

① 임신시 모체의 변화에 대해 알아보면 :

- 무월경 : 예정일 이후 10일 이상 무월경이면 임신을 의심할 수 있다.
- 오심, 구토 : 임신 1~3개월 사이에 주로 아침에 나타나므로 morning sickness라 한다.
- 빈뇨 : 자궁이 커짐에 따라 방광을 압박하여 나타난다.
- 유방의 변화 : 유방이 커지고 유두와 유륜에 갈색의 색소침착이 생기고 분비선이 발달한다.
- 태동 : 임신 4~5개월에 처음으로 나타나며 임신을 확신할 수 있다.
- 복부증대 : 태아가 커짐에 따라 복부가 증대하며 자궁은 비임신시에 비해 약 500배 커지며 무게도 약 1kg이 증가한다.
- 체중증가 : 임신 중 정상 체중의 증가는 10~14.5kg(평균 12kg)이다. 과도한 체중증가는 부종을 의심하고 임신중독증의 주요 증상이 되므로 진단을 받도록 한다.
- 식욕증가 : 태아 발육에 따라 충분한 영양분이 필요하게 되어 산모의 식욕도 증가하게 되므로 과식은 피하고 골고루 소량씩 자주 섭취하도록 한다. 특히 단백질, 인, 칼슘, 철분을 충분하게 공급할 수 있도록 유의한다.

표 7-3. 정상임부의 필요 영양표준량

영 양 소	비임신상태	임 신 말 기	수 유 기
열량(cal)	2,300	2,500	3,000
단백질(gm)	60	85	100
칼슘(gm)	0.8	1.5	2.0
철분(gm)	12	15	15
비타민 A(IU)	2,500	6,000	8,000
비타민 B(mg)	1.5	1.8	2.3
비타민 C(mg)	70	100	150
비타민 B2(mg)	2.2	2.5	3.0
니코틴산(mg)	15	18	23
비타민 D(IU)	+400-80	400~800	

2) 산후관리

산후관리는 산욕기 까지가 중요하며 산욕기란, 산후 생식기가 임신전 상태로 회복되는 시기로서 6~8주까지를 말한다.

(1) 자궁회복

자궁은 분만 다음날에는 배꼽 위에 까지 달하나 그 다음부터 차차 적어지고 그 무게도 분만 직후에는 1,000gm이던 것이 6~8주간이 지나게 되면 60gm으로 줄어 원상으로 돌아간다. 산후 1일이 되면 자궁질부는 원상회복이 되지만 주앙부에 있는 자궁구라는 구멍은 원상회복이 되려면 약 4주가 걸린다.

(2) 오 로

산욕기에 자궁내막의 조직들이 점차 자궁 내에서 배설되는 것을 오로라 한다. 분만 후 1~10일경까지는 거의 떨어져 나오나 태반상 거의 3주 후에 상처가 아문다고 본다. 자궁내막은 분만 후에는 깨끗하다고 하나 만일 분만 후 5일 이내에 병원균이 침입되었을 경우, 그 균의 번식이 급속도로 진전하여 자궁내의 감염이나 산욕열이 발생하게 된다.

(3) 유즙분비

분만 후 2~7일간은 소량의 초유가 생성된다. 이 초유는 황색의 액체로서 모체의 면역물질이 함유되어 있어 먹이는 것이 좋다.

5. 영유아 보건관리

정상아는 출생 직후의 처치를 끝낸 다음 엄마의 품에 안겨 주고 산모의 방에 같이 있게 하는 것이 모자결합(maternal-child bonding)을 촉진하고 모유수유를 증진하는데 도움이 된다. 조산이나 태내 성장지연에 의한 저체중아, 기형아, 감염, 심한 신생아 황달 등으로 특별한 치료를 요하는 신생아는 특수장비와 전문의가 있는 신생아 집중 치료실(intensive care nursery)에서 치료를 받도록 해야 한다. 정상아는 생후 4주부터 6개월까지는 매월 한 번씩, 그 다음 6개월은 2개월에 한번씩, 둘째 해에는 3개월에 한 번씩, 그 후에는 반년에 한 번씩 육아 상담실에서 정기적으로 건강진단을 받도록 한다.

모유 속에는 면역글로불린과 같은 항감염 물질이 들어 있어 각종 세균성 및 바이러스성 감염에 대한 저항성을 높여 준다. 특히, 초유에는 면역글로불린과 리소자임이 풍부하기 때문에 신생아에 있어서는 반드시 모유를 먹이도록 해야 한다.

모유의 성분은 어린이의 영양요구를 가장 잘 충족시켜 줄 수 있고 소화도 인공영양 보다 더 잘 된다고 한다. 인공영양으로 성장한 어린이들은 과다영양으로 비만증이 종종 생긴다고 하지만 모유영양으로 성장한 어린이에게서는 그러한 경우가 적다고 한다. 모유수유는 또한 모자 결합을 촉진하여 어린이의 정서적 안정에 도움을 주며 모성애와 모정을 증진시킨다.

모유수유는 뇌하수체로부터의 prolactin(포유동물의 젖분비를 조절하는 호르몬) 분비를 증가시켜 배란을 억제하는 기능이 있어 피임의 효과도 가지게 된다. 출산 후에 산모가 모유수유를 하지 않은 경우 산후 무월경이 보통 3개월 정도지만, 밤낮으로 모유수유를 하는 경우에는 무월경이 9~18개월로 연장된다. 그러나 모유수유를 한다고 해서 항상 피임이 된다고 생각하여서는 안 된다.

모유수유가 영아의 영양에는 제일 좋다고는 하지만 생후 4개월부터나 늦어도 생후 6개월부터는 보충식을 주어야 한다. 그렇지 않으면 철결핍성 빈혈이 나타나거나 성장이 지연된다.

보충식은 처음에는 사과나 귤같은 과일즙을 5cc 정도의 소량으로 시작하여 하루 1~2회 수유시간 사이에 주고 점차 횟수와 양을 증가시키며 다음에는 계란 노른자, 쌀가루, 콩가루 등으로 만든 묽은 미음을 추가하도록 한다. 생후 6개월 쯤에는 이유식을 시작하여 곡물, 육류, 채소 등을 섞어 만든 암죽으로 서서히 수유를 대체한 후 고형식으로 바꾼다.

6. 우리나라 출산율 현황

우리나라의 출산율은 사회경제적 환경 변화에 따른 혼인 연령의 상승, 결혼·가족 등에 대한 전통적 가치관의 변화, 자녀 양육과 교육에 대한 경제적 부담 증가 등에 따라 계속 낮아지고 있다. 특히 1983년 합계출산율이 인구대체수준 이하로 하락한 이래, 2001년 이후 합계출산율이 1.3 이하로 떨어지는 등 초저출산 현상이 지속되고 있다. 2007년 약간 상승했으나 2009년에는 1.19로 다시 떨어지고 있다.

표 7-4. 연도별 합계출산율 및 출생아 수

(단위 : 천명, %)

구 분	1982	1994	1995	1996	1997	1998	1999	2000	2001	2002	2003	2004	2005	2006	2007
출생아 수	859	729	721	696	678	643	616	637	557	495	493	476	438	451	497
합계출산율	2.42	1.67	1.65	1.58	1.54	147	1.42	1.47	1.30	1.17	1.19	1.16	1.08	1.13	1.26

※ 통계청, 2007년 출생통계 잠정결과(2008. 2)

7. 저출산이 미치는 영향

현재의 저출산 추세가 지속될 경우 총인구는 2018년 4,934만명에 도달한 후 점차 감소될 것으로 추정되며, 이러한 저출산·고령화 현상은 우리 사회의 지속 발전뿐만 아니라 사회 내부의 세대간 통합에도 큰 문제를 초래할 것으로 예상된다.

구체적으로 저출산은 인구고령화를 가속화시키고 생산가능인구와 노동생산성의 감소로 인한 경제성장 둔화, 노인의료비·연금 등 공적 부담 증가, 세입기반 약화 등으로 인한 재정수지 악화, 노인부양 부담 증가에 따른 세대간 갈등 등의 정치·경제·사회·문화 전반에 걸쳐 심각한 문제를 파생시킬 것이다.

이와 같은 인구구조의 단절현상으로 인한 사회·경제적 혼란을 방지하고 지속적인 국가 발전을 도모하기 위해서는 적정수준의 출산율을 유지하기 위한 구체적이고 적극적인 대응이 요구되고 있다.

제8장

노인건강

1. 노인보건의 개념

1) 노인보건의 의의

인류의 역사에서 의학지식의 진보나 생활환경의 개선은 결핵과 같은 만성 호흡기감염증과 이질, 티푸스 같은 소화기 전염병의 유행을 극복하고, 오늘날과 같은 고령화사회를 이룩하는데 커다란 공헌을 하였다.

그러나, 젊은 시절부터 생활습관으로 오는 각종의 성인병 또는 직업성 폭로에 의한 만성 질환으로 고생하는 노인도 적지 않다. 또 노인성 치매 등의 장애를 가져와 가족의 보호를 필요로 하여 곤궁에 빠지게 하는 노인도 많다.

저출산·고령화는 건강문제를 암, 뇌혈관 질환, 심장, 당뇨, 간질환과 같은 만성질환을 중요시하도록 바꾸어 놓았고 건강상의 문제는 만성질환인데 의료공급체계는 병의원 중심으로 되어 있어 비용절감적이지 못함으로 만성질환은 치료보다는 예방과 관리를 위한 시스템이 중요하다.

고령화사회는 결코 노인의 질병만의 문제가 되는 사회는 아니다. 노인들이 기쁨과 삶의 보람을 가지고 살아갈 수 있고, 젊은 세대가 기꺼이 노인과 같이 생활할 수 있는 사회로서 노인들이 만족한 생을 영위하여 천수를 다할 수 있는 사회여야 한다. 따라서 이와 같은 문제는 노인만이 생각할 것이 아니라 사회 전체의 문제로, 젊은 세대나 나이든 세대 모두가 함께 이룩해야 할 과제라는 점에서 보다 큰 의의가 있다.

보험료의 주 부담 인구 층은 20~49세 근로자 층임에 반하여 주 사용계층은 65세 이상 노인인구 층으로 2000년 20~49세층 7명이 노인 1명의 의료비를 부담하는 것이 2025년에는 2명이 노인 1명의 의료비를 부담해야 하는데 문제가 있다.

표 8-1. 연령구성별 인구구성비

(단위 : %)

연도	0~14	15~64	20~49(A)	65세 이상(B)	A/B
2000	21.1	71.7	50.1	7.2	7.0
2010	16.3	72.9	47.7	10.9	4.4
2025	11.8	68.2	39.3	20.0	2.0
2050	9.0	53.7	28.4	37.3	0.8

자료 : 통계청, 장래인구추계

표 8-2. 우리나라의 평균수명 추이

(단위 : 년)

구 분	1960	1980	1990	2000	2012
평 균	55.3	65.8	71.3	74.3	77.0
남	53.0	62.7	67.4	71.3	74.9
여	57.7	69.1	75.4	77.4	79.1

표 8-3. 인구 노령화 속도

국 가		소요 연수(7→14%)
France		130년
Sweden		85년
America	추정	70년
England		45년
Japan	추정	25년
Korea		21년*

* 6.8%→14%

2. 노인인구와 고령화사회의 문제점

우리나라의 평균수명은 재정경제원의 통계에 의하면 1960년에 55.3세였던 것이 1990년 현재 71.3세로 30년 사이에 16년의 증가를 나타냄으로써 인생 70년 시대를 맞이하였다. 한편, 평균출생수의 저하 경향은 2008년 현재 가임여성의 출생수(TPR)를 1.12로 내림으로써 사상 최저가 되고 있다. 65세 이상 노인인구는 해마다 증가하여 2020년에는 전인구의 13.1%를 점할 것으로 추계되고, 평균수명 80년을 바라보며, 고령화의 속도도 외국의 유례를 찾아 볼 수 없을 정도로 가속화할 것으로 전망하고 있다.

장수는 옛날부터 인간의 숙원으로서 보건의료, 경제, 사회, 문화면에서 조화된 삶의 질은 인생 50년 시대보다도 엄청난 전환을 구하게 될 것이다.

통계상, 1~14세 인구를 연소인구라 하고 15~64세 인구를 생산 연령인구, 65세 이상을 노인인구로 하여 연소인구와 노년인구를 합해서 종속인구로 분류하는 것이 일반적인 경향이다. 이와 같은 분류에 의하면 생산 연령 인구의 비율이 저하하고 노년인구가 증가하는 사회라는 것은 보다 의존인구의 비중이 높아진다는 것을 뜻한다.

표 8-4에서 보는 바와 같이 20세기 이후 우리 사회의 가장 큰 과제는 의존인구로 분류되어 있는 노년인구를 어떻게 현실적으로, 의존으로부터 자립시켜 창조적 계층으로 유도하느냐에 달려 있다. 그리고 이 자립을 둘러 싼 과제는 신체, 정신, 사회, 경제적 자립으로 연계되어야 한다.

개체의 차이는 있어도 가령과 더불어, 인간은 신체 정신적 능력과 자립도가 떨어지기 때문에 사망에 이르기까지 신변처리를 할 수 있는 정상적인 생활을 영위할 수 있도록 젊을 때부터 유의하여야 한다.

건강에 손상이 있을 때 사회복귀나 자립의 회복에 대한 원조로서 보건의료, 간호, 재생의학 등의 복지적 지원이 총괄적인 체계로 정비되는 것이 바람직하다. 본격적인 고령화사회를 앞두고 보건의료를 포함하는 노인복지보장시책이 종합적이고 포괄적으로 이루어져야 한다는 목소리가 높아지는 것도 이 때문인 것이다.

표 8-4. 연도별 주요 인구지표

	1960	1970	1980	1990	2000	2015
총인구(천명)	25,012	32,241	38,124	42,869	46,789	50,586
인구밀도(명/km^2)	254	328	385	432	471	510
보통출생률(천명당)	42.1	29.9	23.4	15.6	14.2	10.0
보통사망률(천명당)	12.1	9.4	6.7	5.8	6.1	9.7
자연인구 증가율(백명당)	3.00	2.04	1.67	0.98	0.81	0.03
인구성장률(%)	3.00	2.00	1.57	1.93	0.79	-0.01
평균수명(세)	55.3	63.2	65.8	71.3	74.3	77.0
남자	53.0	59.8	62.7	67.4	71.3	74.9
여자	57.8	66.7	69.1	75.4	77.4	79.1
인구구성비(%)						
0～14세	42.3	42.5	34.0	25.8	21.2	15.8
15～64세	54.8	54.4	62.2	69.2	72.0	71.1
65세 이상	2.9	3.1	3.8	5.0	6.8	13.1
성비[1]	100.7	102.4	101.8	101.3	101.4	101.7
총부양비[2]	82.6	83.9	60.7	44.5	38.8	40.6
노년부양비(%)[3]	5.3	5.7	6.1	7.2	9.4	18.4
노령화 지수(%)[4]	6.9	7.2	11.2	19.4	32.1	82.9
가임여성비(%)[5]	46.7	46.7	52.7	56.9	57.7	46.8
도시화율(%)	28.0	41.1	57.3	74.4	80.6	-

1) : 여자 100에대한 남자수
2) : (0～14세 인구+65세 이상인구)/15～64세 인구×100
3) : 65세 이상 인구/15～64세 인구×100
4) : 65세 이상 인구/0～14세 인구×100
5) : 15～49세 여자인구/총여자인구×100
자료 : 통계청 장래인구추계, 2006

3. 노년기와 건강

1) 노화현상과 노년기

시간의 경과에 따라 일어나는 생체변화는 사람 뿐만 아니라 모든 생물에 공통된 현상이며, 사람의 경우 인체활동을 조직, 기관의 시점에서 보면 40세를 지나면서부터 눈에 띄게 되는데 이것을 일반적으로 "노화" 또는 "노화현상"이라고 부른다.

그러나, 어느 기관의 활동 저하현상이 중년 이후에 나타났다고 하여도 그것은 그 기관을 형성하는 조직이나 세포 기능까지 면밀히 조사해 보면 노화의 원인이 된 변화는 이미 탄생직후부터 시작된 것이다.

예를 들면, 노안의 경우, 이것은 눈의 조절력의 저하에 따라 일어나는 것이지만 이 기능에 관여하는 수정체, 모양체, 유리체 등은 이미 소아기부터 변화가 시작되고 있으며, 조절력으로서 종합된 작용은 소아기부터 저하일로에 있다는 것은 잘 알려진 사실이다. 이와 같은 현상은 눈의 생리적 작용이 중년에 이르러 비로소 기능장애로 나타난다는 것을 뜻한다. 다시 말해서, 노화현상이 표면에 나타나는 것은 중년 이후일지는 모르나, 인간은 출생에서 성장기를 통해 서서히 노화가 진행되고 있음을 시사하고 있다.

오늘날 "나이를 먹는다"라는 말을 역해서 "가령(加齡, aging)", "가령현상" 또는 "노령화"라고 하는 말이 많이 쓰이고 있다. 인체의 변화는 출생에서 성장기, 성숙기, 퇴조기를 거쳐 죽음에 이르기까지 일괄된 연속성을 가지고 있다. 따라서 보건의학적 입장에서 본다면 인간의 일생 구분은 단지 변의적 사실에 불과하다. 그리고 청소년기까지는 어느 정도 연령에 따르는 성장발달의 과정이 있고 상술한 구분이 가능하다.

그러나 장년기부터 나타나는 심신 기능의 쇠퇴는 개인차가 많기 때문에 상술한 변화가 현저해져서 일상 생활에 영향을 미치는 시기를 노년기라고 생각해도 개인의 차는 각각 다르다. 이 점을 고려할 때 일반적으로 사람의 노년기가 몇 살부터인지를 결정하는 데 어려움이 따른다.

그러나 여성의 생식 기능과 같이 발달과 쇠퇴가 확실히 구분되는 초경, 폐경이라는 구체적 현상으로 알 수 있는 예도 있다. 생식 기능의 정지, 즉, 폐경에 수반하여 갱년기를 지나면 노년기에 들어선다고 일단은 정할 수 있을 것이다. 그러나 폐경 자체가 시대, 영양상태 또는 생활, 문화, 사회환경에 따라 개인차가 있다. 일반적으로 노년기란, 각종 가령현상이 두드러지고 신체, 정신, 사회문화적 제기능의 저하가 뚜렷하게 나타나는 시기로, 평균 60세 이상을 노년기로 생각하는 것이 보통이다.

2) 노년기의 생리적 특징

노인의 신체 기능의 일반적 특징을 보면 첫째, 외계에 대한 반응의 지둔을 들 수 있다. 이것은 시각 단순반응 시간의 측정 검사에서 잘 나타난다.

둘째는 외력에 의해 일어나는 이상상태로부터 정상상태로 돌아가는 복귀 지둔을 들 수 있다. 그 예는 대사면에서 일정량의 포도당을 정맥 내에 주사했을 경우, 혈당가가 정상가로 돌아가는데 노인은 청년에 비해 긴 시간이 소요되는 것에서도 알 수 있다.

셋째는 손상을 받았을 경우 회복력의 감퇴이다. 경험적으로 노인의 상처회복이 느리다는 것은 잘 알려져 있으며, 동물실험에서도 노령이 되면 창상의 치유가 더디고 재생에도 시간이 걸린다고 한다.

이상과 같은 특징을 총괄하면, 노인의 신체는 예비력이 떨어지고 환경변화에 대한 적응력이 저하되고 있음을 알 수 있다. 이와 같이 노인의 신체적 작용을 생각할 때 신체구성의 연령적 변화가 문제가 된다.

또 건강한 신체구성자의 노약 간의 차이를 혈액이나 조직액에서는 거의 볼 수 없으나 각 장기, 기관 등을 형성하고 활동하고 있는 조직의 양은 노인에 있어 절대량 뿐 아니라 전체량에 있어서도 감소하고 있다는 보고가 Arataki : Roessle & Roult, 노인의학 등에서 증명되고 있다.

반대로, 지방은 절대량으로서는 변화가 없어도 전체량에 대한 비율은 역으로 증대하고 있다. 즉, 같은 체중의 사람이라도 노인의 경우는 생활하는 데 필요한 조직의 양이 청·장년에 비해서 적어지기 때문에 그만큼 기능상의 효율이 떨어지게 된다. 실제로, 뇌의 신경세포는 다른 조직의 세포와는 달리 출생에서 사망까지 동일 세포로 그 사람의 일생을 통해 불변하는 것인데도 노인이 되면 신경세포의 수가 감소한다고 한다. 또 위장도 혈액보다는 노폐물을 많이 걸러내고, 요로서 배설하는 활동의 세소단위인 네프론이라는 조직도 노인이 되면 명백히 감소한다는 것은 잘 알려져 있다. 이와 같은 사실에서 노인의 신체조직량의 감소는 세포수 그 자체의 감소로부터 온다고 보고 있다.

따라서 세포수의 감소라는 것이 노인생리의 큰 특징이다. 이 때문에 안정시와는 달리 외력으로부터의 방비에 총력을 기울여야 할 때 노인은 예비력이 약하다는 원인이 된다. 이와 같은 생리적 특성을 가지는 노인들이나 가령현상의 진행도는 개인에 따라 많은 차이가 있고 신체를 형성하는 각 조직, 기관에 따라 가령현상의 과정 및 진행 속도에 많은 차이가 있으며, 각종 기능의 쇠퇴현상도 동일하지 않다. 예를 들면, 근육의 쇠퇴, 운동 기능의 저하는 비교적 빨리오지만 정신 기능, 특히, 사물에 대한 판단력이 오래 지속된다는 것은 Stiegeitz의 생곡선에서도 증명되고 있다.

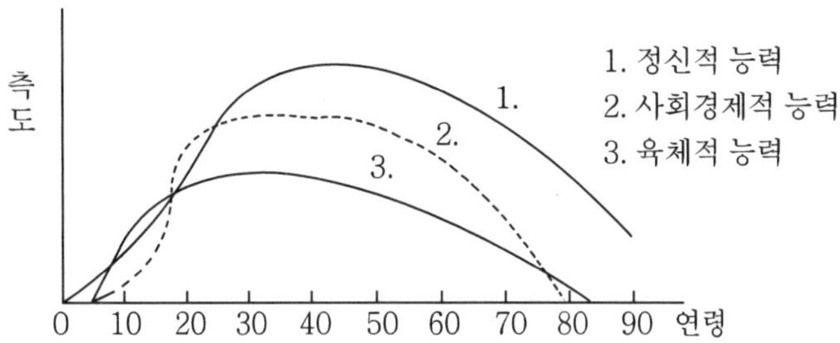

그림 8-1. 연령에 다른 근력의 추이(Stiegeitz의 생곡선)

3) 노년기의 질환

노인은 상술한 생리적 특성과 노화에 따르는 질환이 상호 영향을 미치면서 생존하고 있다. 노년기에 나타나는 질환은 다종다양하나 그 종류를 다음과 같이 분류할 수 있다.

① 노년기에 특유한 질환.

② 약년, 장년기에도 나타나지만 특히, 노년기에 많은 질환.

③ 노년, 약년자에도 동일하게 나타나는 질환.

이 속에서 ①과 ②는 노인병이라고 칭하는 것으로 그 요인에 있어 노화 과정의 관여가 문제가 된다. 또 ③의 경우도 노인의 경우 약년자와는 다른 임상현상을 나타낼 경우가 적지 않다.

(1) 성인병과 노인병

성인병이란 말은 1950년 후반부터 일본 후생성에서 사용하기 시작했고, 현재는 일반화된 말로서 우리나라에서도 흔히 사용되고 있다. 우리나라 보건사회통계에 의하면 1950년 후반부터 중추신경계의 혈관 손상에 의한 사망이 결핵과 같이 사인의 제 1순위로 상승하고, 1960년에는 악성 신생물이 사인의 2위를 점하고, 70년대에는 심장 질환이 사인 의 3위를 나타내게 되었다. 이 사망 순위는 그 후 계속해서 불변함으로써 40대에서 60대의 생산연령층을 노동불능상태에 빠뜨리고 개인이나 사회적으로 많은 손실을 가져왔다. 우리나라에서도 이들 질환을 소위 성인병이라 부르고, 국민보건상의 중요과제로 취급하여 그 질환의 실태조사, 검진기술의 개발, 집단검진에 의한 조기발견, 조기치료의 실시, 전문 시설의 확보 등을 추진하고 있다.

성인병이란 말은, 상술한 바와 같이 노년기에 현저하게 나타나는 병환으로 성인기부터 주목하지 않으면 안된다는 견해가 높다.

노년의학, 노년병학이란 원래 "가령(加齡)"을 연구하는 학문으로 노인병을 이해하기 위해서는 노년기의 삶 뿐만 아니라 생리적 가령과 가령에 수반하는 질환을 조기에 연구할 필요가 있다. 즉, 성인병 및 노인병이란 말은, 그 근원에는 인간을 가령의 면에서 고찰하고 성인기·노년기의 생리적 가령과 이에 수반되는 질환을 대상으로 하고 있다는 점에서 동일개념으로 생각할 수 있다.

(2) 노인질환과 특징

전술한 바와 같이 노인에서는 병적 노화와 생리적 노화의 구별이 문제가 된다. 자신은 완전히 건강하다고 생각하는 노인일지라도 정밀 검사를 하면, 그 2<0x2430>3 이상이 질환을 가지고 있다는 사실이 여러 보고에서 나타난다.

이것은 노인질환에 대한 자각이 극히 애매하다는 것을 뜻한다. 노인질병의 특징을 살펴보면 다음과 같다.

① 병인이 불분명하고 선천적 원인(유전, 체질 등)과 후천적 원인(생활환경, 식사, 기왕증)이 복잡하게 상관하여 질병이 시작된다고 본다.

② 발병시기가 불분명할 때가 많으며, 서서히 가벼운 병상으로부터 만성으로 이행·진행하며, 점차 중병의 기능장애로 발전된다.

③ 동일한 질병이라도 성인병과 노년기와의 병상 및 임상형태가 다르며, 병증이 심해도 증상은 경하든가 그 경과가 완속하든가 하여 상당한 차이점이 있다.

④ 동일 개인이라도 병증이 있는 장기 이외에 가령의 형태에 따라 장애가 미치기 쉬우며, 합병증을 일으키기 쉽다. 따라서 병명이 복잡해질 경우가 많다.

이와 같이 성인병, 노인병의 근본에는 명백히 가령현상이 관계하고 있으며, 개인에 따라 심리적 가령과 질병이 여러 가지 형태로 얽혀서 존재한다고 본다.

성인병과 성인기로부터 노년기에 걸쳐 잘 나타나는 만성병 중 특히, 생명에 영향을 미치는 대표적 질환은 다음과 같다.

(1) 동맥경화

(2) 고혈압

(3) 뇌졸중
(4) 심장 질환
(5) 악성 신생물
(6) 당 뇨
(7) 호흡기 질환
(8) 빈 혈
(9) 골, 관절 질환
(10) 감각기 치아 질환
(11) 정신장애

4) 노년기의 건강관리

전술한 바와 같이 노인의 신체적 동작은 예비력이 부족하기 때문에 급격한 변화를 피하는 것이 바람직하다.

(1) 생활습관

젊어서부터 계속적인 습관이 된 것은 상당한 운동을 필요로 하는 동작이라도 신체에 지장이 없지만, 노년기에 새롭게 시작하려는 변화는 가급적이면 피하는 것이 좋다.

인간의 생리 기능의 리듬과 생활리듬을 잘 조화시키는 것은 노년기 건강유지에 가장 필요한 조건이다. 환경조건은 될 수 있는 한 일정하게 유지하고, 일상 생활도 규칙적으로 하여 체력에 맞추어 무리하지 않고 생리적 리듬을 무너뜨리지 않도록 생활을 설계하여야 한다.

(2) 식 사

노인이 되면 일반적으로 대사 기능이 떨어지기 때문에 영양소의 섭취량도 충분하지 못하다.

영양섭취가 부족하면 곧 영양장애를 일으키고 또 지나치게 많으면 각종 장애를 일으키기 쉽다. 60~70세에서는 10세 정도의 아동과 같은 정도가 좋으며, 소요 열량은 성인의 20% 감량으로 약 2,000cal, 단백질 소요량도 10% 감량으로 69g 정도가 좋다고 하며, 기타 영양소도 같은 정도이다. 따라서 열량이 너무 과다하지 않도록 주식의 당질류를 감하고 부식으로서 기타 영양소를 과부족 없이 조화 있는 식사를 하도록 유지해야 한다.

(3) 일과 운동

과격한 운동은 피해야 하나, 일정한 일을 갖는 것은 중요하다.

개인적으로 어떤 목적을 가지고, 사회적으로도 어떤 형태의 사회생활에 관여하고 있다는 자각을 가지는 것은 정신을 젊게 하고, 이것이 신체적으로도 노화방지에 유효하게 된다.

운동도 단시간 내에 격한 운동을 필요로 하는 것은 피해야 하나, 각자가 자신에게 필요한 운동을 매일 규칙적으로 계속하는 것은 노화방지와 심신의 건강유지에 필요하다. 일이나 운동은 자기에게 적당한 것이 좋다.

(4) 휴식과 수면

노인은 피로회복에 있어서 젊은층보다 시간이 걸리기 때문에 휴식을 충분히 취하는 것이 바람직하다. 피로의 축적은 적극 피하도록 할 것이며, 나이를 먹으면 수면 시간이 짧아도 좋다고 하나 도리어 그 반대이다.

(5) 주 거

외계변동에 대한 반응력이 떨어지는 노년기는, 기온의 변동에 큰 영향을 미친다. 동절기에는 혈압이 상승하고 뇌출혈도 많아진다. 각 방의 온도차는 적은 것이 바람직하며, 난방은 중앙난방식이 좋다. 밤에 따뜻한 침실에서 갑자기 차가운 화장실의 공기는 뇌졸중이나 심장경색발작을 일으키기 쉬우므로 밤에는 요강을 사용하는 것도 한 방법이 된다.

밀폐된 실내 국소난방은 일산화탄소 중독의 위험이 많기 때문에, 저항력이 약한 노인의 방은 자주 환기가 필요하다. 근력의 저하와 운동신경이 약해진 노인을 위한 일상 생활은 온돌에서 의자생활을 할 수 있도록 하는 것도 좋다.

계단의 승강이 심한 2층생활은 피하고 방과 방의 경계, 화장실, 욕실 등의 높낮이가 작은 것이 좋다. 화장실도 한국식보다 서양의 좌변식이 좋으며, 배변이 장시간 걸리는 경우 혈압상승을 가져오므로 뇌졸중의 원인이 되지 않도록 주의한다. 또 여름철의 냉방의 경우도 외부와의 기온차가 심하지 않도록 주의한다.

(6) 정기적 검진

성인병 또는 노인병이라고 하는 고혈압, 당뇨병 등의 질환은 초기에는 거의 무병상이기 때문에 정기적 검사를 받아서 조기발견에 노력하여야 한다.

적어도 매년 1회 또는 6개월에 1회가 바람직하다. 조기발견, 조기치료는 병상의 조정이 가능하고 합병증을 예방할 수 있어 수명 연장에 도움이 된다. 노인이 되면 같은 증상도 완만하고 약하기 때문에 의외로 병상이 진행된 후에 발견되는 일이 많으므로 이상에 각별한 주의와 전문의의 진단을 받아 시기를 놓치는 일이 없도록 해야 할 것이다.

(7) 성생활

우리나라 노인의 성문제는 한국의 성문화, 습관, 체질, 기타 여러 가지 제조건을 충분히 종합적으로 고려한 후 검토되어야 한다. 서구문화와 노인의 식생활, 영양상태 등을 현실적으로 생각하고, 성충동에 대한 생리적 조건도 고려되어야 한다. 우리나라에서 성을 생각하는 기본적인 사고는 해독으로도, 약으로도 생각하지 않는 극히 애매한 것이며, 성의 복권 등도 그와 같은 발상에서 나온 것이다. 원래 우리나라 노인들은 과정의 차이는 있으나 성을 멀리하고 부정하는 것이 미덕으로 되어 왔다. 그러나 노인심리의 대부분에서 성심리는 큰 비중을 차지한다는 학설이 있다. 노년기 우울증의 원인의 하나도 성과 직접 관련되어 있는 것이 많다고 한다.

노인 임상심리학의 권위자인 비렌도 '노성자각'의 제일의 원인을 성능력의 감퇴라고 보고하고 있다. 비렌의 저서에서 72.6세를 노성자각 연령의 평균치라 하였고, 일본의 경우도 72.6세 정도에서 별차이가 없는 것으로 여러 조사보고에서 말하고 있다. 그 원인과 동기의 설명에서 만성 피로라라는 표현을 사용하고 성에 대한 말은 별로 쓰지 않는다.

노년기를 성이 없는 인생구간으로 생각하게 된 것은 노인의 신체적인 면의 현실이라고 생각할 수 있으나, 노년기에서 성을 추방한 몇개의 원인을 생각할 필요는 있다. 즉, 노년기에 이른 우리나라 여성의 성혐오, 성의 불결시, 죄악시, 세상의 통념, 자녀의 반응 등을 무비판적으로 받아들이고 있다는 현실도 경시할 수 없다. 또 성의 복권을 스스로 이해하고 납득한 노부부라 할지라도 주택·생활공간적 제조건이 자유롭지 못한 점도 이해하여야 할 점이다.

전세기의 노년학 관련의 고전에서도 노인의 바람은 "젊어지는 것" 즉, 그 방법은 구체적으로 장생을 위한 희망이 아니라 성능력의 보전, 즉 회춘이었다. 그러나 장수시대에 들어와 비참한 노쇠말기가 첨가됨으로써 회춘법은 사라져 버린 것이다.

로-란의 '길어진 노년기'(1881)에서도 신체적 장명과 평행해서 정신적 장명을 주장하고, 성에 대한 관심과 마음을 젊게 가지는 것이 진실한 뜻에서의 회춘이라고 하고 있다. 이와 같은 생각이 노인자신에게 이해되고 노인을 싸고 있는 주위환경도 자연스러운 태도로 용인할 때 우리나라 노인들의 모습에서 밝음을 찾을 수 있을 것이다.

옛날부터 우리나라 노인은 남녀교제에 익숙하지 못하다고 한다. 이것은 남존여비라는 숙명적 문화에서 탈출하지 못한 탓이며, 지금 성의 복권이란 용어는 잘 쓰이고 있지만, 성의 복권이 아직 인정되지 않고 있는 현재의 여자 노인에게는 도리어 불행과 연계될 가능성 마저 있다. 오늘날, 문화인이라고 자칭하는 사람 중에는 노년기 결혼을 무조건 찬미하여서 노인들을 방황하게 만드는 수가 있다.

한국에는 아름다운 인간 관계의 유형이 옛부터 전해오고 있다. 그것은 "말벗"이란 말이다. 남녀교제의 유형에는 인격적이고 세속된 요소가 요구되는 것이다. 성의 복권보다는 아름다운 노년기의 가능성을 믿고 차 한잔을 함께하는 말벗으로서의 교제를 할 수 있는 노인이 됐으면 한다.

노년임상심리학에서는 정신장애로 성충동을 억제할 수 없는 노인이 이성을 요구할 때가 있다고 한다. 이것은 정신병리학적인 것이며, 그 배후에는 뇌병리적인 것이 있다고 본다. 이와 같은 단순한 생각에서 오는 성의 복권을 생각해서는 안된다. 실제로 노년기에는 성과 관련된 정신병리나 이상행동이 많기 때문에, 단순한 병리현상에서 오는 노년기의 성의 복권을 생각해서도 안된다. 올바른 정신위생의 면에서 노인의 성의 복권은 엄숙히 고찰되어야 하는 것이다.

(8) 건강교육

우리나라 의과대학에서는 노년의학이 개설되어 있는 곳이 거의 없다. 하물며, 노인교육은 노년학 및 교육학 부분에서도 그 비중이 낮기 때문에 더욱 없다. 그러나 21세기에는 많은 분야에서 노인에 대한 종합적 연구계획이 진행될 것은 분명하다. 고령자에 대한 교육은 고령자 자신이 필요 향상에 의해 장래교육의 중추적 과제가 될 것이다.

오늘날 생산교육의 입장에서 대학개방교육이나 인생 후기에 역점을 두는 학습교육이 구미에서 감행하고 있는 이유도 그 때문이다.

전생애 중 가장 유의한 학습의 많은 부분이 고령기에 다시 된다는 것은, 아동기 및 청년기가 학습에는 최적기라는 통념을 깨는 것이다. 특히, 고령기를 즐겁게, 보람 있게 보내기 위해서는 건강하지 않으면 안되기 때문에, 건강증진을 목적으로 하는 건강교육을 최우선으로 해야 한다고 구미에서는 주장한다.

Mauth, L. J.는 고령자 건강교육의 내용으로 다음과 같은 것을 학교교육에서 실시해야 한다고 말한다.

① 생물로서 생존하는 자는 출생과 사망이란 life cycle이 있다는 것.

② 노령기는 정상적인 현상이며, 피할 수 없는 과정이라는 것.

③ 그것은 생리적 과정인 이상 심리적 과정이기도 하다는 것.

④ 누구를 노인이라고 생각하는가는 자기 자신이나 주위의 사람들이 정한다는 것.

⑤ 모든 사람은 존엄성, 자존심, 자립성을 가지고 있다.

⑥ 시류에 따라 경험을 바탕으로 하는 지식을 고령자는 가지고 있다.

⑦ 노인은 젊은이와 같은 것을 할 수 없으나, 젊은이가 할 수 없는 것을 할 수 있다.

⑧ 여러 가지 이유에서 모든 노인은 같지 않다.

⑨ 노인세대와 젊은세대가 함께 할 때 생산적 공헌이 가능하며, 모든 가능성을 가질 수 있다.

⑩ 노인을 어떻게 평가하느냐에 따라 젊은세대의 행동이 정해진다.

⑪ 젊은이와 같이 노인은 보건행동을 변화시키기 힘들다.

⑫ 부모가 늙었을 때 자녀들은 양친을 원조할 기회를 가져야 한다.

⑬ 모든 노인이 스스로 자기보호를 할 수 있는 것은 아니다.

등등 노인을 모르는 젊은세대가 학교교육의 일환으로 노인시설이나, 노인세대의 방문, 병원학습을 통해 노인들과 대화를 나눔으로써 노인을 이해하고 될 수 있는대로 노인과 생활을 같이 하도록 노력해야 한다. 노인을 병약하고, 능력없는 제 2 급 시민으로 보는 한, 그와 같은 사회에서 합리적 교육프로그램은 진행될 수 없다.

노인이 일상 생활을 유의하고 쾌적하게 지내기 위해서는 젊은세대와 같이 스스로 '걸을 수 있으며, 배설할 수 있고, 정신적 장애가 없어야'한다.

이 조건 중 어떤 장애가 있을 때, care를 누군가가 하지 않으면 안된다. 이것은 우리나라에서 아직 결정되지 못한 상황이며, 현대산업구조와 핵가족사회에서는 더욱 심각한 문제이다.

질이 보장된 노인의 생존만이 사회적 활동을 활발히 하며, 희망에 찬 사회를 구축하기 위해서는 새로운 시야의 건강상의 확립이 요청된다.

5) 노인 복지시설의 종류

1997년 8월 개정된 노인복지법상 노인복지시설은 노인 주거복지시설, 노인 의료복지시설 노인 여가복지시설, 재가노인 복지시설로 크게 구분하고 각각 시설을 세분류하여 총 18종으로 규정하고 있다.

노인장기요양보험제도 도입에 대비하여 기존의 노인복지시설 제도를 개편하기 위해 노인복지법을 개정(2007. 8. 3)하였으며, 노인복지시설에 있어 무료·실비·유료의 구분을 없애고, 노인주거복지시설에 양로시설, 노인공동생활가정, 노인복지주택으로 하고, 노인의료복지시설에 노인요양시설, 노인요양공동생활가정, 노인전문병원 시설을 장려하고 있다.

표 8-5. 현행 노인복지시설 종류

분 류	시 설 종 류
노인주거복지시설	• 양로시설·실비양로시설·유료양로시설 • 실비노인복지주택·유료노인복지주택
노인의료복지시설	• 노인요양시설·실비노인요양시설·유료노인요양시설 • 노인전문요양시설·유료노인전문요양시설·노인전문병원
노인여가복지시설	• 노인복지관·경로당·노인교실·노인휴양소
재가노인복지시설	• 가정봉사사원 파견시설, 주간보호시설, 단기보호시설

6) 치매노인수

표 8-6. 치매 노인 수 추계

구 분	2000	2005	2007	2010	2015	2020
65세이상노인수 (%)	3,384 (7.2)	4,394 (9.1)	4,821 (9.9)	5,414 (11.0)	6,425 (12.9)	7,793 (15.6)
치매노인수	278	365	400	466	578	701
치매유병률(%)	8.2	8.3	8.3	8.6	9.0	9.0

주 : 1. 통계청, 「장래인구추계 결과」, 2006
2. 한국보건사회연구원, 『치매관리 Mapping 개발연구』, 1997. 12
3. 치매의 정도별 유병률 구성비 : 중증 1.1%, 중등증 2.3%, 경증 4.9%
- 경증 : 독립적인 생활영위 기능, 개인위생 유지, 비교적 온전한 판단력 보유
- 중등증 : 독립적인 생활이 위험하고, 타인에 의한 부분적인 감독과 간호 필요
- 중증 : 일상생활 수행능력 상실, 지속적인 감독이 필요, 개인위생 유지 불능

7) 노인진료비 현황

2004~2006년 평균 약 21%에 달하던 진료비 증가율이 2007년에는 7.6%로 둔화되었고, 총 진료비는 42,238억원이었다.

그러나 만성질환자 증가, 고령화 등으로 의료비는 지속적으로 증가할 것으로 예상되며, 특히 의료급여 수급권자 중 노인인구 비중이 25% 이상임을 감안하면 향후에도 재정안정화 기조를 유지해 나갈 필요가 있다.

표 8-7. 65세 이상 수급권자 수 및 진료비 현황

(단위 : 명, 억원)

구 분	2004	2005	2006	2007
전체수급자수	1,528,843	1,761,565	1,828,627	1,852,714
65세이상 수급자수 (비중)	415,346 (27.2%)	452,480 (25.7%)	469,152 (25.7%)	486,055 (26.2%)
총진료비	26,111	32,337	39,251	42,238
65세이상 총진료비 (비중)	9,943 (38.1%)	12,427 (38.4%)	15,255 (38.9%)	16,201 (38.6%)

이를 위해 향후 불필요하게 장기입원하고 있는 수급권자의 적정 의료이용을 유도하기 위해 장기 입원자 확인체계를 구축하고, 입원환자에 대한 사례관리를 강화하는 등 개선방안을 마련하고 필요한 경우 요양시설 등으로 옮길 수 있도록 관련 제도와 연계가 이루어질 수 있도록 하는 것이 중요하다.

또한 의료급여 보장기관으로서 사업을 직접 수행하고 있는 시·군·구가 의료급여 재정에 관심과 책임성을 갖고 적정하게 관리할 수 있도록 재정분담률을 조정하는 등 제도를 개선해야 한다.

제9장

산업보건

1. 산업보건학의 개념

1) 산업보건의 정의

인간은 노동을 통하여 좀더 나은 삶을 위하여 끊임없이 노력하여 왔으며, 이같은 노동의 형태는 그 시대의 경제와 기술의 발달에 따라 사회와 밀접한 관계를 갖고 변천되어 왔다. 근로자의 노동환경과 작업조건이 인간의 적응범위에 벗어나게 되면 근로자에게 건강문제가 제기되고 산업보건학적 관점에서 해결해야 할 문제들이 생기게 된다. 따라서, 산업보건학은 모든 산업장의 근로자들이 건강한 심신으로 높은 작업능률을 유지하면서 작업을 계속할 수 있고, 생산성을 높이기 위하여 근로자의 근로 및 생활조건을 어떻게 관리, 정비해 나갈 것인가를 연구하는 과학이라 할 수 있다.

산업보건에 대해 국제노동기구(ILO)와 세계보건기구(WHO) 공동위원회(Joint Committee on Occupational Health, 1950)에서는 다음과 같이 정의하였다.

산업보건이란, "모든 직업의 근로자들이 신체적, 정신적, 사회적으로 최상의 안녕 상태를유지, 증진하기 위하여 작업조건으로 인한 질병을 예방하고, 건강에 유해한 작업조건으로부터 근로자들을 보호하며, 그들을 정서적으로나 생리적으로 적합한 작업조건에서 일하도록 배치하는 것으로, 요약하면, 사람에게 적합한 일을, 그리고 여러 사람이 그들이 직무에 적합하도록 하는 것이다. 따라서 산업보건의 목표는 모든 작업을 인간에게 더욱 알맞도록 조성해 나아가는 것이다.

2) 산업보건의 중요성

산업보건의 중요성은 근로자의 건강은 근로자 자신뿐만 아니라, 생산증가 및 기업의 발전과 직결된다는 측면에서 중요성을 지니게 되었으며, 산업장에서 일하는 근로자들은 일반적으로 전체 인구의 50% 내외를 차지하게 되며, 이들의 대부분은 자신의 일생에서 가장 중요한 30~40년을 취업하게 되므로 보건학적 측면에서도 산업보건의 중요성이 인식되어지고 있으며, 산업사회로 변천되어 가면서 노동인구의 급격한 증가와 함께 기업주의 개념이 바뀌어져서 노동력을 하나의 자산으로 생각하게 됨에 따라 산업보건의 중요성도 커지게 되었다.

2. 산업재해

1) 산업재해의 정의

우리나라 산업안전보건법에 의하면, 산업재해란 근로자가 업무에 관계되는 건설물, 설비, 원재료, 가스, 증기, 분진 등에 의하거나 작업 기타 업무에 기인하여 사망 또는 부상하거나 질병에 이환되는 것이라고 정의하고 있다. 그런데 하인리히(Heinrich, 1980)의 학설에 의하면 사고의 88%는 인적 요인에 의하며, 나머지 10%는 불완전한 물적 요인에 의한 것이고, 불가항력으로 인한 것은 단지 2%에 불과하다고 한다. 이와 같이 산업재해는 단순히 발생하는 사고로만 돌려버릴 수 없는 보건학적 문제로서 그 예방이 가능하다고 볼 수 있다.

2) 재해지표

산업재해의 정도를 분석하여 재해의 실상을 알고, 그 방지대책의 중요한 자료로서 활용

가치가 있다고 할 수 있다. 국제노동기구(ILO)가 권장하는 재해지표는 건수율(incidence rate), 도수율(frequency rate)과 강도율(severity rate)이 있다. 건수율은 조사기간 중의 산업체 종사원 1,000명당 재해 발생건수를 표시하는 것으로서 천인율(千人率), 또는 발생률이라고도 하며, 산업 재해의 발생상황을 총괄적으로 파악하는 데는 적합하나 작업시간이 고려되지 않은 것이 결점이다. 도수율은 발생상황을 파악하기 위한 표준적인 지표로서 100만 연 작업시간당 재해발생 건수를 말한다. 강도율은 1,000 연 작업시간당 작업손실 일수로서 재해에 의한 손상의 정도를 나타내는 것이다. 이때에 사망 또는 영구완전 노동불능의 경우에는 작업손실 일수를 7,500일로 계산한다.

$$\text{건수율} = \frac{\text{일정기간 중의 재해건수}}{\text{일정기간 중의 평균종업원수}} \times 1,000$$

$$\text{도수율} = \frac{\text{일정기간 중의 재해건수}}{\text{일정기간 중의 연작업시간수}} \times 1,000,000$$

$$\text{강도율} = \frac{\text{일정기간 중의 작업손실 일수}}{\text{일정기간 중의 연작업시간수}} \times 1,000$$

3) 산업재해의 보상

1964년 7월 1일 시행된 산업재해보상보험제도는 종래의 구휼적(救恤的) 시책에서 탈피하여 사업주에게 무과실 배상책임을 지도록 함으로써 업무수행 중 그 업무상 재해에 대한 보상은 근로자의 권리에 해당하는 것임을 명확히 한 사건이었다. 500인 이상의 근로자를 가진 사업체를 대상으로 하였으며, 당시의 요양급여와 휴업급여의 지급대상은 11일 이상의 상해에 의한 질병이나 사고였으며, 휴업급여는 평균임금의 60%를 지급하였다. 또한 장해급여는 1급에서 10급으로 구분하였고, 최고 1,000일분에서 최저 50일분을 지급하였던 것이 18차의 개정을 거쳐 오늘날에 이르고 있다.

산재보상보험법에 규정된 경영 주체는 정부이고 각 사업장의 사업주가 이에 가입하여 보험금을 지불하도록 되어 있다. 보험급여의 종류로는 요양급여, 휴업급여, 장해급여, 간병급여, 유족급여, 상병보상연금, 장의비 등이 있다. 오늘날 산재보상보험의 적용 사업장 은 근로자를 사용하는 모든 사업장이며, 업무상 재해인정 범위를 업무상 사유에 의한 부상, 질병, 신체장애 또는 사망의 범위로 확대하였다.

4) 산업재해 발생현황

2001년도 산업재해보상보험법 적용사업장 909,461개소에 종사하는 근로자 10,581,186명 중에서 4일 이상 요양을 요하는 재해자가 81,434명이 발생(사망 2,748명, 부상 74,290명, 업무상 질병 요양자 4,396명)하였다.

2000년도에 비하여 사업장수는 28.78% 증가하였고 근로자수는 11.55%가 증가하였으며, 재해자수는 18.06% 증가하였고, 재해율은 0.04% 포인트가 증가하였다.

산업재해로 인한 경제적 직접손실액(산재보상금 지급액)은 1,744,539백만원으로 전년대비 19.80% 증가하여, 직·간접손실을 포함한 경제적손실추정액은 8,722,695백만원으로 전년대비 19.80%가 증가하였으며, 근로손실일수는 54,550,424일로 전년대비 23.73%가 증가한 것으로 나타났다(표 9-1).

5) 산업재해 예방대책

산업장의 안전관리자는 재해발생을 예방하기 위하여 다음과 같은 조치 및 계속적인 관리가 필요하다. ① 정기적인 안전교육 및 훈련 실시 ② 안전장치, 보호구, 소화시설, 기타 위험방지 시설에 대한 정기적 성능 검사 및 정비 ③ 재해발생시 원인규명 및 대책수립 ④ 장비, 설비, 작업환경, 작업방법에 위험성이 있을 때는 적절한 예방조치 및 응급조치 ⑤ 소화 및 대피에 대한 대책 강구 ⑥ 안전일지 작성 및 재해 분석과 예방대책 수립운영 등의 노력을 하여야 하며, 안전관리는 보건관리, 노무관리, 기술관리, 생산관리 등과 연계하여 유기적으로 수행해야 하고, 재해방지 대책은 산업장뿐만 아니라 감독청, 재해방지 사회단체 등과 유기적 연결을 통하여 관리하여야 한다.

표 9-1. 전년대비 산업재해 현황 비교

연도	적용 사업 장수	대상 근로 자수	재해자수					재해율[2] (%)	경제적 손실 추정액 (단위 : 백만원)			근로손실일수[4]
			계	사망[1]	부상	신체장해자	업무상[7] 질병 요양자수		계	산재 보상금	간접[3] 손실액	
2000	706,231	9,485,557	68,976	2,528	63,511	19,784	2,937	0.73	7,281,330	1,456,266	5,825,064	44,089,872
2001	909,461	10,581,186	81,434	2,748	74,290	25,360	4,396	0.77	8,722,695	1,744,539	6,978,156	54,550,424
증감[5] (%)	203,230 (28.78)	1,095,629 (11.55)	12,458 (18.06)	220 (8.70)	10,779 (16.97)	5,576 (28.18)	1,459 (49.68)	0.04 (5.48)	1,441,365 (19.80)	288,273 (19.80)	1,153,092 (19.80)	10,460,552 (23.73)

※ 참고

1) 사망자수는 재해당시의 사망자수에 요양 중 사망자수 및 업무상 질병에 의한 사망자수를 포함한 것임.

2) 재해율 = $\frac{\text{재해자수}}{\text{근로자수}} \times 100$

3) 간접손실 : 하인리히 방식에 의하여 직접손실액(산재보상금 지급액)의 4배로 계상

4) 근로손실일수 : 신체장해자의 등급별 손실일수+사망자 손실일수+부상자・업무상 질병요양자의 요양일수

5) 증감(%) = $\frac{\text{2001년도}}{\text{2000년도}} \times 100 - 100$

6) 2001 노사분규참가 근로자 기준 근로손실일수 1,083천일보다 산업재해로 인한 근로손실일수가 50배

7) 산업재해통계 개선의 일환으로 2000년도 통계산출부터 한국안전공단에서 근로복지공단의 전산입력 자료 중 발생형태가 '기타', '분류불능'인 자료에 대하여 재해발생 내용을 정밀 검토하여 재분류하였으며, 또한 2001년도에는 사고와 질병구분이 모호한 '과다동작'을 추가하여 재분류 하였음. 이에 따라 2001년도 통계산출시 전년동기 대비를 위한 동일기준의 통계 산출을 위하여(시계열성 유지) 2000년도 자료에 대하여도 '기타' 및 '분류불능', '과다동작' 자료를 재분류하였으므로 「2000 산업재해분석」상의 2000년도 통계치와 차이가 발생하는 점에 유의

3. 직업병 관리

1) 직업병의 개념과 발생원인

일반적으로 직업병이란, 그 직종이 가지고 있는 특정한 요인으로 그 직종에 종사하는 사람에게만 발생하는 특정한 질환을 말한다. 그러나 산업이 발달함에 따라 생산공정에 의한 새로운 신체장애가 발견되기도 하고, 현대의 발달된 의학적 기술로도 찾아내기 어려운 직업병이 대두되고 있으므로 인과 관계의 규명이 어렵거나 모호한 경우도 많다. 직업병의 발생원인에 따라서 화학적 요인, 물리적 요인, 생물적 요인, 사회적 요인 이 있으며 작업환경 요인이 건강에 미치는 영향은 표 9-2와 같다.

표 9-2. 작업환경요인이 건강에 미치는 영향

환경요인	장해의 종류	대상작업 예
화학적 요인(유해물질)		
① 광물성분진	진폐증	광업, 요업, 주조, 건설
② 방사성 물질	전리방사선장해	방사선물질취급
③ 특정 화학물질	산업중독, 직업성암, 피부장해	염료공업 등 제조업, 도금업, 건설업
④ 기타 중금속	산업중독, 직업성암, 피부장해	축전지제조, 제련업, 라이닝, 요업, 건설업
⑤ 기타 일반분진	진폐증, 산업중독, 피부장해	방적, 제지, 화학공업
⑥ 유기용제 등	유기용제중독, 피부장해	인쇄, 도장, 도료, 접착
⑦ 기타유해가스	산업중독	화학공업 등 제조업, 광업
⑧ 산소결핍 등	산소결핍증 등	건설, 화학공업, 지하실, 음식료품제조업
물리적 요인(유해에너지)		
⑨ 이상온습도, 복사열, 기류	열중증, 동상	로앞작업, 열처리, 냉동실작업
⑩ 이상기압	잠수병, 잠함병, 고산병	잠수, 압기공사, 고소건설
⑪ 불량조명	안구피로, 근시	정밀작업, 사무작업
⑫ 소음	소음성난청, 정신피로, 정서불안정	프레스, 방적기, 건설, 금속가공
⑬ 초음파	귀울림, 두통, 구토	초음파세정, 초음파 용착
⑭ 국소진동	진동장해	착암기, 체인톱, 진동공구취급 공구취급
⑮ 레이저광선	망막손상, 실명	통신, 측량,금속가공, 재단,
⑯ 적외선	백내장	용해로, 건조로
⑰ 마이크로파	백내장, 체온상승, 조직 괴사	레이다, 통신, 비닐용착
⑱ 자외선	홍반,전광성각막염	용접, 살균 등 복사기
⑲ 전리방사선 (x선,α,β,γ선 등)	전리방사선장해	의료, 비파괴검사
생물적 요인		
⑳ 세균, 기생충, 쥐, 곤충	감염증, 식중독	모든 작업
㉑ 알레르겐	직업성알레르기병	화학공업, 농림축산업
사회적 요인		
㉒ 근로조건	정신피로, 정서불안정	모든 작업
㉓ 대인관계	심인성질병	

2) 업무상 질병 발생현황

2001년도 업무상 질병자수는 5,576명으로 전년도 4,051명에 비해 1,525명(37.6%)이 증가하였으며 이 중에서 난청, 중금속중독 등 직업병은 2001년에 1,538명으로 전년도 892명보다 646명(72.4%)이 증가하였고, 작업관련성질병은 2001년에 4,038명으로 전년도 3,159명보다 879명(27.8%) 증가하였다.

작업관련성 질병중 뇌·심혈관 질환자는 2,192명으로 전년도 1,950명보다 242명(12.4%) 증가하였고, 신체부담작업으로 인한 질환(경견완장해 등)이 778명으로 전년도 487명보다 291명(59.8%) 증가하였다(그림 9-1. 표 9-3).

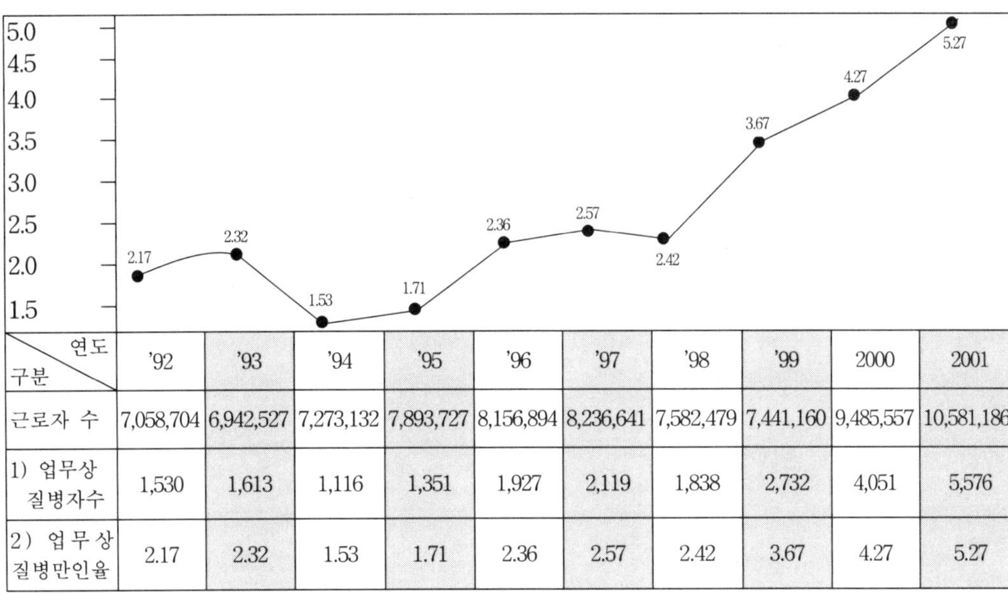

연도 / 구분	'92	'93	'94	'95	'96	'97	'98	'99	2000	2001
근로자 수	7,058,704	6,942,527	7,273,132	7,893,727	8,156,894	8,236,641	7,582,479	7,441,160	9,485,557	10,581,186
1) 업무상 질병자수	1,530	1,613	1,116	1,351	1,927	2,119	1,838	2,732	4,051	5,576
2) 업무상 질병만인율	2.17	2.32	1.53	1.71	2.36	2.57	2.42	3.67	4.27	5.27

1) 업무상질병자수 = 업무상질병 요양자 + 업무상질병 사망자
2) 업무상질병 만인율 = 업무상질병자수 / 근로자수 × 10,000

그림 9-1. 연도별 업무상질병자 추이

표 9-3. 업무상 질병 자 비교

구 분	총계	직업병							작업관련성 질병				
		소계	진폐	난청	금속 및 중금속 중 독	유기 용제 중독	특정화학 물질중독	기타	소계	신체부담 작 업	뇌·심 질 환	요통	기타
2000[1)]	4,051	892	435	261	16	19	32	129	3,159	487	1,950	522	138
2001	5,576	1,538	957	287	25	45	32	192	4,038	778	2,192	820	248
증 감	1,525	646	522	26	9	26	0	63	879	291	242	298	48

※ 업무상질병자란 근로복지공단에서 산재보상지급 결정된 자이며, 산재보상인정범위가 확대됨에 따라 예방목적에 적합한 통계를 산출하기 위하여 '99년부터 업무상 질병을 아래와 같이 '직업병'과 '작업관련성 질병'으로 구분

· 직업병 : 작업환경중 유해인자와의 관련성이 뚜렷한 질병(진폐, 난청, 중금속중독, 유기용제중독, 특정화학물질 중독 등)

· 직업병 기타 : 물리적 인자, 이상기압, 세균 바이러스 등

· 작업관련성 질병 : 개인질병 등 업무외적 요인과 복합적으로 작용하여 발생하는 질병(신체부담작업, 뇌·심질환, 요통 등)

· 작업관련성질병 기타 : 과로, 스트레스, 간질환 등으로 인한 질환 등

※ 경견완장해(經肩腕障害) : 목, 어깨, 팔 부위에서 후두부와 손가락 끝에 이르기까지 저리고, 아프고, 마비되는 증상

1) 산업재해통계 개선의 일환으로 2000년도 통계산출부터 한국산업안전공단에서 근로복지공단의 전산입력자료 중 발생형태가 '기타', '분류불능'인 자료에 대하여 재해발생 내용을 정밀검토하여 재분류하였으며, 2001년도에는 사고와 질병구분이 모호한 「과다동작」을 추가하여 재분류하였음. 또한 2001년도에 업무상 질병자에 대한 자료도 정밀 검토하여 재분류 하였음. 이에 따라 2001년도 통계산출시 전년동기 대비를 위한 동일기준의 통계산출을 위하여(시계열성 유지) 2000년도 자료에 대하여도 재분류하였으므로 「2000 산업재해분석」상의 2000년도 통계치와 차이가 발생하는 점에 유의

3) 직업병 예방대책

직업병을 예방하기 위해서는 직업병 발생의 직접, 간접적인 원인이 될 작업조건, 환경조건, 개체조건을 검토하고 채용 시 건강진단, 적성배치와 정기건강진단 등 건강관리를 실시하여 다음과 같이 직업병의 예방대책을 세울 수 있다. ① 생산기술 및 작업환경을 개선하여 유해물질의 발산을 철저하게 관리하며, 안전하고 건강한 노동환경을 확립하고 ② 근로자들을 새로 채용할 때부터 의학적으로 관리하여, 유해물질로 인한 이상소견을 될수록 일찍 발견하여 적절한 조치를 강구할 것이며 ③ 개인위생관리를 잘 함으로써 근로자가 유해물질에 폭로되어 그 영향을 받지 않도록 하는 것으로 크게 나눌 수 있으며, 유해물질에

의한 건강장해의 발생경로와 그 방지대책은 그림 9-2와 같다.

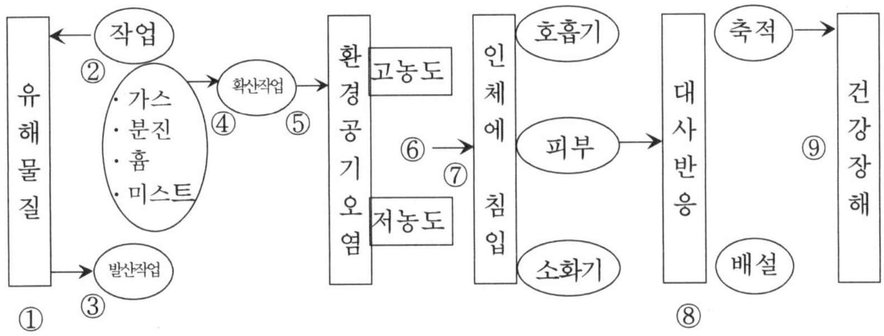

① 유해물질의 제조·사용금지, 유해성이 적은 물질로 전환
② 생산공정, 작업방법의 개선에 의한 유해물질의 발산방지 — 생산기술적 대응 (공학적대책)
③ 설비의 밀폐화, 자동화, 원격조작, 유해공정의 격리
④ 국소배지장치에 의한 오염물질이 확산방지
⑤ 전체 환기장치에 의한 오염물질의 희석 배출
⑥ 작업환겨측정에 의한 관리상태의 체크
⑦ 임시작업 등에 대해 보호구 사용에 의한 인체에 침입방지 — 환경개선기술 (공학적대책)
⑧ 채용시의 특수건강진단실시에 의한 적정배치
⑨ 정기적인 특수 건강진단실시로 이상의 조기발견과 치료 — 의학적 대책
⑩ 부주의, 부적당한 작업방법 작업자세 등에 의한 이상폭로 방지 — 교육적대책

그림 9-2. 유해물질에 의한 건강장해의 발생경로와 그 방지대책

직업성 질환을 예방하는 데 있어서는 산업의학자 뿐만 아니라 위생공학자, 근로자, 사업주가 서로 협심하여 노력하고, 특히 기업주의 적극적인 관심과 참여가 요망되며, 직업병 예방사업을 적극적으로 지원해 주어야 할 것이다.

4. 산업장 보건관리

현대산업사회에 있어서 근로자의 건강은 유해요인의 질적, 양적 증대와 아울러 물리적, 화학적, 생물학적 제반요인에 의해 정신적, 육체적, 그리고 사회적으로 많은 문제점을 안고 있다. 노동에 있어서 근로자의 건강과 질병의 문제는 오래 전부터 사회과학 및 의학적 견지 에서 주목되어 왔으며, 근대의학의 발전 속에서 근로자들의 건강문제는 산업보건분야에서 중요한 부분을 차지하고 있다. 근로자의 질병을 사전에 예방하고 질병자를 조기에 발견함으로서 치료를 통해 사회에 복귀시키고 작업조건을 근로자에게 적합하도록 하기 위한 산업보건업무는 작업환경관리, 작업관리, 건강관리, 산업보건교육, 산업보건관리체제의 운영 등으로 구분할 수 있으며 산업보건관리 구분 및 직무는 그림 9-3과 같다.

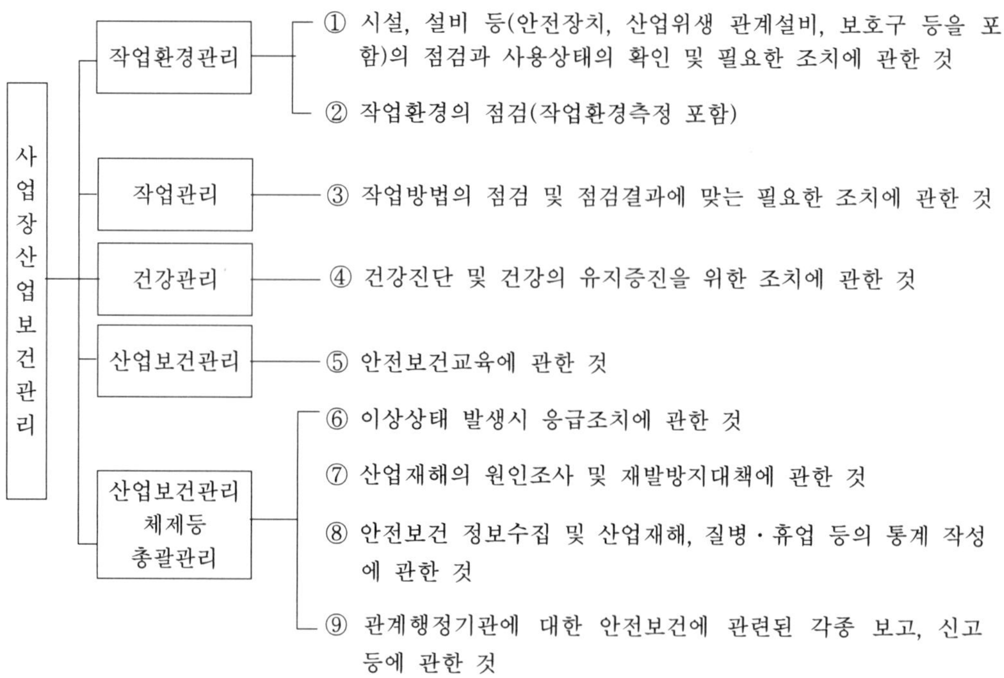

그림 9-3. 산업보건관리 구분 및 직무

1) 작업환경관리

작업환경관리는 작업환경중의 각종 유해요인을 제거하고 쾌적한 작업환경을 유지하는 것을 목표로 하는 것이며 작업장에서 근로자 건강장해를 예방하기 위해 가장 우선해서 추진해야 할 근본적인 대책으로 작업환경관리의 기본이 되는 진행흐름은 그림 9-4와 같다.

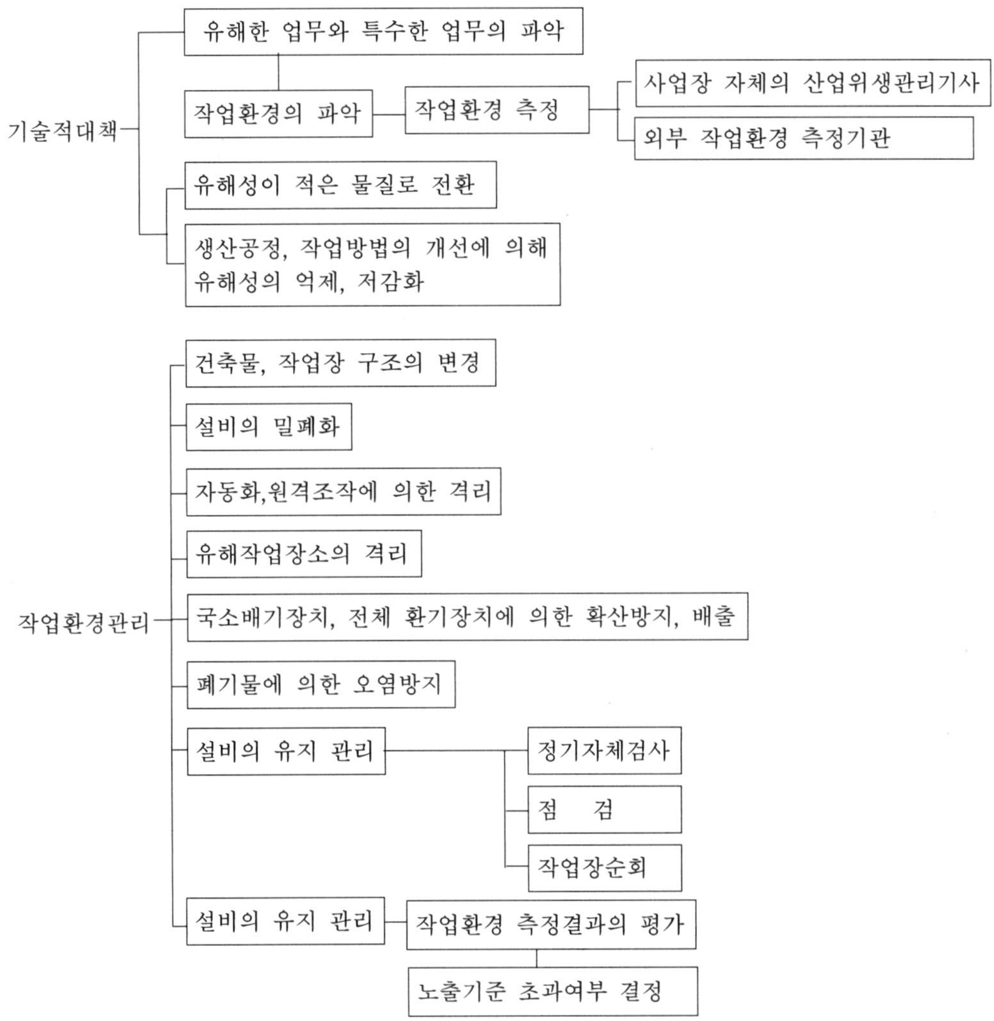

그림 9-4. 작업환경관리의 흐름

2) 작업관리

유해한 물질이나 유해한 에너지가 근로자에게 미치는 영향은 개별 근로자의 작업내용에 따라 다르며, 또한 같은 작업내용이라도 작업방법에 따라 달라지며 작업환경자체도 작업방법에 의해 큰 영향을 받는다고 할 수 있다.

이러한 요인을 적절히 관리함으로써 작업환경과 근로자의 건강에 미치는 영향을 가능한 최소화 할 수 있는 것이 작업관리이며 작업환경관리, 건강관리와 연계하여 적용하는 것이 바람직하며 작업관리의 진행방법으로는,

① 작업에 의한 유해요인의 발생을 방지한다.

② 노출 최소화를 위해 적절한 작업순서, 작업방법을 정하고 철저히 이행하도록 한다.

③ 작업부하, 불량한 작업자세 등에 의해 인체에 미치는 나쁜 영향을 작업방법의 변경 등에 의해서 개선한다.

④ 유해에너지의 발생이 적은 공구 등의 사용에 의해 인체에 대한 노출을 최소화한다.

⑤ 보호구사용에 의해 인체에 대한 노출을 최소화한다.

위와 같은 방법으로 노출을 억제하기 위한 대책을 검토하고 실시하는 것이 필요하며, 개인차를 근거로 한 대책을 수립하여야 한다. 작업관리의 흐름은 그림 9-5와 같다.

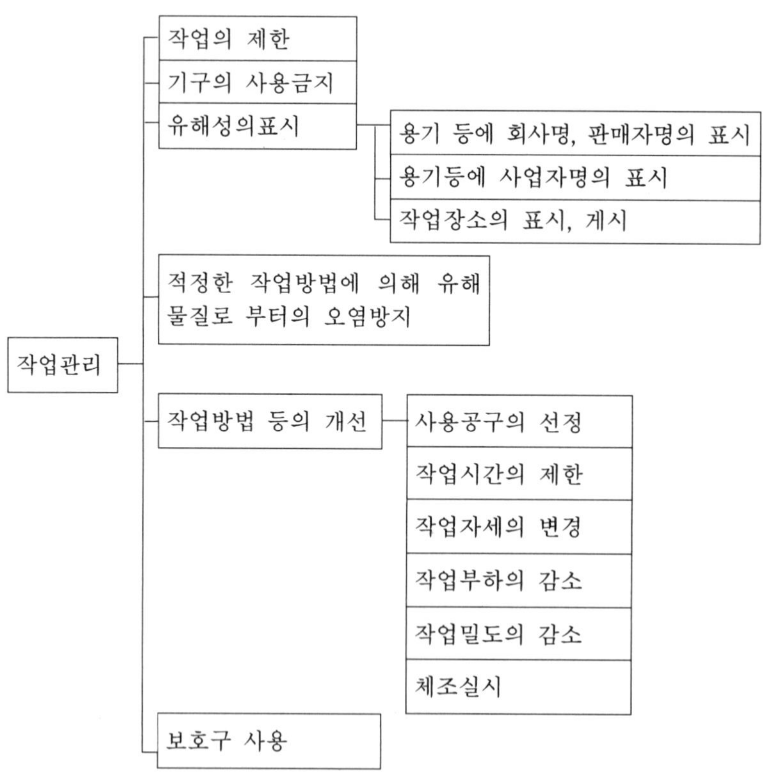

그림 9-5. 작업관리의 흐름

3) 건강관리

건강관리는 건강진단 및 그 결과를 근거로 한 사후조치를 비롯해 더 나아가 일상생활 속의 건강상담, 건강지도까지를 포함한 광범위한 내용을 포함하는 것으로 우선 건강진단을 행하고 건강상태를 조사하며, 이상이 있는 경우에는 정밀건강진단을 실시해서 건강관리구분을 결정한다. 건강관리 구분 상 문제가 있을 경우에는 추적검사를 한다든지 의학적 치료를 행하는 동시에 이상의 원인이 되는 작업환경요인이나 작업방법에 대해서 적절한 개선조치를 강구해야 한다.

그리고 건강진단에서 분명한 건강장해가 발견되지 않는 경우라도 작업환경과 작업방법이 근로자의 건강에 영향을 미칠 수 있는 잠재적 변화가 일어나는 경우도 있으므로 유해물질에 대한 노출량의 저감, 작업방법의 개선 등에 의해 건강장해를 미연에 방지하는 것이 중요하며, 작업환경관리 및 작업관리와 유기적으로 연계하여 추진하는 것이 바람직하다. 건강관리의 기본이 되는 흐름은 그림 9-6과 같다.

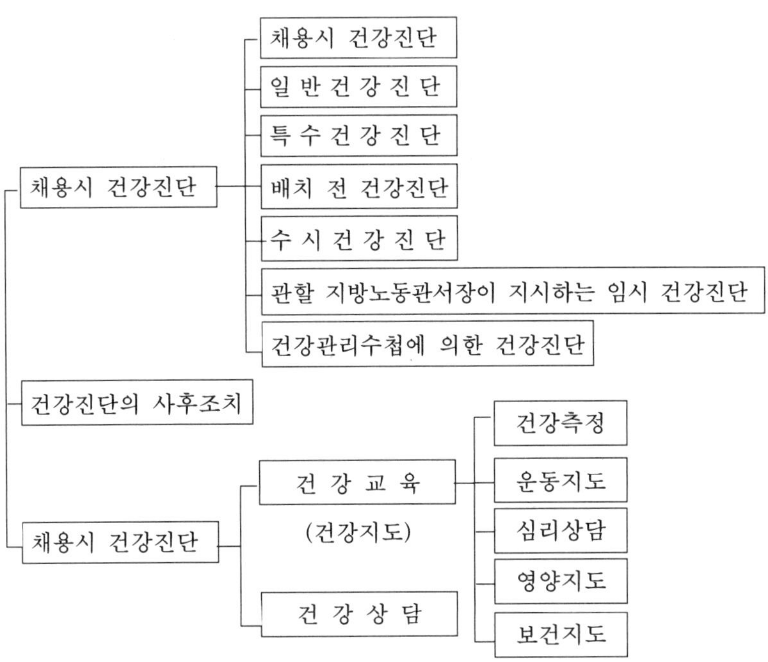

그림 9-6. 건강관리의 흐름

(1) 건강진단

건강진단은 사업장 근로자의 질병을 조기에 발견하여 신속히 조치함으로서 근로자의 건강 유지 및 증진에 기여함을 목적으로 실시하며, 법령을 근거로 한 건강진단의 종류는 다음과 같다.

① 채용시건강진단 : 근로자를 신규로 채용하는 경우 작업에 배치하기 전 실시.
② 일반건강진단 : 상시 사용하는 근로자에 대하여 주기적으로 실시.
③ 특수건강진단 : 유해한 업무에 종사하는 근로자에 대하여 실시.
④ 배치 전 건강진단 : 신규채용 또는 작업 부서의 전환으로 특수건강진단 대상업무에 종사하는 근로자에 대하여 실시.
⑤ 수시건강진단 : 특수건강진단 대상업무로 인하여 유해인자에 의한 직업성천식, 직업성 피부염 기타 건강장해를 의심하게 하는 증상이나 의학적 소견이 있는 근로자에 대하여 실시.
⑥ 임시건강진단 : 유해인자에 의한 자각 및 타각증상이 발생하는 등의 경우에 중독 여부, 질병이환 여부 또는 질병발생 원인 등을 확인하기 위하여 지방 노동관서장 명령에 의해 실시.

건강진단실시결과 건강관리구분은 표 9-4와 같다

표 9-4. 건강관리구분

건강관리구분		건강관리구분 내용
A		건강관리상 사후관리가 필요없는 자(건강자)
C	C_1	직업성 질병으로 진전될 우려가 있어 추적검사 등 관찰이 필요한 자(요관찰 자)
	C_2	일반 질병으로 진전될 우려가 있어 추적관찰이 필요한 자(요관찰자)
D_1		직업성 질병의 소견을 보여 사후관리가 필요한 자(직업성 유소견자)
D_2		일반 질병의 소견을 보여 사후관리가 필요한 자(일반질병 유소견자)
R		일반건강진단에서의 질환의심자(제2차 건강진단 대상자)

※ 특수건강진단·배치 전 건강진단·수시건강진단 또는 임시건강진단을 실시한 결과 '요관찰자(C)'로 판정하는 경우에는 C_1과 C_2를 구분하여야 한다.

※ 특수건강진단 건강관리구분 판정을 할 수 없는 근로자에 대한 분류(U) : 특수 건강진단 선택 검사항목 추가검사 대상임을 통보하였으나, 당해 근로자의 퇴직 등의 사유로 당해 검사가 이루어지지 않아 건강관리분의 판정을 할 수 없는 근로자에 대해서는 'U'로 분류한다.

(2) 사후관리

건강진단 실시결과 발견된 질병이환자 또는 건강이상자에 대해서 적절한 조치를 하는 것은 건강진단의 기본이며, 어느 정도의 소견이 있는 근로자에 대해서는 정밀검사를 실시하고나서 건강관리구분을 결정할 필요가 있고 그 결과 관찰을 요하는 자 또는 치료를 요하는 자가 있을 경우에는 건강을 유지보존하기 위해 필요하다면 작업장소의 변경, 작업전환, 근로시간의 단축 취업금지 등 조치를 강구해야 한다. 근로자 건강진단의 사후관리는 그림 9-7과 같다.

- 건강진단의 조치사후
  - 의학적 조치
    - 건강관리구분의 결정
    - 요치료자의 조치
      - ·취업제한
      - ·치료인에게 소개, 기타 치료상담, 지도
      - ·치료경과의 파악→복직의 판단
    - 유소견자의 조치
      - 취업장소의 변경, 작업내용의 변경, 근로시간의 단축, 보건지도, 산업보건교육의 실시
  - 환경관리적 조치
    - 건강진단결과와 작업환경과의 관계를 조사검토
    - 작업환경측정→ 환경개선
    - 보호구의 검토, 정비, 적정사용의 검토
  - 사무적 조치
    - 건강진단개인표의 작성, 정리
    - 건강진단 결과의 통지
    - 건강진단 경과서의 보고
    - 업무상 질병인정을 위한 수속

그림 9-7.

(3) 건강관리수첩 교부

장기간잠복기를 거쳐 발병하는 석면 등 11종의 유해물질을 제조, 취급하는 업무에 일정기간 종사한 근로자를 대상으로 정기적으로 무료 건강진단을 실시하여 직업병으로 이환을 조기에 예방하기 위하여 건강관리 수첩을 교부하며 수첩소지자는 해당 유해인자에 대해

매년 1회 이상 특수건강진단을 무료로 수진 할 수 있다.

4) 산업보건교육

산업보건교육은 건강을 유지증진하기 위한 지식을 제공하며 그것을 일상작업과 생활 속에 실천할 수 있도록 근로자에게 동기를 부여하는데 목적이 있다.

교육을 추진할 때는 작업환경관리 및 건강관리에 대해서 올바르게 이해시키는 것이 중요하고 건강장해를 일으키는 유해요인에 대한 지식과 그 대책을 알려 주며 올바른 작업을 수행하도록 교육하는 한편 1일 24시간 근로를 포함한 생활 속에 있어서 개인의 건강문제이기도 하다는 것을 이해시킬 필요가 있다. 산업보건교육의 전체적인 흐름은 그림 9-8과 같다.

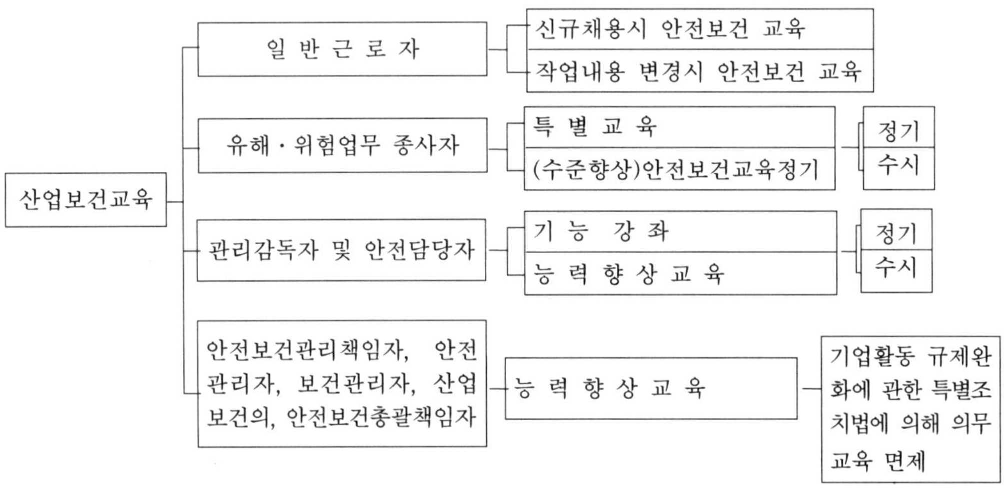

그림 9-8. 산업보건교육

5) 산업보건관리체제

산업보건관리는 산업장의 작업환경관리, 작업관리, 건강관리 등을 원활히 효과적으로 추진하는 것이며 이를 위해서 산업보건관리체제의 확립이 필요하기 때문에 산업안전보건법에서 산업장의 산업안전보건을 조직적으로 확보할 수 있도록 제도화하고 있다. 사업장의 안전보건관리체제는 그림 9-9와 같다.

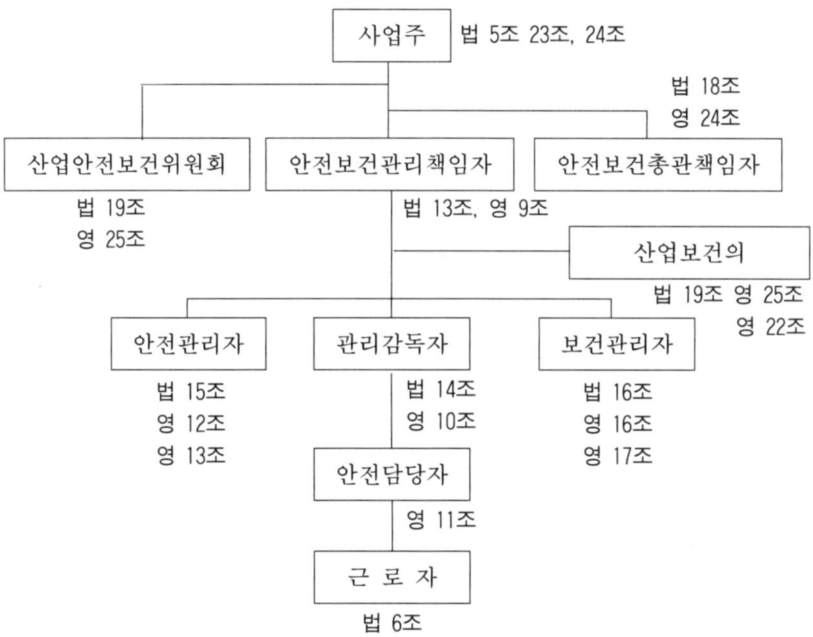

그림 9-9. 사업장 안전보건 관리체제

제10장

인구와 보건

1. 인구의 개념

인구를 대상으로 하는 학문이 인구학이며 엄밀한 의미에서 인구학(population study)과 인구분석학(demography)으로 나눈다.

인구학은 한 지역사회의 인구에 대한 정태적(靜態的) 및 동태적(動態的) 특성을 규명하는 학문이고, 인구분석학은 인구의 구성과 크기의 변화를 수학적 및 통계학적 방법에 따라 분석하고 평가하는 학문이다.

인구는 출생, 사망, 이동에 의하여 변하며, 이들 3요소를 인구변수(components of population variables)라 한다.

1) 맬더스주의(malthusism)

Malthus의 초기 이론은 "인간의 생존에는 식량이 필수조건이며, 남녀간의 성의 욕정은 인간의 본능으로서 계속해서 지속될 것이다"라는 두 가지 전제하에 인구는 기하급수적으로 증가하는 데 반해 식량은 산술급수적으로 증가하여 인구 압력이 크게 작용할 것이며, 결국 식량부족이나 기근, 질병 및 전쟁 등의 인구 문제가 발생될 것이라는 것이었다.

1862년의 후기 이론은 인구는 첫째, 생존수단(식량)에 의해 필연적으로 제한되어지며, 둘째, 인구는 매우 강력한 어떤 억제요인이 없는 한, 생존수단이 있는 한 변함 없이 증가할 것이고, 셋째, 이러한 강력한 인구 압력을 저지하고 생존수단의 수준에 영향을 미치는 인구억제책으로서 예방적 억제책과 적극적 억제책을 제시하였다. 예방적 억제책(preventive check)으로는 만혼(여자가 30세 이후에 결혼)과 금욕 같은 도덕적 절제 방법을 제시하였다. 맬더스는 적극적 억제정책(positive check)인 피임법을 사용하는 것을 종교적 이유로 반대하였다.

2) 신맬더스주의(neo-malthusism)

신맬더스주의는 맬더스의 인구론을 지지하면서 피임 방법을 수용하는 주의이며, 학자로는 Francis Place(1771~1854)가 있다. 맬더스는 인구증가의 예방적 억제책으로 만혼, 금욕 등을 제시하였는데, 이는 현실적으로 실행되기 어렵기 때문에 그 후 많은 사람이 이를 비판하면서 인구억제정책으로 피임법을 중시하고 이를 적극적으로 권장하였다.

3) 적정인구론(optimum population theory)

적정인구의 개념은 플라톤 등에 의해 처음 제시되었고 E. Cannan(1861~1935)에 의해 처음으로 이론화되어서 1920년대와 1930년대에 많은 주목을 받았다.

적정인구 이론은 인구와 자원과의 관련성에 근거한 이론으로서 그 나라의 사회, 경제적인 여건하에 국민 개개인이 최대의 생산성을 유지하여 최고의 삶의 질을 유지할 수 있는 인구를 적정인구라 하였다. 즉, 그 나라의 1인당 소득이나 생산성이 최대가 될 수 있는 인구규모를 적정인구라 하는 것이다.

4) 안정인구론(stable population theory)

현대 인구통계학 이론으로서 1925년 미국의 Alfred J. Lotka가 발표한 이론이다. 이 이론은 인구 이동이 없는 폐쇄인구(closed population)에서 어느 지역의 인구의 성별, 연령별 사망률, 출생률이 변하지 않고 오랫동안 지속되면 인구구조는 변하지 않고 일정한 인구를 유지하는 안정인구가 된다는 것이다.

2. 인구의 구조와 현황

1) 인구조사

인구조사는 인구정태조사와 인구동태조사가 있다.

① **인구정태**(state of population)란, 일정 시점에 일정 지역의 인구의 크기, 자연적 구조(성별, 연령별), 사회적 구조(국적별, 가족관계별), 경제적 구조(직업별, 산업별)에 관한 조사이다.

② **인구동태**(movement of population)란, 어느 기간에 인구의 변동요인, 즉 출생, 사망, 전입, 전출 등에 관한 조사를 말한다.

③ **국세조사**(national census)는 근대적의미의 국세조사를 최초로 실시한 국가는 1790년 미국이라 할 수 있으며, 우리나라에서는 고조선시대부터 호구조사가 있었던 것으로 알려졌으나 호구조사가 제도화된 것은 삼국시대 이후인 것으로 보이고, 근대적 의미의 국세조사는 1925년 간이국세조사가 처음이었으며, 현재는 매 5년마다 실시하고 있다. 국세조사 방법은 현재 인구조사와 상주 인구조사 방법이 있으며, 인구조사의 기준은 1년중 중앙 일인 7월 1일 자정을 기하여 조사하는 연앙인구를 사용하고 있으며, 연앙일이 아닌 다른 날에 조사한 경우는 조사일을 표시하도록 되어 있다.

2) 세계 및 우리나라 인구 추세

(1) 세계 인구 증가 추세

세계인구는 1750년에 8억명이던 것이 1930년에는 20억 인구로 증가되어, 그 후부터 겨우 45년만인 1975년에 가서 또 다시 두 배인 40억 인구가 되었다. 세계인구 증가율을2%로 계속된다고 보면 매년 8,000만명씩 증가하여 2,050년대의 세계인구는 100억에 달할 것이라는 추정이 있다.

표 10-1. 1,000년 동안 세계 인구의 지역적 분포변화

(단위 : 백만)

지 역	1000	1600	1800	1900	1960	2000
	(%)	(%)	(%)	(%)	(%)	(%)
아시아와 대양주	165(60)	279(57)	599(66)	921(57)	1,701(56)	3,580(59)
유럽(소련포함)	47(17)	102(21)	192(21)	423(26)	638(21)	826(13)
아프리카	50(18)	90(19)	90(10)	120(8)	273(9)	851(14)
아메리카	13(5)	15(3)	25(3)	144(9)	425(14)	863(14)
전 세 계	275(100)	906(100)	906(100)	1,608(100)	3,037(100)	6,120(100)

(2) 우리나라의 인구

우리나라의 총인구는 1990년 4,300만명이 2020년에는 5,200만명이 되고, 평균연령은 같은 해에 각각 29.5세에서 39.5세가 되며, 평균수명은 69세에서 78세가 될 것으로 추계하였다. 특히, 유년인구는 1,100만명에서 900만명으로 감소하고, 노년인구는 220만명에서 690만명으로 크게 증가될 것으로 추정하였다.

통계청(1999)에 의하면 북한의 총인구는 1997년 기준으로 2,208만 2천명으로 남한 인구의 47% 수준이고, 평균수명도 남자 59.8세, 여자 64.5세로서 남한보다 10세 이상 낮으며, 성비도 남한이 101.6인데 비하여 북한은 96.1로 여성이 남성보다 많은 것으로 보고되었다.

유엔인구기금(UNFPA)의 2000년 남・북한 인구통계 조사 보고서에 의하면 남한(4천680만명), 북한(2천400만명)이며 남・북한 합쳐서 7천90만명으로 집계되었다.

3) 인구의 구조형

인구구조 중에서 성별 및 연령별 인구구조를 기본 인구구조라고 한다. 인구구조를 표시할 때는 가로축에 수량을 표시하고 세로축에 연령을 표시하며, 남자의 수량 표시는 왼쪽에, 여자의 수량 표시는 오른쪽에 한다.

① **피라밋형**(pyramid type) : 높은 출산력과 사망력을 지닌 인구가 증가하는 구조로서 후진국형이다. 인구증가형, 발전형(progressive form)이라 하며, 0~14세 인구가 50세

이상 인구의 2배 이상일 경우이다.

② 종형(bell type) : 저출생률과 저사망률로 인구증가가 정지되는 인구정지형(stationary form)으로 선진국형이다. 14세 이하의 인구가 50세 이상의 인구의 2배 정도이다.

③ 항아리형(pot type) : 출생률이 사망률보다 낮아 인구가 감소하는 형(regressive form)이다. 14세 이하의 인구가 50세 이상의 인구의 2배 이하이다.

④ 별형(star type) : 인구 특히, 생산연령층의 인구가 많이 모여들고 있는 도시인구의 정형으로 유입형(accessive form)이다. 이 유입형의 특징은 15~49세 인구가 전인구의 50%를 넘는다.

⑤ 호로형(gourd type) : 생산연령층의 인구가 많이 유출되어 있는 농촌인구의 정형으로 유출형(recessive form)이며 기타형(guitar type)이라고도 한다. 도시형과는 반대로 15~49세 인구가 전 인구의 50% 미만이다(그림 10-1).

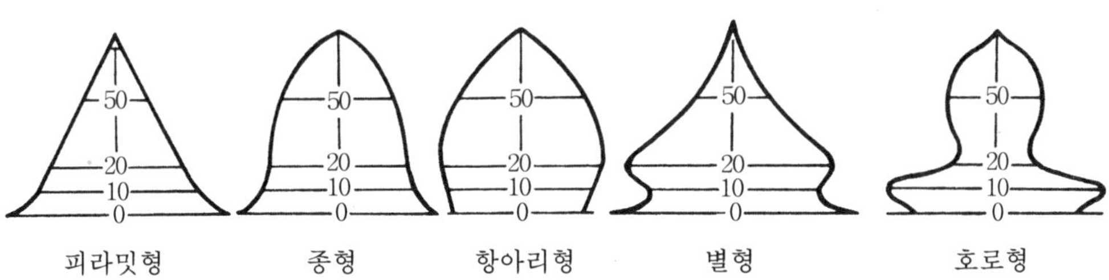

그림 10-1. 다섯 가지 인구형

3. 인구지표

1) 인구구조 지표

(1) 성 비

성별 구성비를 표시한 방법을 성비(sex ratio)라 하며, 이는 여자 100에 대한 남자 인구

비로 표시한다. 일반적으로 출생시 성비는 여아 100에 대하여 남아는 105 전후지만 영아 사망률은 여아보다 남아가 많아서 30세 전후가 되면 남녀성비가 비슷하게 되며, 노년기에 가면 남자의 사망률이 높아져서 노년인구는 여자가 많아지는 경향이 있는데, 우리나라는 40세 이후부터 많아진다.

(2) 연령구성비

연령별 인구구성은 1세 미만의 영아인구, 1~14세까지의 소년인구, 15~64세까지의 생산인구, 65세 이후의 노년인구로 분류할 수 있으며, 소년인구를 유아인구·학령기 전·학령기로 세분하기도 하며, 생산인구는 청년인구·중년인구·장년인구로 구분하기도 한다.

(3) 부양비

인구구성에 있어 사회, 경제적으로 의미가 있는 지표로서 부양비(dependency ratio)가 있다.

$$\text{부양비} = \frac{\text{14 이하의 인구수} + \text{65세 이상의 인구수}}{\text{15$\sim$64세 인구수}} \times 100$$

4. 인구증가와 보건

인구에 관련된 문제, 특히 인구증가와 관련된 문제는 환경오염, 자연자원의 고갈, 에너지 문제, 식량 문제 등 수없이 많다. 그러나 학자에 따라서는 이러한 점을 3P, 즉 population(인구), poverty(빈곤), pollution(오염) 현상이라고 표현하기도 하고, 식량에 역점을 두어 3M complex 즉, malnutrition(영양부족), morbidity(질병이환), mortality(사망)의 문제로 제시되기도 한다.

또한 인구의 질적 문제로는 인구 역도태현상, 열악한 유전 등과 연령별·성별·사회계층구성 등의 질적 불균형 문제를 들 수 있다.

1) 모성보건의 문제

2) 보건의료 시설의 문제

3) 도시화의 문제

4) 영양상태 및 환경오염 문제

5. 가족보건

1) 가족계획의 정의 및 목적

가족계획(family planning)이란, 한 가정에서 가장 알맞는 수의 자녀를 계획적으로 출산함으로써 가족 전원이 건강하고 명랑한 환경 속에서 행복한 가정생활을 영위하는 것을 의미한다. 즉, “가지고 싶은 수 만큼의 자녀를 낳고 싶을 때 낳도록 하자”는 것이다.

따라서, 가족계획이 지향하는 목표는 첫째, 불임증 부부에 대하여는 임신을 도모하며, 둘째, 임신이 가능한 부부에 대하여는 미리 계획을 세워, 낳고 싶을 때 낳게 하는 데 있으므로 부부의 개별 사정이나 생활능력 등을 고려하여, 이에 알맞도록 ① 초산연령, ② 자녀수, ③ 출산간격, ④ 단산연령 등을 결정하고, 셋째, 출산한 자녀에 대해서는 건전한 국민생활을 영위하도록 하는데 있다.

따라서 가족계획의 목표는 인구조절 이외에 보건적인 필요성이나 인권 향상을 위한 목표를 위해 설정되어야 한다.

2) 가족계획 방법

(1) 가족계획 내용

초산연령은 25세 이전이 바람직하며 그 이유는,

· 초산이 늦을 수록 난산, 기형아 분만, 고위험임신 및 사망의 빈도가 높아진다.
· 불임증을 조기발견하여 조기대책이 가능하다.
· 자녀수와 터울조절이 더 쉽다.

단산연령이 36세 이전이 바람직하며 그 이유는,

· 36세 이후에는 자궁암이나 자궁근종으로 불임증이 될 경향이 높다.
· 자녀 양육의 임무는 비생산 연령이 되기 전에 마칠 수 있다.
· 노산으로 인한 난산, 기형아 분만 등의 위험을 줄일 수 있다.

출산 간격은 2~5년 사이가 바람직하며 출산 간격이 짧을 수록 미숙아 분만율이 높고 태아 및 영·유아사망률도 높다.

자녀수는 부모의 건강, 경제능력, 가정환경 등을 고려하여 적정 자녀수를 정하는 것이 좋고, 일반적으로 1~2명의 자녀가 바람직하다.

임신기간 동안 산모의 정신적, 신체적 건강이 태아에게 많은 영향을 미치며, 불구아, 기형아, 저능아 출산 원인은 유전적인 요인뿐만 아니라 임신 중의 부주의나 질병에 의한 원인도 비중이 크다.

(2) 피임 방법

① 일시적 피임법

일시적 피임법으로는 남성용으로 콘돔과 성교 중절법이 있고, 여성용으로는 먹는 피임약, 자궁내 장치, 월경주기 이용법, 다이아프램, 자궁경관 캡 피임법, 질세척법 등이 있다.

※ 콘돔(condom) : 1876년 수태조절을 위한 방법으로 보급되기 전에는 성병예방의 목적을 위해 사용되었다. 거의 완전하게 피임이 된다고 알려져 있으나, 파손된 콘돔 사용시나 사용상 부주의로 실패할 우려가 있다.

- 장점 : 피임이 간편하고 비용이 싸며, 인체에 해가 없고, 성병예방에 효과적이다. 특히, 피임의 확실성을 눈으로 볼 수 있다.
- 단점 : 다소 성감이 둔해질 수 있으며, 접촉감이 부족하고, 장기사용시 외상으로 인한 질염을 일으킬 수 있다.

② 성교중절법

남성이 사정 직전상태에 이르렀을 때 음경을 질밖으로 빼내어 외부에서 사정하는 방법으로 정자의 질내 삽입을 방지하는 것으로 일명 질외사정법이라고도 한다.

- 장점 : 특별한 피임도구가 필요없다.
- 단점 : 남자의 강한 자제력이 요구되므로 정신적 부담이 크며, 여자에게는 드물게 불감증을 초래할 수 있다.

③ 먹는 피임약(oral pill)

먹는 피임약의 기본 원리는 난소에서의 배란 작용을 억제하는 것이다. 이외에도 자궁내막에 변화를 일으켜 설사 수정이 되었다 하더라도 착상을 방해하며 경관 점액에도 변화가 일어나 정자의 운동을 억제하므로 자궁내로의 정자의 이동을 방해한다.

먹는 피임약을 방법대로 복용하면 임신의 가능성이 거의 없는 성공률이 높은 피임법이다.

- 장점 : 피임효과가 우수한 것이 장점이며, 월경주기가 조절된다.
  - 성생활과 무관하게 사용할 수 있으며, 월경량이 감소하고 월경통이 없어지며, 월경전 긴장증상이 감소하고, 자궁체암이나 난소암의 발생 가능성이 적어진다.
- 단점 : 다소 부작용을 호소하는 경우가 있다. 부작용은 소화기장애(오심, 구토, 소화불량), 자궁부정출혈, 월경과다 및 월경감소, 무월경, 유방동통, 체중의 증가 및 감소이다.
- 금기증 : 자궁, 난소 및 질의 암, 유방암, 급성 및 만성 간질환, 혈전 및 혈색증의 병력, 당뇨병, 고혈압, 우울증 등이다.

④ 자궁내 장치(intra-uterine contraceptive device ; I.U.D.)

특별히 제조된 피임용 기구(루프)를 자궁 내에 삽입하여 피임하는 방법으로 가장 많이 사용되는 방법 중의 하나이다. 이 장치를 삽입하면 더 이상 피임에 신경쓸 필요가 없어 간편하고 경제적이다.

루프를 자궁 내에 삽입하면 자궁속 환경을 변화시켜 수정된 난자의 착상을 방지하고 정자의 운동성을 저하시키는 것으로 알려져 있다.

- 장점 : 1회 삽입에 장기간 피임이 가능하며. 성생활에 무관하고 간편하며 경제적이다
- 단점 : 부작용은 심하지는 않아 I.U.D. 자체의 제거로 해결될 수 있으며, 부정자궁출혈,

대하, 동통, 골반장기 감염, 자궁천공 등이다.

(3) 영구적 피임법

① 정관결찰술(vasectomy)

남성의 정관부위를 절단 결찰하여 고환에서 만든 정자의 통로를 폐쇄시키는 방법이다. 국소마취로 하는 조작이 간단하고 안전한 수술이다. 수술 후에는 정자는 생성되지만 배출되지 못하므로 그대로 재흡수된다.

② 난관결찰술(tubal-ligation)

여성에게 시행하는 영구피임법으로 복강경 난관 불임술과 미니 난관수술이 있다.

- 복강경 난관 불임술(laparoscopic tubal sterilization) : 배꼽 바로 밑에 1cm 이내로 피부만 절개하고 복강경이라는 특수한 기구를 넣어 난관의 일부를 폐쇄시킴으로써 정자와 난자가 결합하는 것을 방지하는 수술이다.
- 미니 난관수술 : 미니랩 혹은 타이니랩이라고도 하는데, 이 수술은 2~2.5cm 정도 절개하고 난관이 노출되게끔 하여 결찰하고 절개부위를 봉합하는 수술이다. 단시간 내에 시술할 수 있고 수술 후 2~3시간 안정을 취하고 귀가할 수 있으며, 흉터가 적고 노출되지 않아 미용상 좋다(그림 10-2).

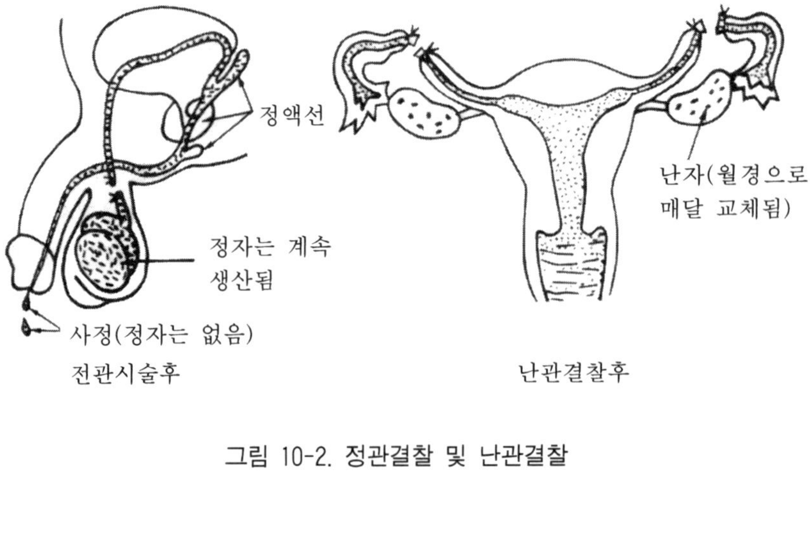

그림 10-2. 정관결찰 및 난관결찰

제11장

보건영양과 건강

1. 보건영양의 개념

보건영양학이란, 지역사회 전 주민의 건강을 위해서 음식물(영양)과 인간과의 관계를 연구하는 학문으로, 지역사회 전 주민의 식생활에 있어서의 결함을 제거하고, 개선하여 영양부족이나 결핍이 없도록 하는 데에 있기 때문에 지역사회 영양학이라고도 한다. WHO에 의한 영양(nutrition)의 정의는 "생명체가 생명을 유지하고 성장, 발육하기 위해서 외부로부터 여러 가지 음식물을 섭취하여 건강한 체조직을 구성하고 에너지를 발생시켜 생명현상을 유지하는 과정이다"라고 하였다.

국민영양관리는 국력향상 및 경제적 발전의 원동력이 되는 가장 중요한 요소로서, ① 국민의 체력 향상과 건강유지 ② 근로자의 작업능력 향상 및 정신적 안정과 작업의욕의 고취로 생산성을 향상시킬 수 있으며, ③ 질병이환율의 감소 및 결핍증 예방과 사망률을 감소시키는 등의 목적을 실현해 간다는 점에서 국민영양관리는 대단히 중요하다.

2. 영양과 영양소

영양소(nutrient)는 생물의 성장과 생활을 계속 영위할 수 있도록 하는 물질로서, 열량소와 조절소, 구성소 3종류로 구분할 수 있다.

① **열량소** : 에너지 생산의 급원이며 탄수화물(4kcal/1g), 단백질(4kcal/1g), 지방(9kcal/1g) 등으로 구성되어 있다.

② **구성소** : 음식을 통해 영양소를 섭취하여 필요한 물질을 재합성하고 조직을 구성하며, 소모된 물질을 보충한다. 신체에서 구성소의 역할을 하는 주영양소로는 단백질, 지질 및 무기질이 있다.

③ **조절소** : 생명체에서 일어나는 대사과정이나 효소, 호르몬 생성에 관여하며 단백질, 무기질, 비타민 등이다.

1) 5대 영양소

(1) 탄수화물(carbohydrate)

당질의 포도당은 야채, 과일에 많이 들어 있으며, 혈액 중에 약 0.1% 함유되어 있고, 잉여의 포도당은 글리코겐으로 저장된다. 당질은 체내에서 1g당 4kcal의 열량을 내는 열량소의 역할을 주로 하기 때문에 흔히, 체중을 감소시키는 경우에 당질을 제한하는 경우가 있는데, 이러한 경우 여러 가지 비정상적인 증후가 생긴다. 즉, 오랫동안 기아상태로 인해 발생되는 여러 가지 영양장애 증상, 허약, 피로, 탈수현상을 가져온다. 따라서 당질은 에너지원일 뿐 아니라 필수 영양소이므로 1일 60~100g의 당질은 섭취해야 한다.

(2) 단백질(protein)

생체 내에서 단백질의 역할은 체조직을 구성하고 보수하기 위해 필수적이다. 단백질은 효소, 호르몬, 신경전달물질, 항체를 생성하고 DNA, RNA 구성물질의 전구체로 작용하며,

체액을 조절하여 완충제의 역할을 하며, 1g당 4kcal의 에너지를 발생한다.

단백질을 구성하는 아미노산의 종류는 약 20여종이 있는데. 신체에서 합성되지 않기 때문에 반드시 식사에서 섭취해야 하는 아미노산을 필수아미노산이라고 한다. 성인의 필수아미노산은 이소루신, 루신, 라이신, 메티오닌, 페닐알라닌, 트레오닌, 트립토판, 발린의 8종류이고 어린이는 히스티딘이 첨가된다.

단백질의 결핍은 성인보다 어린이에게 더 많이 일어나며 이는 어린이가 성장에 필요한 단백질 요구량이 많기 때문이다. 영유아의 단백질-에너지 불량은 2가지가 알려져 있는데, 하나는 단백질의 결핍이 심각한 카시오커(kwashiokor)이고 또 하나는 에너지와 단백질이 모두 결핍된 마라스머스(marasmus)이다.

(3) 지방(lipid)

지방은 농축된 에너지의 급원으로 체내에서 1g당 9kcal의 열량을 내므로, 당질이나 단백질에 비해 열량을 많이 낸다. 지방은 탄수화물이나 단백질보다 위 내에 남아 있는 시간이 길어서 포만감을 주며, 음식의 맛을 좋게 하고, 지용성 비타민의 흡수를 돕는 기능이 있다. 또한 사용하고 남은 에너지는 피하에 체지방의 형태로 축적시켜 체온을 보온하는 중요한 역할을 하기도 하나, 비만을 초래하기도 한다.

콜레스테롤은 뇌, 신경 및 호르몬의 필수 구성성분이나, 과량이 존재할 때는 관상심장병이나 동맥경화증을 일으킨다. 콜레스테롤이 혈관에 많이 부착되어 있으면, 혈관이 딱딱해지고 탄력을 잃어 혈행을 방해하고 혈압을 상승시켜 심장마비를 일으키기도 한다.

(4) 비타민(vitamin)

비타민이란, 생체 안에서 특수한 대사 기능을 수행하기 위하여 매우 소량이 필요한 유기물이다. 생체는 비타민을 합성할 수 없기 때문에 식사를 통해 섭취하여야 한다(비타민 A와 D는 전구체가 있으면 합성할 수 있다).

사람의 영양에 필요한 비타민은 지금까지 13종이 알려져 있다. 비타민은 열량을 내거나 신체를 구성하지 못하지만 대사에는 반드시 필요한 물질이므로 보조요소(accessory food factor)라 한다. 비타민은 화학구조와 생리 작용이 매우 다양한데, 편의상 수용성 비타민과 지용성 비타민으로 나누며 그 작용과 결핍증 및 함유식품은 표 11-1과 같다.

표 11-1. 비타민의 작용과 결핍증

종 류		작 용	결 핍 증	함 유 식 품
지용성비타민	비타민 A (Retinol)	정상성장, 발달촉진 : 골격, 치아형성, 상피조직(epithelial tisue), 세포유지, 눈(망막)의 건강유지, 어두움의 적응	피부점막의 갈질환, 야맹증(myctotalopia), 눈부심(xerophthalmia), 각막연화증(keratomalacia)	간, 난황, 전지분유, 마아가린, 호박, 녹황색채소(당금, 시금치, 열무, 상추), 고구마, 김
	비타민 D (Calciferol)	정상성장발달관여 : 골격, 치아 칼슘과 인의 흡수와 대사 관계, 과잉시 : 고칼슘혈증(hyper calcemia)	영유아 : 구루병(rickets) 성인 : 골연화증(osteomalacis)	비타민 D 강화우유, 간, 난황, 참치
	비타민 E (Tocopherols)	강한 항산화제(antioxidant) : 비타민 A의 흡수 촉진, 용혈(hemolysis)시 적혈구 보호	영유아 : 대적혈구성 빈혈(macrocytic anemia)로 적혈구 생존기간 감소 신생아 : 용혈성 빈혈 (hemolytic anemia)	콩, 옥수수, 녹색야채, 난황, 호도, 식용유
	비타민 K (Menadione)	혈액응고 기전에 관여하는 Prothrombin합성, 혈액의 정상적인 응고	혈액응고 시간 지연	간, 토마토, 녹생야채, 양배추
수용성비타민	비타민 B_1 (Thiamin)	정상식용상태, 소화기능유지 탄수화물대사반응 작용	각기병(beriberi), 식욕감퇴, 변비, 소화불량, 다발성 신경염(poly- neuritis)	돼지고기, 간, 곡류(보리, 현미), 감자, 호두
	비타민 B_2 (Riboflavin)	단백질 에너지 대사관여, 구상, 코, 귀의 열상방지	지루성 피부염, 구내염(stomatitis), 설염, 수명(photophobia), 각막충혈증(comeal vascularization), 저항력 저하	우유, 녹색야채, 곡류, 빵, 계란, 소간, 탈지분유

Niacin (nicotinic acid)	탄수화물, 아미노산 대사관여, 지방합성, 조직호흡에 작용, 펠라그라(pellagra), 신경염(neuritis) 예방	피부염(dermatitis), 설사(diarrhea), 치매(dementia), 구내염(stomatitis), 설명(glossitis)	육류, 간, 생선(고등어, 멸치), 계란, 땅콩, 곡류
비타민 B_6 (Pyridoxine)	필수지방산으로부터 불포화지방산의 합성과 분해의 조효소작용, 혈색소 감소성 빈혈(hypochromic anemia)의 예방, 지루성 피부염(seborrheic dermatitis)의 예방	홍반성 부종(acrodynia), 피부결체조직 부종, 경련, 근육약화, 말초신경염	육류, 간, 생선(고등어, 멸치), 계란, 땅콩, 곡류
Pantothenic acid	당질, 지방, 단백질 대사관여	피부각화(cornification) 피부낙설(desquamation) 탈모증(alopecia)	계란, 간, 쇠고기, 탈지유, 고구마
Biotin	지방산과 아미노산의 합성 분해작용		간, 땅콩, 난황, 토마토, 바나나, 딸기
Folic Acid	핵산의 합성, 지방대사, 적혈구의 정상성장 관여	악성빈혈(pernicious anemia)	녹색야채, 간, 곡류
비타민 B_{12} (Cyanocobalamin)	핵산, 핵단백의 합성, 적혈구 형성 : 조혈기능	대사성 산혈증(metabolic acidosis). 핵산 합성장애, 대적혈구성 빈혈(macrocytic anemia)	간, 신장, 우유, 육류, 계란
비타민 C (Ascorbic acid)	아미노산 대산, 철흡수를 도움, 치아, 골격형성 관여, 모세혈관 벽의 보호, 교원질(collagen) 합성관여, 스테로이드(steroid)	괴혈병(scurvy), 빈혈, 전염병에 대한 저항력 감소	과일(귤, 딸기, 양배추, 파인애플, 토마토, 레몬) 야채(풋고추, 시금치, 열무, 미나리, 양배추)

(5) 무기질(minerals)

무기질은 극소량이지만 근육조직과 체액, 골격의 주요 성분이다. 소량의 무기질은 티록신, 혈색소, 유리이온으로 또는 단백질과 결합하는 중요한 성분이 되며 효소의 기능활성화 및 체액의 산도유지, 삼투압조절 등의 작용이 있다. 주요 물기질의 작용, 결핍증, 함유식품은 표 11-2와 같다.

표 11-2. 무기질의 작용과 결핍증

종 류	작 용	결 핍 증	함유식품
칼슘(Calcium)	99%가 골격, 치아구성, 혈액응고 관여, 심근 수축력, 장에서 흡수시 vit D 필요	골다공증(osteoporosis) 구루병(rickets)	탈지분유, 우유, 치즈, 멸치, 참깨, 뱅어포, 사골, 새우젓, 강낭콩, 호두, 양배추
인(Phosphorus)	Ca, Mg과 결합, 골격, 치아형성, 체액의 산-염기 균형유지, 열량 대사 관여, 당질흡수를 도움	부감상선 기능 감퇴(hypoparathyrodism)	치즈, 난황, 콩류, 간, 녹두
철(Iron)	70%가 혈색소(hemoglobin)의 구성, 근육의 헤모글로빈(myoglobin) 흡수시 비타민 C 필요	철결핍성빈혈(iron-deficiency anemia) ; 영아, 학령전 아동, 임산부	간, 육류, 난황, 굴, 팥, 복숭아, 살구
마그네슘(Magnesium)	60%가 골격, 치아 구성, 효소 생산, 신경의 자극 전달, 근육 수축작용	경련, 언어장애	호두, 고기, 우유, 녹색야채, 콩류, 코코아
소디움(Sodium)	세노외액 구성, 체액의 삼투압 조절, 근육수축, 과량 섭취시 고혈압	소화액의 분비저하	우유, 계란, 해조류, 생선
포다시움(Potassium)	97% 세포내액 구성, 단백질 합성관여	근육의 흥분성 저하, 신장장애, 당뇨성 산성증(diabetic acidosis)	
옥소(Iodine)	에너지 대사시 필요한 갑상선 호르몬의 성분인 티록신(thyroxine) 형성	지방형성 갑상선종(endemic goiter)	해초, 생선, 간유, 새우, 조개, 굴
불소(Fluorine)	치아 골격형성 : 칼슘염 충치예방 : 범랑질 보호 과잉 : 반상치(mottled teeth)	충치(dental caries)	

3. 영양권장량

영양권장량(recommended dietary allowance)이란, 한 인구집단을 구성하고 있는 건강한 모든 사람이 영양결핍에 걸리지 않고 건강을 유지하는 데 필요로 하는 영양소의 수준이다.

1) 열량 권장량

활동의 정도가 심할수록 열량 요구량은 증가하며 연령에 따라서는 성장발달이 빠른 영유아기 동안에 필요열량은 증가한다(100~140kcal/wt). 또한 임산부의 경우에 전반기에는 평소보다 150kcal, 후반기에는 350kcal의 열량이 더 필요하며, 수유부의 경우에는 수유량에 따라 차이가 있으나 평균 700kcal의 열량이 더 필요하다.

2) 단백질 권장량

단백질의 필요량은 긴장의 정도, 활동량, 감염여부, 열량섭취량 등에 영향을 받는 것으로 생후 1년 미만의 영아도 정상 성장 및 유지에 필요한 양을 포함하여 1개월까지는 체중 kg당 2.0~2.4gm, 6개월까지는 1.5gm의 수준으로 서서히 감소한다. 또한 성장발달 속도가 빠른 학동기는 필수아미노산이 충분히 공급되어야 하며 임산부의 경우 모체와 태아조직의 새로운 세포형성을 돕고 조직의 발육과 성장을 위해서 1일 30gm의 단백질이 더 필요하게 된다.

3) 비타민 권장량

비타민 B_1(thiamine)은 당질대사에 필수적이기 때문에, 임산부와 수유부의 경우 비타민 B_2의 요중 배설량, 혈중량 및 적혈구의 transketolase 활성도에 대한 연구결과에 따라 필요량의 증가가 요구되므로 1,000kcal당 0.6mg을 섭취하여야 한다.

비타민 B2(riboflavin)의 권장량은 단백질 권장량, 에너지 권장량, 대사량에 의하여 결정되며 평균 0.6mg/1,000kcal이다. 특히 임산부는 요중 B_2 배설량이 적은 점을 고려하여 1일 0.3mg이 추가된다. 수유부의 경우에는 유즙량이 1일 평균 850ml이므로 0.5mg이 더 첨가되어야 한다.

Niacin의 필요량은 열량에 영향을 받는 것으로 임산부, 수유부는 각각 300kcal, 700kcal의 열량증가가 필요하므로 이에 해당하는 2mg, 4.6mg을 추가하여 권장하고 특히, 수유부의 경우에는 유즙분비로 인하여 6mg을 더 섭취하도록 해야 한다.

비타민C의 요구량은 찬 기온에 노출시, 운동증가시, 흡연량의 증가시에 증가한다. 특히 비타민C는 우리나라 사람들에게 부족한 철분의 흡수를 도와주므로 임산부, 수유부의 경우에는 각각 70mg, 90mg을 권장하고 있다.

비타민 D는 일광의 작용으로 피부에서 생합성된다. 생합성되는 양은 일광의 정도와 노출시간, 피부색에 따라 차이가 있다. 그러나 대부분은 일광에 노출되는 시간에 제한을 받고 있기 때문에 식사로 보충되어야 한다.

4) 무기질 권장량

식사로 섭취한 칼슘의 흡수율은 고칼슘식일 때 10~15%, 저칼슘식일 경우는 40~90%이다. 그러나 저칼슘 섭취에 대한 적응현상이 계속되지 못하여 점차 결핍현상이 초래되면 골격의 칼슘이 감소하게 된다. 그러므로 권장량은 체내 칼슘이 평형을 유지하는 데 필요한 영양을 기초로 한다. 특히, 생후 1년까지의 영아는 골격의 정상발육과 요중 배설, 소화 흡수율 등을 고려하여 1일 400mg의 칼슘을 섭취시킨다. 임산부는 전임신기간을 통하여 약 30mg의 칼슘이 필요하고, 임신 후반기에는 1일 160mg의 칼슘이 태아로 이행되므로 임산부의 칼슘 소화 흡수율은 50%로 하여 1일 권장량은 1,100mg으로 한다.

철분은 신체의 철분필요량, 음식에 포함된 철분의 종류에 따라 흡수에 차이가 있으나, 음식물로 섭취된 철분은 약 10%가 흡수되므로 영유아기, 가임여성, 임산부와 출혈, 빈혈환자는 철의 요구량이 증가된다. 특히 임산부는 임신 중 혈액량의 증가와 태반, 출산전후의 실혈 등의 철분 손실로 철결핍증 빈혈이 초래되기 쉬우며 수유부의 경우에는 모유 분비로 인하여 1일 0.25mg의 철을 소비하므로 1일 2mg의 철분을 첨가하여 20mg을 섭취하도록 권장한다.

4. 영양장애와 영양개선

1) 영양장애

영양장애는 영양소의 과량섭취나 부족으로 발생되는 결핍증이나 비만증 등의 건강장애나 질병상태를 말한다.

1차 영양질환의 원인으로는 ① 식량 생산 부족 ② 식량의 불균등한 분배 ③ 여가 시간의 부족 ④ 수송 수단의 부족 ⑤ 무지 ⑥ 종교적 관습 등이다.

영양결핍증이란, 섭취하는 식이 중 필요한 영양소가 결핍되어 체조직에 변화를 초래하여 특징적인 임상증상 및 증후를 나타내는 병적 상태라고 정의할 수 있다.

열량섭취 부족을 저영양(底營養, undermutrition)이라 하고, 질적이나 양적으로 영양소의 부족을 초래하였을 경우는 영양실조증(營養失調症, malnutrition)이라고 한다. 또한 양자를 겸했을 경우에는 기아상태(飢餓狀態, starvation)라고 한다.

(1) 기아 및 식욕부진

기아의 원인으로는 식량의 부족, 소화기계통의 질환, 영양 대사의 장애, 비만증의 과잉치료, 정신적 요인 등을 들 수 있으며, 정신적 요인으로 먹는 것을 거부하는 것을 말한다.

(2) 단백질-에너지 영양실조

단백질 결핍증의 원인으로는 음식물로부터의 단백질 섭취량 부족, 섭취한 음식물을 소화·흡수하지 못할 경우, 질병 또는 수술이나 화상으로 체단백질이 많이 소모되는 경우, 전염병으로 인해 단백질의 필요량이 증가되는 경우 등 여러 가지의 원인이 있다.

Marasmus는 영유아의 이유기 장애로 많이 나타나고 식이성 energy 부족이 주원인이며 단백질 부족을 동반하기도 한다. Marasmus는 피하지방이 거의 소실되고 마치 원숭이 같은 안모로 변화된다.

Kwashiorkor는 energy 섭취는 적당하나 단백질 특히 필수아미노산의 영양실조 상태를 말한다. 혈장단백질의 감소, 혈액의 희석(혈장량이 40% 증가), 혈색소의 감소로 빈혈의 원인이 되고 부종, 창백, 색소탈출, 색소침착 등의 변화가 나타나며 5세기경에 가장 많이 발생한다.

단백질 에너지 영양실조(protein energy malnutrition ; PEM)는 무기질과 비타민 등의 결핍 증상을 수반하는 것이 보통이다. PEM은 모유 영양을 너무 오래 계속하거나 보충식 없이 부적합한 인공 영양을 주었을 때(특히, 단백질이 적은 함수탄소 주식인 경우), 비위생, 빈곤, 계속적인 감염, 계속적인 임신으로 인한 출생아 등에서 올 수 있다.

(3) 비만증

비만증(肥滿症, obesity)은 체지방의 과잉 침착상태라고 정의할 수 있다. 그러므로 단지 과다 체중만으로 비만증이라고 할 수 없다. 예를 들어 운동 선수는 근육의 발달, 뼈의 무게 등으로 과다 체중이 있을 수 있기 때문이다.

비만증의 원인으로는 ① 유전적 소인, ② 운동부족, ③ 대상의 이상(hyperinsulinemia), ④ 지방세포설(adipose cell theory), ⑤ 사회적 요인(경제·문화·관습 등), ⑥ 정신적·정서적 요인, ⑦ 생리적인 조절 문제 등을 수 있다.

2) 영양개선

국민영양 개선사업은 주로 농어촌과 영세민은 대상으로 하는 개선사업과 도시민을 대상으로 구분하여 실시할 필요가 있으나 농어촌의 국민영양개선을 위해서는 다음과 같은 여러가지 국가사업과 지역사회의 공동 노력이 필요하다.

- 영양상담실의 운영, 영양교육을 통한 영양지도가 실시될 수 있도록 영양지도요원의 지역사회 배치가 이루어져야 한다.
- 농촌 식생활의 문제점은 경제적 어려움, 보수성이나 잘못된 전통적인 식생활양식, 비합리적인 조리방법 등에 있으므로 이의 개선향상을 위한 모든 노력과 보건교육이 실시되어야 한다.
- 단체급식과 공동취사 등이 실질적이고 합리적 운영과 이를 위한 교육 및 지도사업이 필요하다.

3) 영양 결핍률

표 11-3. 우리나라 국민의 영양 결핍률

		20~29세	30~39세	40~49세	50~59세	60~69세	70세 이상
영양소 부족	남	0.178	0.119	0.119	0.154	0.1755	0.197
	여	0.258	0.229	0.229	0.204	0.2405	0.277
에너지 부족	남	0.244	0.209	0.285	0.311	0.313	0.418
	여	0.244	0.209	0.285	0.311	0.313	0.418

자료 : 대한보건연구, 2005

제12장

정신보건

1. 정신보건의 개념

세계보건기구에서는 2001년 연례보고서를 통해 현재 약 4억5천만명이 우울증이나 정신분열증, 치매 등 신경·정신성 질환을 앓고 있으나, 정신건강에 대한 보건정책을 펼치지 않는 국가가 전 세계적으로 40%에 이른다고 하였다. 현대사회의 특성으로 도시화와 산업화, 과도한 경쟁, 단절과 상실로부터 유래되어질 수 있는 소외현상 등은 현대를 특정 지우는 한 단면일 수 있으며, 현대사회가 갖는 물질주의적, 편의주의적, 자동화의 특성으로 인간성의 상실과 개인병리, 가족정신병리, 나아가서 사회·병리적 현상을 초래할 수 있다.

정신보건의 목적은 첫째, 인간이 갖고 있는 타고난 재능과 능력을 적절하게 발휘하도록 하고 개인적으로나 사회적으로 적합한 적응을 할 수 있도록 하는데 있고 둘째, 정신장애를 예방하기 위함이라 하겠다.

2. 정신보건의 기본 요인

1) 유전적 요인

실제 열성이든 우성이든 유전인자가 증명된 질환은 극소수에 불과하다. 정신보건상의 유전 문제도 외부적 환경이나 여러 가지 조건에 의해 영향을 받음이 없이 오직 유전에 의해서만 정신장애 현상이 일어난다는 것은 위험한 결론일 수 있다.

2) 신체적 요인

신체적 요인 가운데 크게 두 가지 요인을 들 수 있는데, 뇌 조직의 실질적인 손상에 의한 영구적 조직 손상이 선행하는 경우와 반대로 일시적이고 회복이 가능한 가역적 조직 변화에 의해 일으킬 수 있는 경우를 들 수 있다. 노인성 정신병이나 뇌혈관장애, 두부, 외상, 종양, 독극물의 중독, 진행 마비 등의 심한 경우가 전자에 속할 수 있고, 후자에 속하는 것으로는 임신에 의한 장애, 만성적인 피로, 감염, 내분비의 장애 같은 것을 들 수 있다.

3) 심리 · 사회적인 요인

인간의 모든 행동, 사고, 정서, 지능 등은 그가 지니는 선천적 요인과 신체적 원인, 그리고 개인의 심리, 사회, 환경적 요인 등이 복합적으로 작용함으로써 일어난다. 따라서 어느 한 가지 요인에 의해서만 영향을 받는 것은 아니며, 다만 심리, 사회, 환경적 요인이 다른 어느 요인들보다 강하게 영향을 주고 있다는 것이 지적되고 있다.

심리적 요인 가운데 가장 중요한 것은 대인 관계이다. 이 대인 관계의 경향성은 유아와 부모와의 관계, 특히 어머니와의 관계에서 형성되어지고, 전생식기기에 속하는 5세 이전에 이루어진다. 도시화에 따른 사고 경향의 증가, 공해, 극단적인 자극 등은 사회적 관계를 보다 위축시키고 내적 갈등을 높이는 유발 인자로서 잠재한다. 따라서 사회, 경제적인 요인이 정신장애에 미치는 영향도 크다.

4) 생물 · 물리 · 화학적 요인

매독, 풍진, 뇌염, 홍역, 뇌막염 등에 이환될 경우 태아기, 유년기 혹은 성년기에 정신장애를 일으킬 수 있으며, niacine 결핍은 펠라그라를, 단백질 결핍은 소아의 카시오카병(kwashiorkor)을 발생시킨다. 그리고, 각종 유해환경에서 나오는 납, 수은, 일산화탄소, 이황화탄소, 비소 등은 중추신경계에 심각한 장애를 일으키며, 모르핀, 헤로인, 코카인 등의 마약과 알콜 등도 중추신경계에 유독한 작용을 한다.

3. 스트레스 원인 및 방어기전

1) 스트레스 원인

스트레스의 원인은 생리적, 심리적 및 사회적 조건일 수 있고, 스트레스는 신체적, 성격적 및 사회적 체계의 통합에 위협이 될 수도 있다. 이러한 위협이 개인의 심리적 안녕과 기능을 방해하는 범위 내에서 스트레스는 적응에 중요한 영향을 미치게 된다.

스트레스원의 영향을 Korchin(1965)은 다음과 같이 분류하고 있다.

(1) **불확실성과 과소자극** : 어떤 상황에서 개인의 동기가 강한 경우에 모호한 상황은 강한 스트레스원(source of stress)이 된다. 위험이 있든 없든 간에 잘 알지 못하는 새로운 상황에 직면하면 기능장애가 일어난다.

(2) **과잉정보** : 많은 강력하고 경쟁적인 자극도 스트레스를 유발한다. 소란한 상황, 시간제한, 과잉자극, 수행해야 할 많은 과제 등은 과잉정보의 예이다.

(3) **위험** : 현실적인 것이든 예견적인 것이든 간에 신체적 안녕과 욕구충족에 대한 위험은 분명한 위협(threat)이고 이 위협은 스트레스를 유발한다.

(4) **자아통제의 실패** : 자아의 가장 중요한 기능은 원시적 충동을 통제하는 일이며, 이러한 충동을 통제할 수 있는 능력에 대한 위협은 스트레스가 된다.

(5) **자아숙달(ego-mastery)의 실패** : 현재의 통제 혹은 안녕에 위협이 되지 않는다고 하더라도 새로운 목표의 달성과 새로운 재능의 개발을 차단하는 것도 중요한 스트레스

의 원인이 될 수 있다.

(6) **자존감의 위험** : 자신에 대한 평가적 위협, 지위와 사랑의 상실에 대한 위협, 거절감 및 무가치감 등이 원인이 될 수 있다.

표 12-1. 스트레스 상태의 도식적 분석

스트레스원→		→ 개인	→ 스트레스에 대한 반응
1. 원 인 2. 유 형 3. 강 도 4. 기 간	인지적 평가	A. 인지적 평가의 결정 1. 요구 2. 가치 3. 기대 B. 스트레스에 대한 예민성과 참을성의 결정 1. 적용가능한 방어와 대응기제 2. 자아의 갈등	1. 감정적 각성 2. 생리적 각성 3. 방어행동 4. 대응행동 5. 기능적인 심리적 능력의 변화 (지각, 감각-운동협응, 사고 등)

1) 적응 및 방어기전

(1) 자아의 방어기제(defence mechanism)

Freud가 처음 논의한 고통스러운 불안, 갈등, 스트레스, 욕구좌절 및 다른 위협을 피하는 특수한 심리적 방식으로 억압, 거부, 고립, 반동형성, 투사, 내사(introjection), 합리화 및 퇴행 등이 있다. 방어기제는 간접적이고 불완전하다고 하더라도 자존감을 보호하고 욕구를 어느 정도 충족시켜 준다.

(2) 대응기제(coping mechanism)

즉, 위험이나 불안의 원인을 파악하고, 분석하여 대처하는 능력을 점검한다. 방어기제와 대응기제는 자아의 발달에서 비롯되는 것이고, 그래서 자아의 기능과 동일하게 개념화 할 수 있다.

방어기제는 보통 자기 자신도 의식하지 못하는 상태에서 자동적으로 작동하지만, 대응기제는 자기 자신이 의식하고 있으므로 의도적으로 통제할 수 있다. 모든 방어기제는 공통적으로 보호적인 목적을 지니고 있으나 상이한 방어기제는 상이한 위협에 대한 방어방식일 수 있다.

4. 정신보건 문제

인간은 누구나 그 자신의 정신건강의 유지와 증진을 위해 노력해야 하고 또 사회로부터 보장을 받아야 한다. 정신장애적 질병상태에 놓였다면 보다 적극적으로 치료에 참여하여야 하며, 건강의 회복을 통해 건강을 취할 권리가 있다.

1) 정신장애

(1) 정신발육지연(Mental retardation)

지적 기능이 정상 이하인 경우로서, 발달 과정으로 볼 때 학습, 사회적응 또는 성숙 등의 장애를 수반한다. 그동안 정신 기능의 발육이 지연된 정도에 따라 우둔(moron : IQ 50~69), 치매(imbeciles : IQ 25~49), 천치(idiots : IQ 25 이하)로 구분하기도 하였으나, 요즘에는 중증(severe : IQ 25 미만), 중등증(moderate : IQ 25~50), 경증(mild : IQ 50~75), 경계치(borderline : IQ 75~90)로 구분한다.

(2) 신경증(neurosis)

비현실적인 이상한 행동을 하는 사람을 가리켜 신경증 또는 정신신경증 환자라고 하는데, 신경증은 욕구불만·갈등·억압 또는 불안 등으로 인한 심한 정신적 긴장 때문에 생기는 행동장애이며, 일종의 적응 방식이다.

신경증의 대표적인 종류는 다음과 같다.

① **신경쇠약**(neurasthenia) : 지나친 스트레스로 인하여 불안증·정신신체증상·피로감이 나타난다. 늘 지쳐서 의욕을 잃고, 우울하고 초조해지며, 정신집중을 하지 못한다.

② **불안신경증**(anxiety neurosis) : 지나치게 모든 일을 두려워하고 걱정한다. 예를 들면 친구나 돈을 잃을까 두려워하고, 혹시나 사고가 나서 다치지 않을까, 심지어는 얼마

못살고 죽지 않을까 두려워하고 걱정한다.

③ **히스테리성 신경증(hysterical neurosis)** : 히스테리증은 성격상의 기능장애이다. 배반을 당한 사람이 정신적 갈등을 해소하기 위한 일종의 적응현상이며, 신체적인 질병을 앓게 되거나 장애증상이 나타난다.

④ **공포신경증(phobic neurosis)** : 실제로 자기에게 아무런 위험성이 없다는 것을 의식하면서도 겁에 질려 기절하는 수도 있고, 가슴이 두근거리며, 진땀이 흐르고, 메스꺼워서 구역질이 나며 몸이 떨린다.

⑤ **강박신경증(obsessive-compulsive neurosis)** : 원하지 않은 생각과 행위가 계속 반복되는 것으로, 예를들면 쓸데없이 돈 걱정, 질병과 죽음에 대한 걱정을 지속적으로 하게 되는 것을 강박의식(obsession)이라 하며, 정도가 심하면 일상 생활에 지장이 있다.

(3) 정신질환(psychosis)

신경증보다 더 심한 정신장애이다. 정신 기능이 악화되어 개인적 능력이 저해되고 환각이나 망상 등 지각 이상이 생기며, 적응하지 못할 정도의 정서 변화가 일어나 정상적인 사회생활에 적응이 어렵다. 기질적 정신 질환과 기능적 정신 질환이 있다.

① **기질적 정신질환** : 뇌손상 또는 뇌질환으로 인하여 뇌의 기능이 장애되어 지남력(指南力)·기억력·계산력·지식·학습력·판단력이 없어 억누를 수 없는 따위의 뇌증상이 함께 나타나는 정신 질환을 말한다.

② **기능적 정신 질환** : 뇌조직은 정상이나 기능이 비정상적인 상태로서, 정신분열증과 조울증이 대표적인 예이다.

· 정신분열증(schizophrenia)에서는 사고·정서 및 행동의 장애가 생긴다. 즉, 개념형성에 이상이 생겨 현실을 잘못 해석한다. 때로는 환각과 망상이 생긴다. 정서 변화가 심하여 마음은 굳어지고, 정서 발육이 제대로 되지 않는다. 행동은 기피형이 되기 쉽고, 퇴행적이며, 비정상적이다.

종류로는 단순형(simple type), 파괴형(hebephrenic type), 긴장형(catatonic type), 편집형(paranoid type)이 있다.

· 조울증(manic-depressive psychosis)은 삶과 존재에 대한 감정이 변화되는 정신 질환이다. 몇 달 또는 몇 해 동안 우울증 또는 조증이 계속되는 수도 있고, 두 가지 증

상이 교대로 나타나는 수도 있다. 일반적으로 조증에 이어서 우울증이 생기며, 우울증이 조증보다 오래 지속된다.

2) 특수한 정신보건 문제들

(1) 청소년 문제

이 시기의 독특한 자아(自我)에 대한 위기, 2차 성징에 대한 자신과 불안, 부모에 대한 의존과 독립하고자 하는 마음, 가치관의 붕괴와 새로운 가치 윤리관에 대한 도전, 이런 것들이 서로 양립하기 때문에 혼란스럽게 보이는 것이다. 정체감(identity)의 혼동을 방지하기 위해 청소년은 영웅이나 위인 등을 동일시하여 그들의 개성을 일시적으로 잊으려 한다. 이러한 가운데 자기도 모르게 친구들의 생활 속에 휘말리게 되어 때로는 각종 비행, 범죄, 약물의 오·남용 및 성문제 등을 야기시킬 수도 있다.

(2) 노인 문제

노년기의 뇌의 위축은 어느 정도 기질적 변화를 바탕으로 한다는 주장이 많고 성인병의 만성화로 오는 정신적 변화도 심각하다. 신체적인 건강을 자신하던 노인들도 갑자기 정년을 맞으면서 소외감과 외로움, 죽음, 이별에 대한 민감성 때문에 정신장애 현상을 일으킨다.

(3) 성문제

성을 인식하는 시기에서부터 성년의 성적 윤리관에 이르기까지 올바른 성적 가치관과 목표를 잃고 있다. 성문제는 각 개인의 생물학적인 욕구와 사회·문화적 조건, 충족하는 승화된 방법들, 그리고 성을 통해 궁극적으로 추구되어야 하는 자기 실현 문제가 종합적으로 다루어져야 한다.

(4) 자살 문제

자살은 자살빈도로 보면 여자가 많으나 성공률은 남자가 높다. 자살을 기도하는 사람의 약 1/6은 대체로 성공하는데, 전체 자살의 약 1/3은 심각한 정신장애에 이환되어 있음이 밝혀지고 있다. 세계적으로 가장 높은 빈도는 인구 10만당 35.5명(헝가리 남자)이고 동양에서는 일본이 인구 10만당 14.3(여자)으로서 가장 높다. 자살은 공격적 충동성이 내재화함으로써 자신을 파괴시키는 것인데, 순간적인 충동성 때문에 오는 경우는 예견하기 어렵다.

자살의 원인으로는 ① 정신분열증 같은 정신 질환이나 심한 우울증, ② 좌절, 상실, 삶의 보람을 잃어버릴 때, ③ 신체적 장기 질환을 앓을 때, ④ 특수한 목적으로 자신의 의지에 의해 자살하는 경우 등이 있다. 특히, 최근에는 과열된 입시 경쟁으로 인한 청소년의 자살이 증가하고 있어 사회 문제가 되고 있다.

(5) 알코올 중독 문제

음주는 많은 질병과 관련되는데, 가장 대표적인 질병은 간경화증(liver cirrhosis)과 코르사코프 증후군(Korsakoff's syndrome)이라 불리는 정신 질환이다.

알코올이 간경화증의 유일한 원인은 아니지만 많은 환자에게서 크게 작용하는 것만은 사실이다. 과잉 알코올과 식사 중 불충분한 단백질과 비타민이 간세포를 파괴시킨다.

Korsakoff 증후군은 사고(思考)를 관장하는 대뇌피질세포(大腦皮質細胞)가 파괴되어 기억력과 복귀력이 상실된다.

알코올과 관련된 기타 질환으로는 진전섬망(震顫譫妄, delirium tremens ; DTs)이 있는데, 이는 음주를 많이 하던 사람이 금주를 하면 수일 내에 무의식적으로 머리, 손, 몸 등을 흔드는 진전현상이 오고 흔들흔들하며, 잠이 오지 않아 시간과 장소를 혼돈하게 된다.

알코올 중독과 약물이나 기타 중독의 정신분석적 역동은 같은 정신 병리에서 비롯되며 중독자들의 인격적 특성은 다음과 같이 요약할 수 있다.

① **욕구불만에 대한 타성 저하** : 정상인에 비해 욕구불만에 대한 타성이 약하다.

② **피상적 사회성** : 타인과 가까워지려 할 때에는 적대감, 죄악감, 비난 등으로 인간 관계가 원만하지 못하다.

③ **열등감** : 대부분의 알코올 중독자들은 열등감을 숨기는 수단으로 알코올을 이용한다.

④ **공포감** : 열등감과 관련된 것으로 타인으로부터 자신을 평가받는 것에 대한 공포심 때문에 알코올을 이용한다.

⑤ **의존심** : 자아가 약하고 유력한 인사에 의존하려는 경향이 높다.

(6) 약물남용 및 중독 문제

약물남용(drug abuse)이란 용어는 두통, 불면, 불안 등의 구체적 증상을 완화시키기 위하여 전문가의 도움 없이 임의로 의약품을 사용하는 경우와, 마약류 혹은 향정신성의약물(psychoactive drug)을 탐닉(addiction)하는 경우 모두를 포함하는 것이다.

진통제·흥분제·안정제와 같은 약물은 신체적인 고통이 있는 질환 또는 흥분이나 자극을 바라는 젊은이나, 정신적·신체적 괴로움으로부터 도피하려는 사람들에 의하여 자주 이용된다. 이와 같은 향정신성약물은 개인의 정상적인 두뇌 활동과 행동 및 현실 파악에까지 영향을 미치며, 계속적인 사용은 신체적·정신적 의존을 일으켜 중독현상을 가져오게 된다.

- 약물 중독자의 경우 약물 사용을 중단하면 약물의 종류에 따라 특유한 금단현상(abstinence syndrome)이 나타난다. 즉, 진통제의 경우는 자율신경계의 기능장애로 하품, 눈물, 콧물 등을 흘리며, 소름이 끼쳐 피부가 닭살처럼 되고, 또한 중추신경계의 자극으로 근육경련, 불면증, 고열, 고혈압 등이 생긴다.
- 습관성 약물 중독은 개인이 사회의 부적응에 대한 불안, 오락의 결핍, 만성적 좌절감 또는 청소년들이 자신들의 미숙함과 만용 및 반항의 표현으로 약물을 손대기 시작하며, 연예인의 경우는 긴장감, 따분함, 고통 따위를 덜고 인위적으로 흥분을 돋구기 위하여 쓰게 된다. 이러한 중독자들은 대부분 그 성격에 이상이 있거나 또는 신경증적인 사람이 많다.

(7) 흡연 문제

담배 중 가장 문제가 되는 화학물질은 타르(tabacco tar)인데, 적어도 수백종의 화학성분이 농축된 갈색의 점성물질(粘性物質)이며, 이 중에는 방사성 성분인 plutonium 210도

포함된다.

한편, 니코틴은 무색의 유독성분의 독성 물질로, 70mg정도만으로도 평균 체중의 성인을 사망하게 할 수 있다.

타르 속에는 발암물질(carcinogen)이 있어 다른 화학물질과 함께 폐암을 유발시키기도 하며, phenol은 호흡기관에 있는 섬모(cilia)의 방어 작용을 억제 또는 파괴시키기도 한다. 이외에 기침의 원인이 되고 폐조직을 파괴하여 폐기종(emphysema)을 일으키는 물질도 있다.

이와 같이 담배에 함유되어 있는 니코틴, 타르, 일산화탄소 등의 화학물질은 각종 암질환을 유발하거나 심장병을 비롯한 순환기계, 소화기계, 호흡기계, 신경계 및 내분비계 질환을 일으키는 요인이 되고 있다.

3) 우울증과 불안

(1) 우울증의 분류

우울증(depression)은 하나의 정신 질환으로 가정의학과를 방문하는 환자들의 30% 정도가 우울증과 관련된 증상을 가지고 있다. 우울증은 아주 효과적으로 치료될 수 있는 반면에 적절한 치료를 받지 못하면 자살을 포함한 심각한 장애를 일으킬 수 있다.

현재 정신 질환의 분류 체계로 가장 많이 사용되는 DSM-Ⅳ에서는 우울증을 핵심 증상으로 하는 임상 질환을 주요 우울 장애(major depressive disorder), 감정부전 장애(dysthymic disorder), 기타 우울 장애(depressive disorder not otherwise specified)의 3개의 군으로 나누었다.(가정의학, 계축문화사, 1997)

(2) 주요 우울 장애(major depressive disorder)

① 정 의

우울 장애는 평생 걸쳐서 우울한 정동이나 일상 생활에서 흥미를 상실하는 등의 증상이 나타나는 장애이며, 정동이 보통 상태에서 우울한 상태로 갔다가 다시 회복하는 등 계속적으로 순환하는 양상을 보인다. 우울 장애가 심해지면 정신증(psychosis)의 경향을 보여서 모든 것을 부정적으로 보는 인지 기능 장애를 보인다.

② 발생현황

주요 우울 장애는 성인에서 흔한 정신 장애이다. 평생 유병률은 전체적으로 17%이고, 여자 20~30%, 남자 7~12%로 여자에서 더 흔하다. 주요 우울 장애의 위험 요인은 우울증의 과거력, 우울증의 가족력, 자살시도, 여성 40세 이전에 발병, 산후 상태, 다른 내과적인 질병과 공존, 알코올과 약물의 남용 등이다. 특히 일반적인 내과적인 질환을 가지고 있는 환자의 12~36%의 환자에서 우울증의 증상을 가지고 있으므로 주의를 요한다.

③ 원 인

다른 정신과 장애들과 마찬가지로 유전 생물학적인 요인, 심리 사회적인 요인들이 복합적으로 작용하여 발병을 유발한다고 보여진다. 신체 질환이나 약물에 의하여 유발될 수도 있다.

④ 진 단

우울증은 2주 이상 계속되는 우울한 기분이나 즐거움의 상실이 있으면 진단 내릴 수 있다.

⑤ 경 과

주요 우울장애의 초발 연령은 평균 27세이지만, 어느 연령에서나 일어날 수 있다. 10~15%의 주요 우울 장애 환자에서 자살로 사망하게 된다.

(2) 불안

① 정의

불안이란 걱정, 근육긴장, 자율신경계의 항진과 지나친 각성 상태를 나타내는 정신적, 생리적 상태를 가리킨다. 적절한 불안은 위험이나 도전에 대해 대처할 수 있는 능력을 향상시켜서 적응을 잘 해 나가도록 도와주는 기능을 할 수 있다. 그러나 불안이 지나칠 경우에는 사회적, 직업적, 기능을 저하시킬 수 있다.

② 정상불안

불안은 누구나 있을 수 있으나 현실적으로 증상과 질병에 대한 염려와 관계된 것이기는 하지만 때때로 적절한 치료를 방해 받을 수 있어 질병과 관련된 정상적인 불안을 감별하여 적절히 치료하는 것은 매우 중요하며, 다음과 같은 사항들을 고려하면 도움이 될 수 있다.

㉠ 환자에게 자신들의 증상이 생긴 원인에 대해 어떻게 생각하는지 물어보면 도움이 된다. 심각한 질병과 관련되어 있는 비슷한 증상을 가지고 있는 친구나 친지가 있는 경우가 많다.

㉡ 환자를 놀라게 하거나 예민하게 만드는 말은 삼가도록 한다.

㉢ 되도록 환자를 안심시키도록 노력한다.

㉣ 환자에게 어떤 처치나 검사를 할 때는 반드시 충분히 설명을 하도록 한다.

㉤ 일부 환자들은 미래에 대해 불안해 할 수 있으므로 질병의 예후나 앞으로의 생활에 대해 충분히 설명을 해주도록 한다.

5. 정신보건 관리

1) 지역사회 정신보건

지역사회 정신보건의 실천 요원으로서는 정신과 의사, 임상심리 전문가, 정신과 간호사, 사회사업 전문가, 사회학자 등이 한 팀을 이루고 지역사회의 자문가로서 지역사회 요원이 함께 참여하는 것이 바람직하다.

지역사회 정신의학적 치료로서 갖는 몇 가지 특성은 첫째, 그 대상 지역의 설정에서 공중보건학적 개념과 유사하다. 둘째, 종합적인 서비스를 들 수 있다. 여기에 입원, 외래 환자의 치료, 응급 처치, 교육 프로그램, 상담, 재활, 연구 등이다. 셋째, 1, 2, 3차예방적 정신의학 개념이다.

2) 건강 상담

적응하지 못하는 행동과 성격 이상은 정도를 불문하고 부끄러운 것이 아니며, 누구에게나 생길 수 있고, 또한 생각보다 많이 발생한다. 대부분의 장애는 일시적인 것이며, 빨리 발견하여 적절한 치료를 하면 영구적인 장애를 남기는 일이 없이 회복된다. 건강 상담은 인간 관계를 통해 성취를 돕고, 교육하고 성장하는 과정이기 때문에 여러 전문가들이 참여하는 것이 바람직하다.

3) 정신의학적 재활

경쟁적이고 책임과 독립성을 요구하는 현대사회에서는 정신의학적 재활을 통하여 정신적인 문제를 극복하지 않으면 안 된다.

정신의학적 재활이란, 우선 정신적 병으로부터 치료되어 개인의 정신적 능력을 최대한 발휘할 수 있도록 하여 사회에 참여하고 재적응할 수 있도록 하는 것을 말한다. 치료적인 직업의 훈련이나 환자의 사회 클럽활동, 주간 또는 야간 병원의 운영, 바람직한 가정에의 위탁 등 여러 방법이 강구되어 질 수 있을 것이다.

제13장

보건행정

1. 보건행정의 의미

1) 보건행정의 의미

보건행정의 의미를 “인구집단의 건강유지와 향상이라는 공동의 목표를 달성하기 위하여 합리적으로 행동하는 과정”이라고 보고 있으며, 넓은 의미에서의 행정은 많은 현대조직과 집단에서 발견된다.

공공단체에서는 시·도 등의 지방자치단체 외에도 공공의 목적을 달성하기 위하여 국가로부터 그 존립의 기초를 부여받은 공법상의 법인도 포함된다. 보건 분야의 공법상의 법인으로는 국민건강보험조합, 지방공사의료원 등을 들 수 있는데 이들 공공단체는 넓은 의미에서 국가행정조직의 일부를 구성한다고 볼 수 있다.

보건행정은 “공중보건의 학리와 기술을 행정조직을 통하여 일반대중의 생활 속으로 도입하는 사회적 과정”으로 이해하거나, “(지역사회 주민과 국민의) 보건향상을 위하여 필요한 인적·물적·제도적 모든 조건을 조정하고, (사업을) 효율적으로 집행하는 사회 과정, 즉 사업화 과정”이라고 이해하고 있다.

2) 보건행정의 이념적 근거

건강권은 의식주 다음으로 제4의 생존권적 기본권으로 인식되고 있으며, 국가는 이 기본권의 보장을 위하여 보건의료서비스의 공급자에 대해 서는 물론이고 소비자에 대해서도 각종 간섭을 가하고 있다. 보건의료 시장에 대한 국가의 간섭은 서비스의 직접공급, 규제 및 지원의 형태로 나타나고 있는데, 국가에 의한 이러한 행정행위는 보건의료서비스가 갖는 사회, 경제적 특성과 생존권적 기본권으로서의 건강권 개념에 근거를 두고 있다고 볼 수 있다.

(1) 보건의료의 사회, 경제적 특성

보건의료서비스의 문제에 있어서 평등주의적 입장의 추구는 보건의료서비스의 고유한 사회, 경제적 특성이 존재하고 있기 때문인데, 그 구조적 특성을 정리하면 다음과 같다.

첫째, 질병발생에 대한 예측이 불가능하다. 다른 산업의 재화나 서비스는 소비자의 수요를 예측하여 단기간에 수급을 조정할 수 있으나, 질병발생은 언제, 어디서, 누구에게 발생할지 모르기 때문이다.

둘째, 인간의 생명을 다루고 있기 때문에 긴급성이 요구된다. 생명이 위독한 중환자나 응급환자가 발생했을 때 의료 시설이 없는 것도 문제이지만, 이 병원 저 병원을 돌아다니면서 의료수가를 계산해 보고 가격이 가장 저렴한 수가로 양질의 진료를 받을 수 있는 합리적인 의사결정을 할 수 없기 때문에 국가의 통제가 절실히 요구된다.

셋째, 의료소비자는 보건의료서비스에 대하여 잘 모른다. 일반 재화나 서비스를 구매하고자 할 때 시장조사를 통하여 가격이 가장 저렴하고 질이 좋은 재화를 구입할 수 있는데 반하여, 보건의료서비스는 치료를 받고서도 치료가 잘 되었는지 잘못 되었는지를 알 수가 없다. 의료서비스에 대한 정보 및 지식이 결여된 환자는 의사가 결심만 한다면 얼마든지 의료수요를 유발할 수 있는 원인이 될 수 있으며, '공급이 수요를 유발한다'는 '세이의 법칙'이 적용될 기회가 주어진다고 할 수 있다.

넷째, 보건의료서비스는 다른 산업에 비하여 외부 효과가 크다. 특히, 외부 효과는 재화나 서비스를 구매하지 못할 때 타인에게까지 영향을 미친다. 예컨대, 전염병 환자의 경우

보건의료서비스를 구매하지 못하는 의료소비자(예방접종을 하지 않은 환자)는 타인은 물론 사회 전체에 막대한 영향을 끼칠 수 있는 부(−)의 외부 효과가 타산업에 비하여 훨씬 크다.

다섯째, 보건의료 인력은 일정한 교육기간과 면허증 소지자만이 의료공급 시장에 진출할 수 있다. 보건의료 시장은 공급자의 장기간 교육기간과 면허제도를 요구함으로써 공급 시장의 기능을 인위적으로 막고 있다. 이는 아무리 공급이 부족하다 하더라도 일정한 기간과 면허를 받지 않으면 보건의료서비스 제공에 참여할 수 없기 때문에 보건의료서비스의 수요와 공급의 불균형을 초래할 수밖에 없다. 이러한 전문직종으로서의 면허제도 요구는 보건의료 인력의 공급 시장의 경우, 비탄력적으로 제한적일 수밖에 없으며, 환자의 의료이용에 대한 수요 시장의 경우는 전문직종의 면허를 갖춘 의료진의 판단에 완전히 의존하기 때문에 의료의 독점 시장이 발생된다.

마지막으로, 보건의료서비스는 한 사람 또는 지역사회 주민에게 포괄적인 보건의료서비스를 제공하고자 할 때 다양한 전문직종의 보건의료진으로 팀을 구성한 노동집약적인 보건의료서비스로 제공할 수밖에 없는 성질을 가지고 있으며, 한편, 의료소비자가 의료기관을 이용할 때 생계비 중에서 질병에 따라 예측할 수 없는 의료비 부담을 감당함으로써 소득이 감소될 수밖에 없다. 국민이 기회균등하게 건강권을 향유할 수 있도록 국가의 적극적인 제도적 장치를 통하여 국민의 건강권을 보장해야 할 것이다.

(2) 보건행정의 특성

보건행정이 봉사성의 특성을 갖는 이유는 그것이 본질적으로 서비스행정이기 때문이다. 국가가 사회정의에 입각하여 국민의 행복과 복지를 위해 직접 개입하여 간섭하고 봉사할 때 보건행정은 넓은 의미에서 국민에게 적극적으로 서비스하는 봉사행정의 성격을 띠게 된다.

교육성과 조장성은 보건행정이 국민의 보건향상이나 중요한 보건상의 문제를 주로 국민과 보건의료 관계요원에 대한 끊임없는 교육 과정을 통하여 해결하는 기본적 성격을 지칭하는 것이다. 국가가 가능한 한 인권을 보호하고 국민의 자유를 옹호하며, 국민의 자발적인 참여를 유도하는 방향으로 정책·사업을 수립·시행할 때 보건행정은 조장행정인 동시에 교육행정의 성격을 갖게 된다. 우두접종과 같은 예방조건의 기술은 비교적 값이 저렴하고 시설과 조작이 용이하면서도 정확한 면역효과를 얻을 수 있기 때문에 보건사업에서 많이 이용되고 있다. 보건행정은 이와 같이 자연과학적 지식과 기술의 토대 위에서 수행되는 행정이며, 따라서 과학행정인 동시에 기술행정이라 할 수 있다. 보건행정의 주된 특성을 이와 같이 공공성, 봉사성, 교육성, 과학성으로 규정하게 되면 우리는 보건의료서비스가 공공재의 성격을 지니고 있음을 쉽게 이해할 수 있다.

2. 보건행정조직

1) 조직의 요소와 편성원리

조직의 요소로는 목표, 과업(기술), 구성원, 구조, 환경의 다섯 가지 요소가 가장 기본적인 것으로 제시되고 있다. 목표는 각종 보건행정조직의 존립의 근거가 되는 설치목적을 구체화하여 표시한 것이고, 과업은 이들 목표를 달성하기 위하여 수행해야 될 활동들이며, 이러한 활동을 수행하기 위하여 조직의 구성원이 필요하게 된다. 보건행정조직에서의 과업은 행정업무이고, 조직구성원은 행정인이 된다. 조직의 구조는 조직이 그 목표를 효과적, 효율적으로 달성하기 위하여 과업의 분업체제를 편성한 것을 말한다.

조직이 목표와 목적을 효과적, 효율적으로 달성하려면 조직의 과업과 구성원을 과학적, 유기적이 되도록 구조화함은 물론 끊임없이 변화하는 환경 요인에 적절히 대응할 수 있도록 신축성 있게 변화시켜야 한다. 이와 관련된 조직편성의 원리로 제시된 것들을 열거하면 다음과 같다.

(1) 전문화(분업)의 원리

전문화(specialization) 또는 분업(division of work)이란 업무를 그 종류와 성질별로 나누어 조직구성원에게 가능한 한 한가지의 주된 업무를 분담시킴으로써 조직관리상의 능률을 향상시키려는 것을 말한다.

전문화에는 수직적 전문화와 수평적 전문화로 이루어질 수 있는데, 수직적 전문화란 계층별로, 즉 최고위에서 최하위에 이르기까지 조직에 따른 전문화를 의미하며, 수평적 전문화란 효과적이고 능률적인 업무수행을 위하여 같은 계층범위의 구성원들간에 조정과 협동이 잘 이루어지도록 업무를 횡적으로 분화시키는 것을 말한다.

(2) 조정의 원리

조정(coordination)이란, 공동의 목적달성을 추구하는 행동의 통일을 기하기 위하여 각 집단적인 노력을 질서 있게 배열하는 것이다. 조정과 통합이라는 용어는 보통 이어동의적인 것으로 사용되고 있으나 구태여 구분한다면 조정은 수단적 의미를, 그리고 통합은 결과적 의미를 갖는 것으로 생각할 수 있다. 조정·통합은 전문화·분업의 결과로 필요하게 되는 것이다.

(3) 계층제의 원리

계층제(hierarchy)란, 권한과 책임의 정도에 따라 직무를 등급화함으로써 상하계층 간에 직무상의 지휘·감독 관계를 형성하는 것을 말한다. 분업이 직무의 성질에 따라 업무를 분담하는 것인 데 비하여 계층화는 권한과 책임에 따라 직무를 등급화하는 점이 다르다. 또한 계층제는 신분상의 등급화가 아니고 직무상의 등급화라는 점이 특색이다.

(4) 통솔범위의 원리

통솔범위의 원리(principle of span of control)란 한 사람의 상관 또는 행정감독자가 직접 통솔할 수 있는 부하직원의 수를 말한다. 계층제의 원리로부터 파생된 개념이다. 일반적으로 상급관리자가 하급관리자를 통솔할 수 있는 범위는 6명이라고 한다. 또한 상위직에서는 4~8명, 하위직에서는 8~15명이 적당하다고 주장하고 있다.

(5) 명령통일의 원리

명령통일의 원리(principle of unity of command)란 조직체 내의 각 구성원들은 오직 한 사람의 상관으로부터 명령과 지시를 받고 그 한 사람의 상관에게만 보고해야 하는 원리를 말한다. 즉, 조직의 공동목표와 질서유지를 위하여 한 사람의 하위자는 오직 한 사람의 상급 관리자로부터 지시나 명령을 받고 보고해야 한다는 원리이다.

(6) POSDCORB의 원리

이것은 L. Gulick이 제창한 원리로서 행정관리자 또는 지도자의 기능에 관한 이론이다. POSDCORB는 계획(planning), 조직(organizing), 인사(staffing), 지휘(directing), 조정(coordinating), 보고접수(reporting), 예산(budgeting)의 7종으로 구분하고 있다.

(7) 책임과 권한의 원리

조직구성원들이 직무를 분담함에 있어 각 직무 사이의 상호 관계를 명확히 해야 한다는 원리로서, 직무의 분담에 관한 책임과 직무를 수행하는 데 필요한 일정한 권한이 다 함께 부여되어야 한다는 것을 의미한다. 권한은 책임과 분리될 수 없으며 이들간에는 동등한 관계가 설립된다. 여기에서 권한은 결정권, 명령권, 행정권을 의미하며, 책임은 업무수행 방법 및 집행결과에 대한 책임을 말한다. 조직편성에 있어서 책임의 부여는 권한의 위임과 동시에 이루어져야 한다.

(8) 보건복지부 기구도표

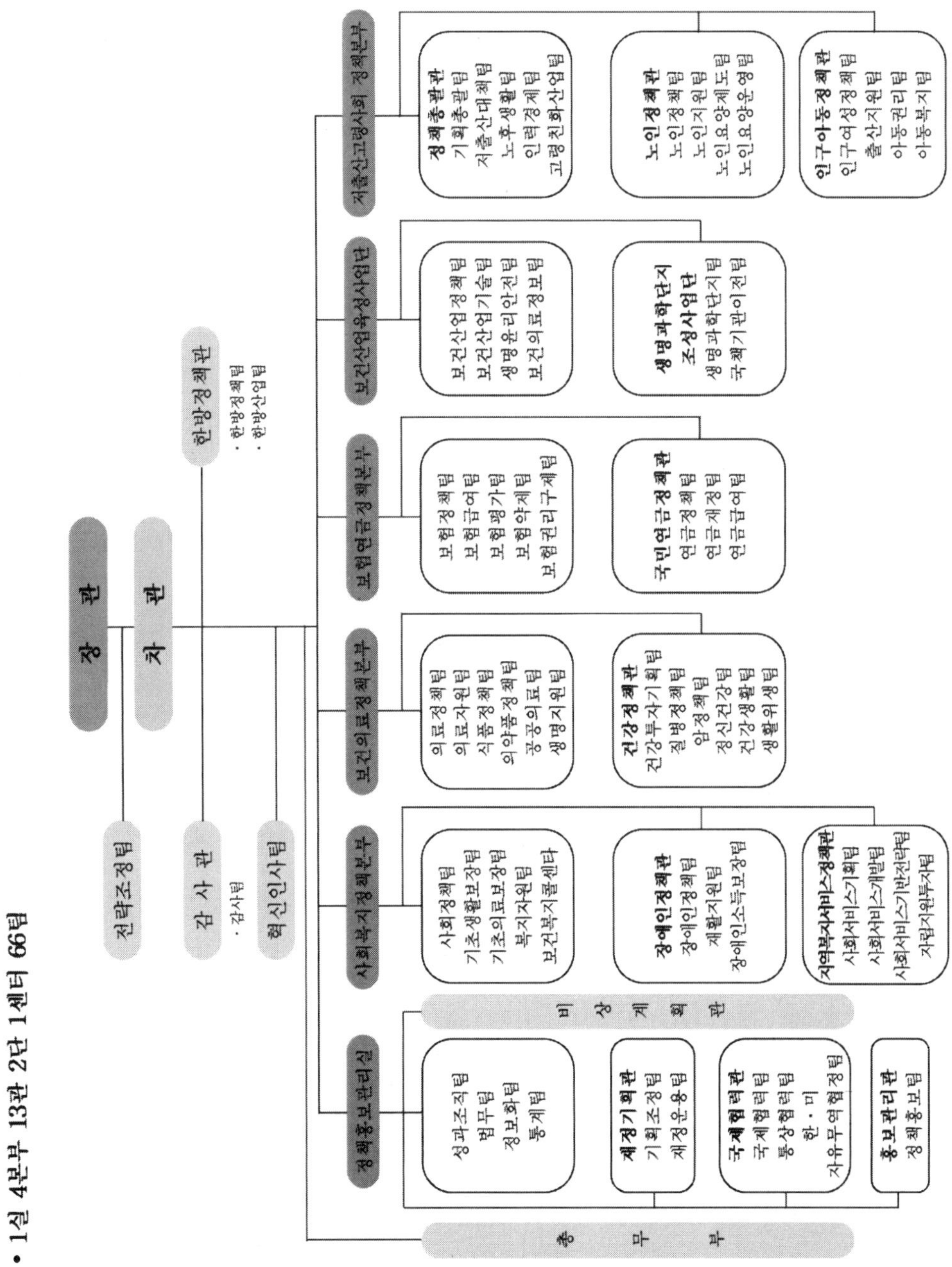
• 1실 4본부 13관 2단 1센터 66팀
장관
차관
전략조정팀
감사관
· 감사팀
혁신인사팀
한방정책관
· 한방정책팀
· 한방산업팀
정책홍보관리실
성과조직팀
법무팀
정보화팀
통계팀
재정기획관
기획조정팀
재정운용팀
국제협력관
국제협력팀
통상협력팀
한·미
자유무역협정팀
홍보관리관
정책홍보팀
비상계획관
총무부
사회복지정책본부
사회정책팀
기초생활보장팀
기초의료보장팀
복지자원팀
보건복지콜센타
장애인정책관
장애인정책팀
재활지원팀
장애인소득보장팀
지역복지서비스정책관
사회서비스기획팀
사회서비스개발팀
사회서비스기반전략팀
자립지원투자팀
보건의료정책본부
의료정책팀
의료자원팀
식품정책팀
의약품정책팀
공공의료팀
생명지원팀
건강정책관
건강투자기획팀
질병정책팀
암정책팀
정신건강팀
건강생활팀
생활위생팀
보험연금정책본부
보험정책팀
보험급여팀
보험평가팀
보험약제팀
보험권리구제팀
국민연금정책관
연금정책팀
연금재정팀
연금급여팀
보건산업육성사업단
보건산업정책팀
보건산업기술팀
생명윤리안전팀
보건의료정보팀
생명과학단지
조성사업단
생명과학단지팀
국제기관이전팀
저출산고령사회 정책본부
정책총괄관
기획총괄팀
저출산대책팀
노후생활팀
인력정책팀
고령친화산업팀
노인정책관
노인정책팀
노인지원팀
노인요양제도팀
노인요양운영팀
인구아동정책관
인구여성정책팀
출산지원팀
아동권리팀
아동복지팀

(9) 보건의료인력 국제 비교

우리나라의 보건의료 관계 인력은 지난 10여 년간 양적으로 많이 증가되었을 뿐 아니라 기술적 수준도 많이 향상 되었다고 볼 수 있으나, 국가에 따라 의료인 종별에 대한 정의와 자격인정 방법 및 업무내용이 서로 조금씩 다르기 때문에 그 비교가 정확한 것이라고는 할 수 없으나 보건의료 인력의 국제비교를 일반적인 경향을 파악하는 데는 많은 도움이 된다.

표 13-1. 보건의료인력 국제 비교

(단위 : 명)

연도별	지 표	의료인당 인구				병상당 인 구
		의 사	치과의사	약 사	간호사	
우리나라[1)]	1990	887	4,457	1155	482	320
	1995	681	3,278	1036	372	246
	1998	618	2,880	988	329	198
	1999	594	2,776	976	313	181
	2000	572	2,666	954	295	164
	2001	655	2,787	1515	492	166
	2002	644	2,730	1510	471	149
	2003	608	2,666	1482	465	146
	2004	639	2,823	1609	537	137
	2005	613	2,701	1568	525	127
	2006	588	2,596	1534	502	118
	2007	874	2,538	1550	480	108
주요선진국[2)]	일 본('05)	493	1,378	777	112	71
	미 국('05)	413	1,731('03)	1,310	130	313
	캐나다('05)	464	1,727	1,269	100	294
	스웨덴('05)	296	1,221	1,376	95	281(00)
	독 일('05)	293	1,265	1,716	103	118
	프랑스('05)	296	1,482	866	130	134
	영 국('05)	416	2,116	1,545	110	256

주 : 1) 우리나라는 2000년도까지는 면허등록 의료인수, 2001년도부터는 활동 의료인 수(한의사포함)
2) 주요선진국은 활동 의료인 수

자료 : OECD HEALTH DATA 2006, 1st edition

제14장

보건의료

1. 국가보건체계의 구성

국가보건체계(national health system)를 기술하거나 분석하는 데는 어떠한 관점에서 보느냐에 따라 다양한 방법이 있다. 보건체계의 윤곽은 그 체계의 기본 목적과 가치에 의해 필연적으로 영향받게 되는 것이다.

가장 중요한 요소적 차원에서 어느 나라의 보건체계의 구조적, 기능적 상관성을 다음에 제시하는 〈그림 14-1〉의 모델에 따라서 분석할 수 있다.

이 보건체계의 간략화된 모델은 5가지 주요 구성요소가 있으며, 이들 요소들은 직·간접으로 상호 관련되어 있다.

보건체계의 5가지 주요 구성요소는 다음과 같다.

① 보건자원의 개발(development of health resources).

② 자원의 조직화(organized arrangement of resources).

③ 보건의료서비스의 공급(delivery of health care).

④ 경제적 지원(economic support).

⑤ 관리(management).

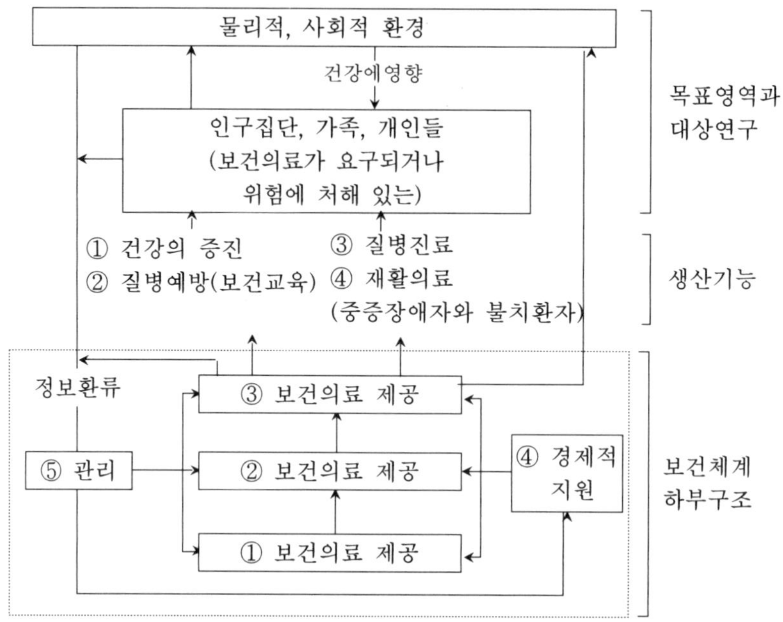

그림 14-1. 국가보건체계 모형 : 그 구조와 기능적 연관성

그림 14-1의 밑부분의 이들 5개 주요 요소 주위의 점선안은 보건체계 하부 구조의 영역을 의미한다. 그림 14-1의 상단에 표시된 바, 건강에 대한 영향은 환경에서 야기되거나 또는 주민의 생태학적 성질에서 일어날 것이다. 그림의 중간에 제시된 건강증진, 질병의 예방 및 치료, 재활 그리고 중한 장애자, 불치 환자에 대한 의료를 위한 보건체계의 활동(업무)은 주민에게 직접 제공되는 서비스이다. 그러나, 어느 보건활동은 주민이 살고 있는 환경에 또한 직접 영향을 미친다.

보건체계는 자원의 개발과 배분의 결과로서 그 기능을 발휘할 수 있다. 할당되어질 수 있는 총자원은 새로운 투자와 현재의 경비 지출에 대한 예산의 한계가 있게 된다. 모든 사회에서 보건서비스의 수요는 가용자원을 능가한다. 그러므로 보건체계가 성취하고자 기대하는 목표나 목적을 위한 우선순위가 세워져야 한다.

만일 한 보건체계가 어느 한 특정한 목표, 예를 들어 모든 사람이 다 건강함을 달성하기 위해 재편성되어 질려면, 그림 14-2에서 제시하는 모델과 같이 그 보건체계의 하부구조의 주요 5개 구성요소를 구체적으로 분석할 필요가 있다.

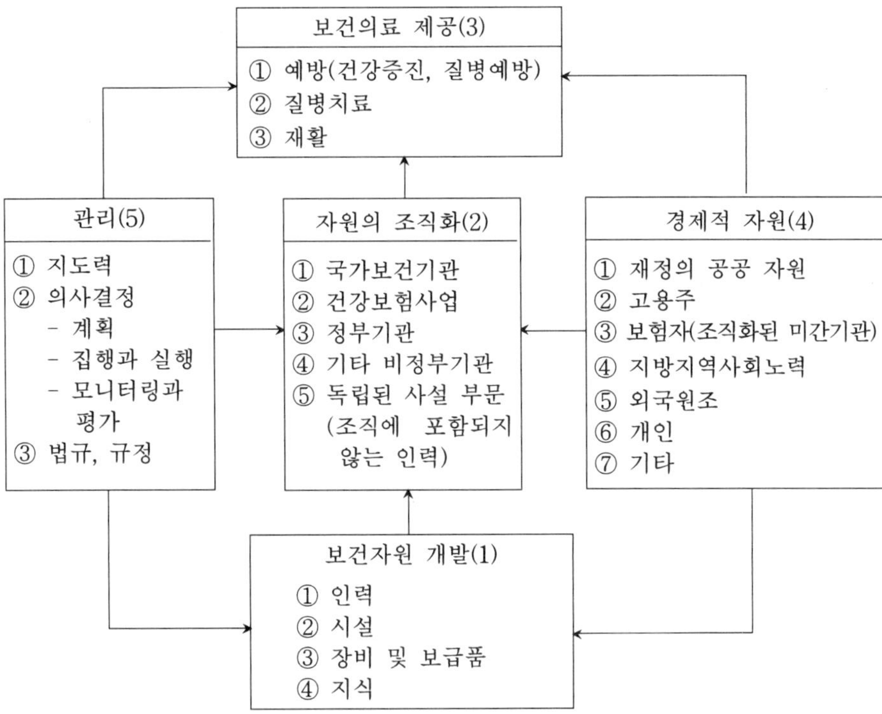

그림 14-2. 국가보건체계 하부구조의 주요 구성요소

그림 14-2의 모형은 국가보건체계 하부구조를 이루는 5개 주요 구성요소들의 각각의 세부요소들을 제시하고 있다. 다음에서 이를 간결하게 설명하고자 한다.

1) 보건자원 개발

보건자원은 4개 기본 범주로 분류한다. 즉, 첫째는 인력, 둘째는 시설, 셋째는 장비와 보급품, 넷째는 지식이다. 여기서 자원에 자금(financing or money)이 포함되지 않은 것은 자금은 사회적 교환의 기본 매개물로서 보건체계의 부분이 되는 어떤 자원이나 서비스 속에 가치의 비특이성 도구로서 전환되어 있기 때문이다. 그리고 이 자금은 앞서 기술한 보건체계의 5가지 구성요소 중 경제적 지원 부문에서 기술하기로 한다.

여기서 자원의 4가지 구성요소 중 인력, 시설 및 장비 등의 개발에 관하여는 상세한 개별 설명을 생략하고, 마지막 보건지식의 개념을 간략하게 설명하겠다. 보건지식은 물론 건강과 질병에 관한 지식으로서 질병진료와 예방, 재활 그리고 건강증진에 관한 과학적인 지식을 말한다. 이를 위해 생의학적인 연구, 정보자료 제공, 외국으로부터 새로운 지식의 도입 등이 필요하게 된다. 특히, 최근에는 보건체계의 개선을 위해 사회의학적 연구가 크게 대두되면서 행동지향적인 연구(action oriented research)가 시범사업 등을 통해 이루어져 그 결과를 새로운 프로그램이나 제도개선에 응용하고 있다.

2) 보건자원의 조직화

보건체계의 다양한 자원이 보건활동으로 전환되기 위하여, 그리고 그들이 기능을 적절히 발휘하기 위하여는 어떤 유형의 사회적 조직이 요구된다. 조직화된 배분은 보건자원을 상호 효과적 관계를 유지하는 데 필수적이며, 또한 개별 환자나 지역사회 집단이 보건의료제공 메카니즘을 통하여 보건자원에 접촉하기 위해 필요하다. 보건자원은 크게 2개로 구분하면, 공공보건기관과 민간보건기관으로 구분할 수 있다.

3) 보건의료서비스 제공

보건의료서비스의 구분

① 건강증진	1차예방사업
② 질병예방활동	1차예방사업
③ 질병진료활동	2차예방사업
④ 재활활동	3차예방사업
⑤ 사회의학적 의료	3차예방사업

4) 국가보건체계를 위한 재정지원

모든 보건자원과 보건의료전달 메카니즘은 어느 사회에서나 경제적 지원이 요구된다. 주민의 다양한 계층에서 보건서비스에 대한 지불능력이 그들의 소득수준에 상응되기 때문에 모든 국가보건체계는 자유시장경제 운영 외에 경제적 지원의 어떤 확실한 메카니즘을 수립하여 왔다.

이러한 경제적 지원의 방법은 여러 면으로 분류될 수 있지만 WHO의 분류는 다음과 같다.

① 공공 : 정부 각 계층(보건복지부를 비롯하여 기타 부처, 보건보험사업).
② 고용주 : 산업 그리고 농업기관.
③ 조직화된 자생적 기관 : 자선, 임의보험.
④ 지방 지역사회 노력 : 지방정부의 공공재원분담 및 보상서비스.
⑤ 외국 원조 : 종교적 자선사업, 국가적 지원, 유엔기관지원.
⑥ 사설 기구 : 개별부담.
⑦ 기타 가용자원 : 기부금, 컨트리 클럽.

5) 국가보건체계의 관리

국가보건체계의 관리는 그 나라 정치, 경제체제에 따라 다르기 마련이다. 즉, 자본주의 시장경제체제냐 사회주의 또는 공산주의체제냐, 중앙집권적이냐 아니면 지방분권적이냐에 따라 크게 다를 것이다.

국가보건체계의 관리에 크게 두어야 할 WHO의 3가지 주요 견해는 다음과 같다.

① 지도자상(leadership).
② 의사결정(decision-making).
③ 법규 및 규정(regulation).

2. 일차보건의료

1) 일차보건의료의 기본 개념

① 일차보건의료란, 필수적 보건의료(essential health care)로서 실질적이며 과학적인 면에서도 합당하고, 사회적으로도 받아들일 수 있는 방법과 이에 바탕을 두어서 지역사회 주민의 적극적 참여 하에 개개인이나 가족단위 등 모두가 쉽게 이용할 수 있는 방법이어야 하고, 재정 면에서도 그 국가나 지역사회가 부담 가능한 방법이라야 한다.
② 일차보건의료는 국가 보건의료체제의 중추적 기능과 핵심이 되어야 하며, 지역사회의 전체 개발정책의 일환으로 유지되어야 한다.

③ 일차보건의료는 국가 보건의료의 체계적 활동이, 국민이 살고 일하는 고장의 최말단 지역에까지 도달하게 하여 개인 또는 가족단위 더 나아가 지역사회와 최초로 접촉하는 기점으로서 전체 보건의료를 연속적인 과정으로 볼 때 첫부분을 구성하는 가장 중요한 요소이다.

④ 일차보건의료는 지역사회의 최첨단인 마을단위의 건강 보호에 주목표를 둔 것으로서 치료뿐만 아니라 예방, 환경위생, 나아가서 신체적 · 정신적 안녕을 가져오는 건강은 물론 생활의 질적 향상을 도모하는 온갖 활동이 포함된다.

⑤ 일차보건의료의 기본 전략

- 다각적인 접근(multisectoral approach).
- 지역사회 참여(community involvement).
- 균형된 분배(equitable distribution).
- 적절한 기술(appropriate technology).

2) 우리나라에서의 일차보건의료 개념

우리나라에서는 알마아타(Alma-Ata)선언에 앞서 1977년 9월에 개최된 한국보건개발원 세미나에서 우리나라에서의 일차보건의료의 개념을 다음과 같이 설정한 바 있다.

① 전국민을 대상으로 하는 전체 보건의료 전달체계의 하부 기초 보건의료 단위 및 기능이다.

② 일정 지역사회(가정, 부락, 행정리 포함) 내에서 보건의료 요원과 주민의 적극적인 참여로 이루어지는 보건의료 활동이다.

③ 일차보건의료 활동은 지역사회의 자주적인 활동과 공공보건의료기관의 활동으로 구성된다.

④ 일차보건의료 활동은 지역사회의 기본적 보건의료 욕구를 충족시켜야 하므로 전체 보건의료 스펙트럼에서 예방측에 더욱 치중한다.

⑤ 일차보건의료 활동은 각종 보건의료 요원(의사, 간호사, 기타 보건요원)의 협동과 부락의 자조요원의 협동으로 이루어지며, 각 요원은 치료, 예방 및 기타 기능이 부여된다.

⑥ 일차보건의료 활동은 전체 지역사회개발계획의 일부로서 이루어짐이 바람직하다.

여기에서 말하는 보건의료(health care)란 치료, 예방, 재활 및 건강증진을 포함하는 총괄적 의료를 말한다.

3) 일차보건의료의 필수사업 내용

소련의 Alma-Ata의 국제회의에서 채택된 Alma-Ata선언문에서는 일차보건의료의 사업내용이 8가지였으나, 추후 1가지가 추가되어 9가지로 분류하고 있다.

① 보건교육 : 널리 퍼져가는 보건 문제 인식과 예방 방법.

② 적절한 식생활 및 영양개선.

③ 안전한 식수공급, 기본적 환경위생 및 적당한 주거생활.

④ 모자보건사업(가족계획 포함).

⑤ 예방접종관리.

⑥ 지방풍토병 예방 및 관리.

⑦ 질병의 조기진료.

⑧ 필수의약품 공급.

⑨ 심신장애자의 사회의학적 의료(추가 내용).

일차보건의료의 요구는 건강보건에 관련된 가장 기본적인 것으로 구성되기 때문에 삼각형의 개념 모형을 적용한다면, 그 삼각형의 저변을 차지한다고 표현할 수 있다. 1차진료요구를 저변으로 하는 주민들의 건강 요구는 차차로 발전될 수 있어 피라밋형을 형성한다고 할 수 있다(그림 14-3).

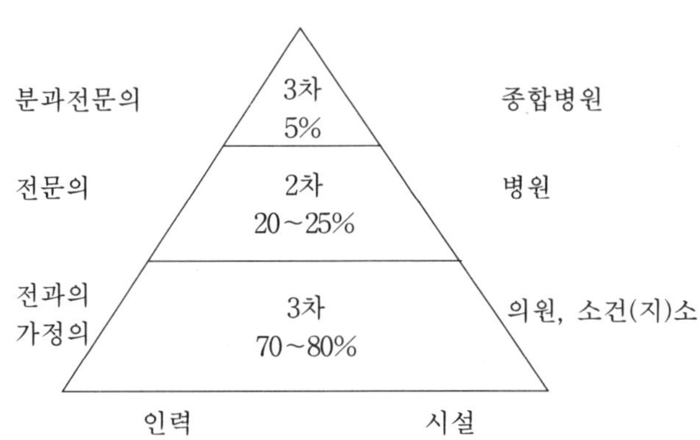

그림 14-3. 의료서비스 수준별 인력 및 시설 구조

일차보건의료제도에서는 1차 진료권 안에서 각 단계별 진료 기능을 수행하는데 있어 각 하향단계에 대한 기술적·행정적 지원체제가 되어야 함은 물론, 환자를 상호 의뢰하는 제도적 장치와 더불어 1차진료요원간의 팀웍이 이루어져야 한다. 이 지원장치제도는 1차진료권제의 각 단계 간에 해당될 뿐만 아니라 지역사회 보건진료의 시혜 구분인 1차, 2차 그리고 3차진료권 사이에서 반드시 마련되어야 함은 물론이다.

일차보건의료는 지역사회 보건의료라는 포괄적 개념 배경이 필수적이기 때문에, 일차보건의료 개념을 실제 사업에 적용하는데 있어서의 기본 전략은 지역사회 참여와 개인이 중심이 된 지역사회 개발사업의 일환으로 또는 통합된 부분으로 추진되어야 한다.

3. 의료보장

1) 의료보장의 개념

사회보장론에서 흔히 언급되는 『Beveridge』보고서에서는 '사회보장이란 실업, 질병 혹은 재해에 의하여 수입이 중단된 경우에 대처하기 위해서, 또는 노령에 의한 퇴직이나 본인 이외의 사망에 의한 부양의 상실에 대비하기 위해서, 또는 출생, 사망, 결혼 등과 관련된 특별한 지출을 감당하기 위한 소득보장을 의미한다'라고 정의를 내리고 있어 역시 사회보장의 일반론 속에서 의료보장이 언급되고 있다.

질병으로 인한 수입의 중단이나 질병치료를 위한 치료비 지출은 생활의 위협이 될 뿐 아니라, 질병으로 건강이 허약해질 때 건전한 경제생활이 어려워지는 측면이 있다.

의료를 사회적으로 보장하는 방법은 표 14-1과 같이 세 가지 방법이 있다. 첫째는 모든 국민에게 원칙적으로 필요한 의료를 무료로 제공하는 것으로 국가가 일반재정으로 사회서비스로서 직접 제공하는 방법이다. 이러한 제도를 국민보건서비스(National Health Services : NHS)제도라 하며, 이러한 방법을 택하고 있는 대표적인 국가로는 영국, 뉴질랜드 등을 들 수 있다. 이 방법은 질병치료 뿐만 아니라 보건교육, 예방, 재활에 이르기까지 건강에 관련되는 모든 서비스를 포괄적으로 제공함으로써(comprehensive services) 건강보장에 유의한다는 특징을 지니고 있다.

둘째는 의료보장의 기본적인 방법은 첫번째와 같으나 재원을 국가의 일반재정으로 조달하지 아니하고 지방세로 조달하며, 모든 의료기관을 지방정부의 소유로 하는 방식이다. 이 방법에 있어서도 서비스는 보건교육, 예방, 치료, 재활에 이르기까지 포괄적으로 제공하는 특징을 갖고 있다. 이 방법을 택한 전형적인 국가로는 스웨덴, 덴마크, 핀란드 및 캐나다가 있다. 이 방법이 지방세라는 조세로 재원을 조달함에도 불구하고 해당국가들이 NHS라 부르지 않는 것은, 의료보장을 지방정부 책임으로 하는 소위 분권화체계(decentralized system)로 되어 중앙정부가 장악하는 국가체계(nationalzed system)와 구분되기 때문이다.

표 14-1. 재원별 의료보장의 세 가지 방법

구 분	조 세		보 험 료
	국 세	지 방 세	
명 칭	NHS	의료보장	NHI
관리방식	중앙정부관리	지방정부관리	조합 또는 공안관리
적용범위	전국민	전국민	전국민 또는 근로자
병원소유	병원은 중앙정부 소유	병원은 지방정부소유	공공 및 민간 병원공존
의료서비스	포괄적 서비스	포괄적 서비스	치료 중심 또는 포괄적
사회보험과의 관계	현금급여를 위한 별도 사회보험조직을 갖기도 함. 본인부담의 일부는 사회보험에서 맡기도 함		현금급여와 의료급여 동시취급
국 가	영국, 뉴우질랜드, 이탈리아, 스페인	스웨덴, 덴마크, 핀란드, 캐나다	독일, 프랑스, 일본, 네델란드

주 : 1. 지방세로 재원을 조달하고 있는 국가는 단순히 의료보장이라는 용어만 사용하고 있으나 캐나다는 NHI라는 용어를 사용함. 그러나 사회보험방식과는 별개 모형임.
2. 이탈리아는 NHS형 국가이나 의료보장 재원을 국가 일반재정으로 모두 충당할 수 없어 사회보험료의 일부를 잔조시켜 충당함.
3. NHI에서 의료서비스를 보험자가 직접 제공하는 남미 국가의 보험업무는 현금급여에 치중되어 있고, 적용대상자는 근로자를 중심으로 하고 있으며, 단일관리체계 모형을 주로 유지함.

셋째는 질병이 발생했을 때 치료비를 부담하고 질병으로 일을 못한 데 대한 소득상실을 보험방식을 통해 공동부담하는 방법으로 국민의료보험(National Health Insurance ; NHI) 제도가 있다. 이 방법은 보험료를 부담하기 어려운 계층에 대해서는 국가의 일반재정에 의해 사회부조방식으로 별도로 의료를 보장한다. 이러한 방법을 택한 대표적인 국가는 독일, 프랑스, 일본, 우리나라 등인데, 우리나라는 질병에 따른 소득상실을 보상하는 현금급여는 실시하지 않고 있다. 이 방법에서는 서비스가 치료 중심으로 제공되어 왔으나, 1942

년 영국에서 Beveridge 보고서가 발표된 이후, 점차 포괄적 서비스로 옮아가고 있으나 나라에 따라 치료 중심 서비스로 한정하는 경우가 많다. 이 방법이 전형적인 의료보험방식이며, 의료부조나 의료보호가 가미되어 보험료 부담능력이 어려운 계층을 보호하고 있다.

그러나 국가에 따라서는 여러 가지 방법을 혼용하고 있어 세계의 모든 나라를 이 세 가지 방법으로 모두 설명하기는 어렵다. 예컨대, 스웨덴은 소득 보장을 위한 재원과 약값 및 치과서비스에 따른 본인 일부 부담금을 사회보험의 목적세 방식으로 조달하고 그외 대부분 서비스는 지방정부재정으로 조달하고 있고, 덴마크는 모든 서비스를 별도의 사회보험 없이 지방재정(중앙정부의 보조금이 25%정도)으로 하고 있으며, 캐나다의 경우는 더욱 복잡하다. 캐나다는 외형적으로 보면 스웨덴과 유사하게 질병으로 인한 소득상실에 대한 보장은 별도 사회보험으로 하고, 질병치료에 관한 보장은 지방재정으로 재원을 조달한다. 그런데, 캐나다의 Alberta주와 British Columbia주에서는 질병치료에 소요되는 재정의 20%를 보험료로 별도 징수한다. 그리고, 스웨덴은 병원급 의료기관이 모두 지방정부 소유로 되어 있는 반면에 캐나다는 그렇지 않고, 다만 병원급 의료기관에 대해서 지방정부는 예산통제를 통해서 관리하고 있어 실질적 효과는 스웨덴과 다름이 없다. 그리고 의사에 대해 스웨덴은 월급제로 하여 월급제 의사가 지역주민에 대한 포괄적인 보건의료서비스를 제공하고 주민의 건강관리를 책임지우게 하는데 반해, 캐나다는 의사들에 대해서 우리나라와 같이 행위별 수가제도를 실시하여 포괄적 건강관리 측면에서는 스웨덴에 비해서 다소 미흡하다.

2) 사회보장의 기능

(1) 최저생활의 보장 기능

(2) 위험분산을 통한 국민연대 기능

(3) 소득재분배 기능

3) 의료보험의 급여(benefit)

(1) 급여의 종류

의료보험의 급여는 현물급여(service benefit)와 현금급여(cash benefit)의 두 가지로 나눌 수 있다. 먼저 현금급여란, 장제비, 분만비, 상병수당, 고액 진료비 보상금 등으로 지급되는 현금의 급여를 말하는 것으로서, 질병으로 인하여 근무를 못할 경우 근로자는 임금을 받을 수 없게 되어 생계에 어려움이 되었을 때, 이를 방지하기 위해서 평소 받는 임금의 일정률을 의료보험에서 지급하는 것을 말한다.

현물급여란, 가입자 또는 피부양자가 의료기관에서 진료나 치료를 받는 의료서비스를 대상으로 하는 것을 말한다. 의료보험이 다른 사회보험과 여러 가지 측면에서 차이가 있는 것은 바로 현물급여를 하기 때문에 의료기관의 위치, 의료기관에 대한 진료비 지불 방법, 의료의 남용방지 등의 제반 문제가 따르기 때문이다.

우리나라는 보험급여로 서비스급여에 해당하는 요양급여(진찰, 약제 또는 치료재료의 지급, 처치, 수술, 기타의 치료, 의료 시설에의 수용, 간호, 이송)와 분만급여를 하고 있고, 현금급여로 요양비나 분만비를 지급하고 있으며, 우리나라에서 지급하는 요양비는 출장 등의 사정으로 부득이하게 지정기관이 아닌 곳에서 치료를 받을 경우에 현금으로 보상하고, 분만비 역시 부득이하게 가정에서 분만한 경우에 현금으로 보상하는 것을 말한다.

(2) 현물급여와 최소보장 원칙

의료보장의 급여가 주로 현물급여로 됨에 따라 사회보장의 기본 원리 중 가장 핵심적인 요소가 되는 최소보장 원칙(national minimum)을 의료보장에 적용하기 어렵다는 문제가 있다. 의료보험은 최소보장의 원칙보다도 오히려 보건교육, 예방, 재활을 포함하는 포괄적 서비스로 국민의 건강을 보장하는 적정급여수준이 보다 중요하다.

(3) 현물급여와 의료서비스의 공공화

현물로 의료서비스를 제공함에 있어서 직접적으로 정부나 사회보장기구가 의료기관을 통제하여 서비스를 제공하는 경우, 의료서비스의 공공화 문제는 제기되지 않는다. 즉, 정부나 사회보장기구에 의한 의료기관 장악이 가장 확실한 의료의 공공화이기 때문이다.

사회보험하의 간접서비스 제공방식을 택한 국가들에 있어서 의료의 공공화는 주로 세 가지 방법으로 접근되고 있다. 첫째는 의료기관에 대한 진료비 지불제도를 행위별수가제도에서 방문당수가제(외래), 일당수가제(입원), 포괄수가제(DRG 포함), 총액계약제 등으로 전환시켜 의료기관이 영리적 개념에서 벗어나도록 유도하는 방법이다. 둘째는 행위별수가제 하에서는 행위별수가를 사전 공시하고 이의 준수여부를 심사하는 진료비심사제도를 채택하는 방법이다. 이때 설정되는 행위별수가는 일종의 최고 가격으로 통제가격의 하나가 된다. 셋째는 의료기관을 요양취급기관으로 강제 지정하고 소위 전달체계 등을 실시하여 환자들의 의료이용 패턴에 대해서도 제한을 가하는 방법이다.

4) 의료보험과 진료비 지불제도

(1) 병(의)원에 대한 진료비 지불 방법

(가) 총액예산제(budget rationing)

환자의 진료실적과는 무관하게 일정 기간 동안의 병원예산을 정부나 보험조합이 사전에 책정해 주는 방식으로 영국이나 캐나다 등에서 실시되고 있다. 이 제도는 병원을 진료권별로 균형되게 설립한 후 그 지역 내의 병원수요와 국민들의 의료비 부담을 감안하여 1년간 예산을 사전 책정해 주고, 병원은 그 예산으로 지역내 주민들의 병원서비스에 대한 모든 책임을 지게 된다. 그리고 주민들은 병원을 이용하고자 할 경우, 반드시 지역내 1차의료기관을 거쳐야만 병원서비스가 가능하다.

이 제도의 장점은 보험자나 정부가 의료비를 통제하고자 하는 목표를 설정하고, 제한된 예산을 병원에 배정한다면 의료비의 통제가 가능해진다는 점이다. 단점으로는 예산배정이 항상 부족하거나 빠듯하여 충분한 서비스가 주민에게 제공되기 어려워지고, 환자의 적체가 심하거나 의료의 수준향상이 제한된다는 점이다.

(나) 행위별수가제(fee-for-services)

의료행위 하나하나에 대해 사전에 수가를 고시해 두고, 의료인이 행한 서비스 내용에 따라 진료비 총액을 지불하는 방법이다. 즉, 동일한 질병이라도 의료인에 따라 처치 방법, 즉 의료행위 내용이 다를 수 있으며, 이 경우 행위별로 고시되어 있는 수가를 진료행위 내용대로 합산하여 병원은 보험조합이나 정부에 청구하고, 청구를 받은 보험조합이나 정부는 그 행위의 타당성이나 수가적용의 타당성을 심사한 후 해당 병원에 진료비를 지불하는 방법이다. 행위별수가제로 진료비를 지불받는 병원이라도 closed system 하의 병원에서는 병원근무 의사에 대해서는 봉급제로 보수를 지불하게 된다. 그러나 open staff system의 병원은 의사에 대해서는 역시 행위별수가제로 보수가 별도로 보험자에 대해 지불된다. 행위별수가제도는 의료보험하에서 가장 전형적인 방법으로 우리나라에서 채택되고 있다. 이 방법은 환자가 원하는 서비스를 충분히 제공받을 수 있는 이점이 있으며, 진료행위가 타당했다면 모든 진료행위에 대해 비용을 보상받는 관계로 의료의 발전을 기할 수 있는 이점이 있다. 그러나 제3자 지불제도 하에서 의료수요자의 수요 남용이 발생하는 현실에서 이 방법을 채택할 경우, 의료제공자 역시 과잉진료의 요인이 있어 의료비 증가를 부채질하는 문제가 제기된다.

(다) 포괄수가 방법(case payment system)

질병별로 단일수가를 적용하는 방식으로서 미국의 Medicare에서 1983년 이후 적용한 DRGs(Diagnosis Related Groups) 방식이 대표적인 것이다. 이 방법에서는 의사에 의해 병명이 진단되면 그에 따라 사전에 고시된 수가가 적용되는 것으로서 서비스의 행위량과는 무관해진다. 따라서 이 제도의 장점은 서비스 행위량과는 무관하게 병명에 따라 진료비가 지불되기 때문에 의사들에 의한 과잉진료 행위를 없앨 수 있어, 의료비 증가를 억제시킬 수 있는 수단의 하나가 된다. 반면에 이 제도는 의사들로 하여금 과소서비스 내지는 최소서비스에 그치도록 하여 서비스의 질이나 환자의 만족도에서 많은 문제를 제기시킬 단점이 있다.

(라) 일당진료비(charge per day or per diem payment)

일당진료비 방식은 병원진료비 지불방식으로서 가장 보편적인 방식이라 하겠다. 이 제도는 문자 그대로 입원 1일당 비용을 사전에 정해서 입원시 서비스 내용이 무엇이든 구분하지 않고 입원 일수에 일당진료비를 곱하여 지불해 주는 제도이다.

(마) 인두제(capitation)

의료인에 대한 보수지불체계에서 인두제라 하면 문자 그대로 의료인이 맡고 있는 일정 지역의 주민수에 일정 금액을 곱하여 이에 상응하는 보수를 의료인측에 지급하는 것이다. 인두불제는 기본적으로 비교적 단순한 일차보건의료에 적용하게 된다. 따라서 1차, 2차, 3차로 분류되는 의료전달체계의 확립이 선행되어야 한다. 즉, 어떤 환자든지 전문적인 진료를 받기 이전에 GP(general practitioner) 또는 가정의(Family Dr. 또는 Home Dr.)의 1차 진료 후에 후송의뢰가 필요한 경우에만 전문의(specialist)의 진료를 받을 수 있다. 한 개업의가 등록받을 환자(주민)수는 당국에 의해 제한받게 되고 이 등록받을 수 있는 환자(주민)수를 제한함으로써 개업의들의 지리적 분포를 잘 조정할 수 있다. 또 균점의료를 위하여 농어촌에 근무하는 의사에게 각종 특별수당 등의 동기를 주어 개업의들이 벽・오지에 자발적으로 개업하게 하고 있다.

(바) 총액계약제(collective payment based on negotiation)

이 제도는 행위별수가제와 인두제를 혼합한 제도로써 독일에서 채택되고 있다. 독일의 진료비 총액계약제는 보험자측과 의사단체(보험의협회) 간에 인두방식 또는 건수방식으로 1년간의 진료비 총액을 추계 협의 후, 그 총액을 개산불로 지급한다. 보험의협회는 이후 나름 대로의 의사보수평가기준표(진료행위별수가표와 유사함)에 의하여 각각의 개업보험의에게 그 총액 진료비를 배분한다.

독일이 취하고 있는 이 제도의 장점은 일단 보험자와 의사단체간에 계약 및 진료비 총액의 개산불 지급이 끝나면 과잉진료니 과잉청구니 하는 시시비비가 줄어든다는 데에 있다.

제15장

국제보건

1. 국제보건의 개요

보건 문제에 관한 최초의 국제회의는 1851년 파리에서 개최된 제1회 국제보건회의 때이다. 이때는 전염병 예방대책을 주요 의제로 하여 12개국이 참가하였으며, 137개조의 국제보건조약을 체결하였다. 이 국제회의는 그 후 5~10년 간격으로 개최되었다.

그 후 제1차 세계대전 후 국제연맹이 성립되어 연맹이사회의 자문기관으로서 보건위원회가 만들어졌으며, 이 위원회는 12개국의 대표로서 구성되었다. 그러나 제2차 세계대전으로 말미암아 국제연맹의 기능은 정지되었고 이 보건기구의 활동도 사실상 중단되었다. 제2차 세계대전 후 국제연합(UN)이 조직되어 그의 전문기구의 하나로 세계보건기구(WHO)가 설립되었다. 세계보건기구의 조직 및 활동을 정하기 위한 WHO 헌장이 1946년 뉴욕에서 개최된 국제보건회의에서 채택되었다. 이는 국제연합 가입국 중 116개국의 찬성으로 효력을 발생하게 되었으며, 이날이 1948년 4월 7일로서 이날을 기념하기 위해 '세계보건의 날'이 정해졌다.

국가가 발전할수록 국가와 국가간의 교류가 필요하게 되는데, 특히 자원을 해외에 많이 의존하는 우리나라는 국제화가 될수록 그로 인한 이득이 많아지게 되며, 지구상의 한 국가로서 국제화 사회의 일원으로서, 세계발전에 기여하게 된다.

2. 세계보건기구(WHO)

1) 목적 및 임무

세계보건기구의 기능은 다음과 같다.

① 국제보건사업상의 지도 협조기관(directing and coordinating authority)으로 활동한다.

② 국제연합과 그 전문기관, 각국 정부의 보건기관, 전문기관, 기타 적당하다고 인정되는 기관들과의 협력을 설정 유지한다.

③ 보건사업의 강화(strengthening health services)를 위하여 각국 정부를 지원한다.

④ 적절한 기술자원을 하고, 비상시에 정부가 요구하거나 수락한 것에 대하여 필요한 원조를 한다.

⑤ UN의 요구에 의하여 신탁통치 지역주민들과 같은 특수집단에게 보건사업과 시설상의 대비 또는 지원을 한다.

⑥ 과학적 및 통계적 사업을 포함해서 요구되는 행정적 및 기술적인 사업을 설정하고 유지한다.

⑦ 전염병, 풍토병, 기타 질병을 박멸시키기 위한 사업을 촉진 개발한다.

⑧ 필요한 다른 전문기관과의 협조를 통하여 사고, 상해방지 또는 영아, 주택, 위생, 오락, 경제조건, 노동조건, 기타 환경위생 분야의 개발을 조장한다.

⑨ 보건증진에 공헌하는 전문 과학 단체와 협조하고 보건 조사를 추진한다.

⑩ 모자보건 복지를 증진시키고 정신보건 분야, 특히, 인간 관계의 조화를 활성화한다.

⑪ 보건의료 및 관계 전문 분야의 교육훈련을 개선하고, 병원사업과 사회보장사업을 포함한 예방·치료의 행정적 및 사회적 기술을 연구한다.

⑫ 보건 분야의 정보협의 및 지원에 대비하고 여론 개발을 지원한다.

⑬ 필요에 따라 질병, 상해 및 보건상의 국제적 전문술어를 제정 또는 개정하고 진료방법을 표준화한다.

⑭ 식품, 생물학적 제제, 약품, 기타 유사제품의 국제기준을 제정, 개정, 개발한다.

⑮ 기타 WHO의 목적달성에 필요한 모든 활동을 한다.

이상의 기능을 달성하기 위해 헌장 제 2조에 WHO의 임무가 규정되어 있다. 이의 주요 임무는, ① 국제보건사업의 지도 조정, ② 요청에 응해 각국 정부의 기술원조 및 긴급원조, ③ 전염병 및 기타 질병의 박멸, ④ 영양, 노동, 환경위생상태의 개선, ⑤ 국제보건조약·규칙의 제안과 수행, ⑥ 모자위생사업, ⑦ 정신위생사업, ⑧ 보건 분야의 연구 촉진, ⑨ 국제질병사인분류의 작성 및 개정, ⑩ 진단 방법의 표준화, ⑪ 식품, 생물제제의 국제기준의 발전, 향상 등을 한다.

2) 조 직

(1) 가맹국

1999년 현재 192개 회원국이 가입되어 있다. 일본은 1951년에 75번째로 가입하였고, 한국은 1949년 8월 17일에 65번째 회원국으로 정식 가입하였으며, 북한은 1973년에 138번째 회원국으로 가입하였다.

(2) 총 회

WHO의 조직으로는 세계보건총회, 집행이사회 및 사무국으로 이루어져 있다(그림 15-1). 세계보건총회는 가맹국의 대표로서 구성되며, 최고 의사결정기구이며, 매년 1회 (보통 5월) 개최된다. 여기서 WHO의 주요 정책이 결정되며, 사업계획, 예산의 승인 등을 한다.

집행이사회는 31개 이사국에서 임명된 31인의 이사로 구성되며, 총회에서 결정된 정책을 실시하며, 총회에 대한 조언, 제안을 행하는 집행기관으로서, 매년 2회(보통 1월과 5월) 개최된다. 이사국의 임기는 3년으로서 3분의 1인 10개국이 매년 총회에서 바뀐다.

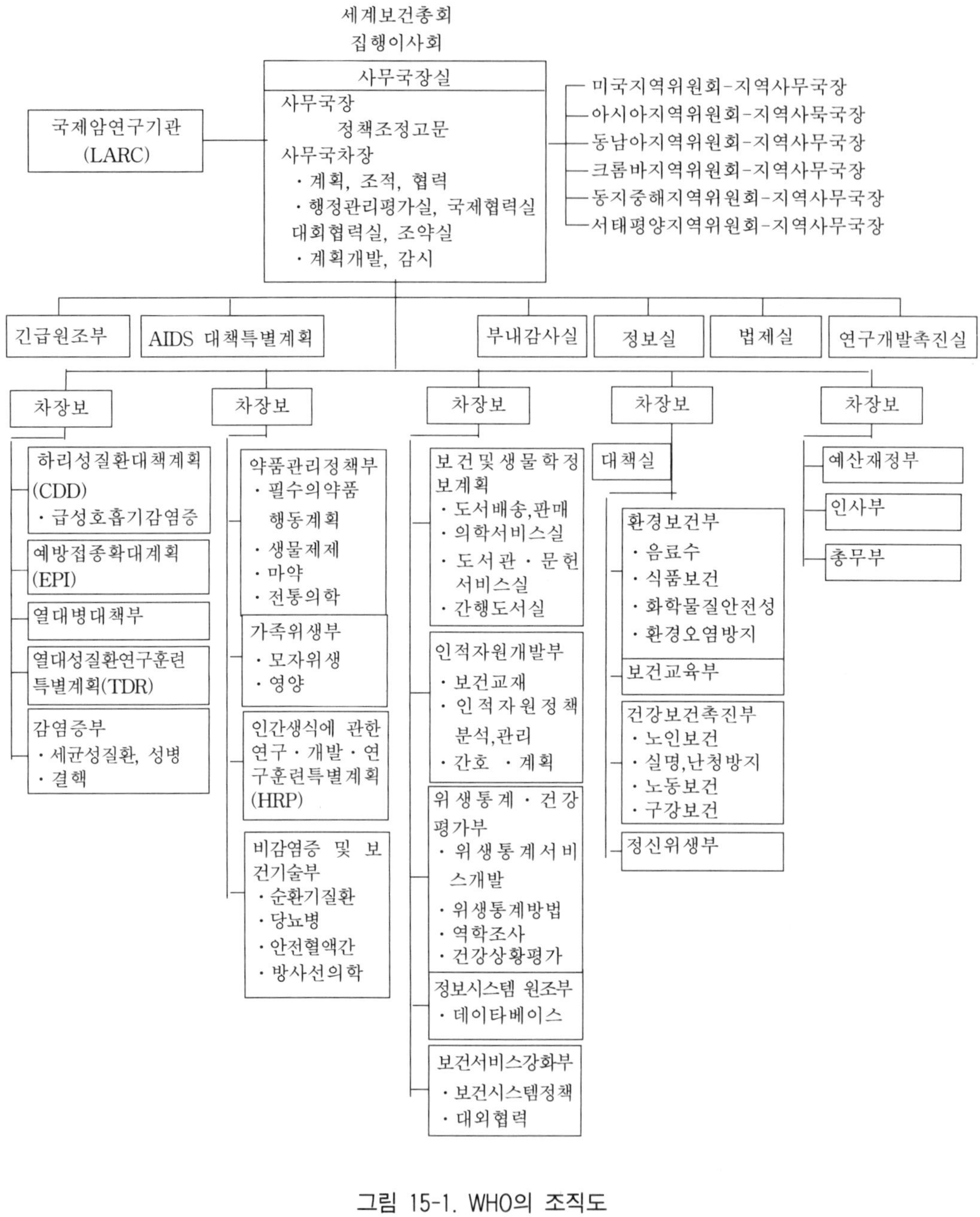

그림 15-1. WHO의 조직도

(3) 사무국

본부 사무국은 제네바에 두고, 6개의 지역사무국이 있는 바, 아프리카 지역사무소는 브라자빌, 미주는 워싱턴, 동남아시아는 뉴델리, 유럽 지역은 코펜하겐, 동지중해 지역은 알렉산드리아, 서태평양 지역은 마닐라에 지역사무소를 두고 있다. 사무국은 전문직원과 사무직원으로 구성되었으며, 본부 사무총장, 지역 사무총장이 여러 사무를 관장한다. 총회의 임명을 받은 본부 사무총장(임기 5년)은 집행이사회의 권한하에 총회, 이사회, 각종 위원회의 사무를 담당하고, 사업보고, 예산안을 작성하여 이사회에 제출하는 등의 업무를 수행한다. WHO의 지역사무소 소재지는 그림 15-2와 같으며, 한국은 서태평양 지역에 속해 있다.

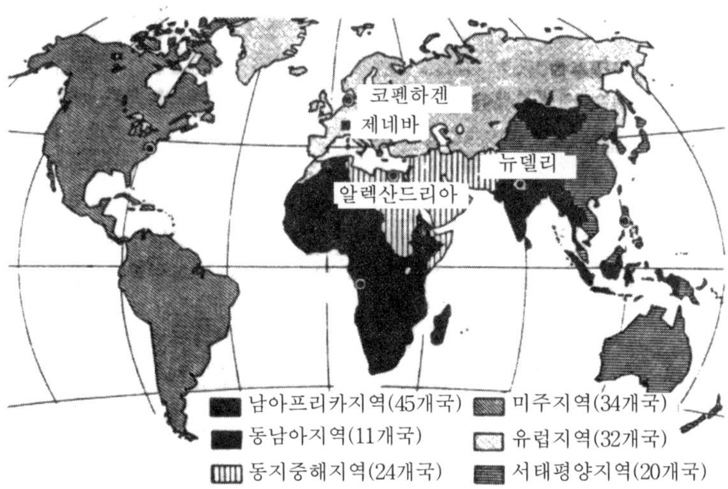

그림 15-2. WHO의 지역과 지역사무국

제16장

보건교육

1. 보건교육의 개념

사람은 누구나 건강을 유지하고 증진시키려는 데 노력을 기울인다. 건강에 대한 욕구는 어떤 한 개인뿐 아니라 가정, 지역사회, 국가 등 인간집단이라면 다같이 가지고 있다. 이 욕구를 충족시키기 위하여 우리는 건강에 대한 여러 가지 프로그램을 갖게 되는데, 이런 활동을 건강관리라 하며, 철저한 건강관리를 위해서는 보건교육이 필요하다.

보건교육은 '위생강좌'나 '위기만을 강조하는 교육'이 아니라, 개인의 매일 학습 과정의 일부분이어야 하며, 사람들에게 무엇을 생각할 것인지를 말하지 말고 어떻게 생각해야 하는지를 보여주는 것이다. 보건교육의 철학은 태도가 정형화되어 강요되거나, 통합될 수 없으며, 인간가치의 기본적인 이해와 인식을 바탕으로한 개인의 변화로부터 나와야 한다는 것을 전제로 한다.

1) 보건교육의 정의

보건교육이란 세계보건기구(WHO)가 규정한 건강의 의미를 교육적 활동을 통해서 실현해 가고자 하는 건강생활에 관한 교육활동이라 할 수 있다.

미국의 학교보건교육용어제정위원회(A Joint Committee on Terminology in School Health Education)가 정의한 바에 의하면 "보건교육이란, 개인이나 집단의 건강과 관계되는 지식, 태도, 행동에 영향을 미칠 목적으로 학습경험을 베풀어주는 과정"이라 하였다. 또한 미국 미네소타대학(University of Minnesota)의 보건교육 교수였던 그라우트(Ruth Grout)는 "보건교육이란, 우리들이 알고 있는 건강에 관한 지식을 교육 수단을 통해서 개인 또는 지역사회의 바람직한 행동으로 바꾸어 놓는 것을 말한다"라고 하였다.

2) 보건교육의 목적

보건교육이 공중보건학상 차지하는 위치는 무엇보다도 중요하다. 보건교육은 잘못되어 있는 지식(knowledge), 태도(attitude) 및 행동(behavior) 등에 영향을 주어, 이를 새롭고 올바른 양상으로 바꾸어 놓는 데 목적이 있다. 지역사회 주민이 갖는 관심이나 요구가 각각 다르기 때문에 지역사회 구성원 각자가 스스로 건강을 유지, 개선 및 향상하도록 함으로써 전지역사회 주민의 보건수준 향상에 기여하도록 하는데 그 목적이 있다.

보건교육의 최종 목표는 자신의 건강은 자신이 지켜야 한다는 긍정적인 태도를 갖는 것이다. 다시 말해, 자신의 건강을 지킴과 동시에 자신이 속한 지역사회가 발전하는 데 건강이 바로 중요한 재산이며 목표임을 인식하게 하며, 나아가 지역사회의 건강은 구성원들 스스로의 노력으로 해결할 수 있는 능력을 갖추도록 하는 데 있다. 이는 건강에 관한 자기 책임, 자주성, 협동성, 연대의식 등을 말한다.

3) 보건교육의 범위

보건교육의 내용이나 방법, 활동들을 규명하는 것은 매우 어려운 일이며, 학자에 따라서 그 견해가 다양하다. 그러나 그 공통 부분을 요약해 보면 다음과 같다.

(1) 보건교육이 관여해야 할 범위

① 건강 문제의 분석연구 : 개인, 집단의 건강에 영향을 미치는 영향요인, 건강 문제의 지역별·개인별 분포, 건강 문제의 해결 방법에 대한 연구와 분석.

표 61-1. 보건교육의 범위

	학교보건	산업보건	지역사회 보건	환자(병원)
대 상	학 생 교직원 학부모	근로자 임직원 근로자 가 족	보건인력 공공조직 민간조직 주 민 (위험집단 우선환자)	전문인력 환 자 환자가족
내 용	교과과정내 (정규교육) 수시교육 (행사, 보건서비스)	안전교육 건강교육 (공공개선) 산재예방 치 료	지역사회 건강 - 개인 - 집단 - 지역사회 조직 - 인력개발	처방순응교육 가족교육 재활교육 등

② **홍보** : 건강과 관련된 문제에 대한 주의를 환기시키기 위해서 게시판에 표어를 내건 다거나 TV나 라디오를 통한 짧은 삽입 방송 실시.

③ **출판 및 홍보물 발행** : 홍보에서 제시된 내용에 대한 해결 방법을 많은 사람이 구체적으로 알게 하는 과정.

④ **교육** : 직접 대상자를 대하고 그들이 가진 잘못된 건강에 관련된 지식, 태도, 습성을 변화시켜 목표한 학습이 일어나도록 하는 과정.

⑤ **동기부여** : 새로이 알게 된 지식이나 건강습성을 행동화 하도록 지원.

2. 보건교육 프로그램계획

보건교육 프로그램을 선정할 때는 개인, 집단, 지역 등에 따라 배경이 다르고 문제도 다를 수 있기 때문에 일률적이고 판에 박힌 듯한 내용을 주의해야 하기 때문에 신체적, 사회적, 심리학적, 그리고 영적인 잠재력에 이르기까지 모든 가능과 능력을 적절히 활용해야 한다.

그린(Green, 1980) 등에 의하면, 보건교육 프로그램의 3대 기본 구성요소라 하면 일단 프로그램 계획, 프로그램의 내용구축과 평가를 들 수 있다. 특히, 프로그램계획에 들어가기 전에 다음과 같은 교육철학이 토대가 되어야 한다고 강조했다.

① 교육은 인간의 삶에 대한 준비를 포함해야 한다.

② 교육과정 발전, 프로젝트의 성공은 그 프로젝트에 포함되는 사람들의 숫자와 그들의 다양한 배경과 관련이 있다.
③ 교과과정은 계획되고 교육적인 경험으로 구성한다.
④ 교과과정은 지역사회의 가치체계를 반영해야 한다.
⑤ 교육의 진전은 서서히 이루어진다.

인간의 태도나 행동을 변화시키려면 상당한 동기가 작용해야 하는데, 이때 동기는 외적인 자극이 아니라 행동의 내적인 역량과 관련되어진 구조를 말한다. 학습자가 자발적으로 그들 스스로 바라는 방향으로 변화를 성취하도록 하는 것이다.

따라서 보건교육을 담당하게 될 사람들은 보건교육 대상자(학생, 지역 사회주민, 환자 등)들이 갖고 있는 기본 욕구가 무엇이며, 또는 문제점이 무엇인가를 정확하게 파악하는 것이 중요하다. 여기서 요구도평가(need assessment)는 건강의 현존하는 상태와 문제 사이에 얼마만큼의 차이가 나는지 알아내기 위한 과정이므로 우선적으로 필요하다.

3. 보건교육 방법과 전략

보건교육자들은 교육 방법의 선택기준을 명백히 할 필요가 있다. 또한 대상 집단과 그들의 건강 문제에 관련되는 독특한 형태의 프로그램에 가장 알맞는 보건교육 방법을 계획할 수 있도록 준비를 갖추어야 한다.

몇몇 보건교육자들은 계속해서 강의법만 선호한다든지, 집단토의, 시청각 방법에 의지한다든지, 몇 사람들은 보건교육을 대중매체의 선전과 같게 생각하는 경향이 있다. 그러나 어떤 것도 특정한 교육적 상황에 한정되어질 필요는 없다. 각각은 여러 가지 방법과 상황에 적합하게 적용되어야 한다. 많은 연구가들이 다양한 교육 방법들의 상대적 견해에 관해 다루었다.

보건교육사는 이처럼 자유자재로 사용할 수 있는 광범위한 교육 방법을 가지고 있어야 하며(강의, 집단토의, 역할극, 대중매체, 지역사회의 조직), 효과적인 프로그램을 계획하는데 있어서 가장 바람직하게 실행할 수 있는 접근 방법을 배합 또는 선택하여야 한다.

1) 의사소통에 의한 방법(communication methods)

강의, 토론, 개인상담 또는 개인교수와 매체기법(대중매체, 시청각 자료, 교육용 TV 프로그램, 프로그램 학습매체)이 포함된다.

① 강의(lecture)

② 개인교수(individual instruction)

③ 대중매체(mass media)

2) 훈련에 의한 방법(training methods)

능력을 개발시키는 것으로, 시뮬레이션과 게임, 탐구학습, 소집단 토의, 모델링, 그리고 행동수정이 포함된다.

① **프로그램화된 학습(programmed learning)** : 프로그램화된 학습이라는 용어는 연속되는 체제에서 프로그램화할 수 있는 교수기재, 프로그램화된 테스트, 그리고 컴퓨터에 의한 학습 등을 의미한다. 슬라이드 필름, 그림, 테입 레코딩에 의해서 보완된다.

② **TV 교육방송(educational television)** : TV 교육방송은 자기 스스로 방송의 지침에 따라 학습하는 프로그램으로서 프로그램화된 학습과 같으며, 전체 학급을 위해 이용된다는 점에서는 서로 다르다고 볼 수 있다.

③ **건강기술발달(skill development)** : 건강행위를 위한 기술습득은 이행-적응된 교육 방법이 강조된 특별한 정신운동의 발달이다.

④ **시뮬레이션과 게임(simulation and game)** : 실물이나 실지상황이 가장 좋은 보조자료가 되나 실물은 보조자료로 쓰고자 할 때 야기되는 여러 가지 단점이 있다. 보조자료의 모형이나 실물과 똑같이 만든 가상상황 등을 시뮬레이션이라고 한다.

⑤ **탐구학습(inquiry learning)** : 질의학습 방법으로 학생들의 생각과 가정을 형식화하고, 테스트하는 데 용기를 갖도록 도와준다. 학생의 동기유발, 인식기술의 발전, 분석, 조직, 평가, 비판적 시각을 기르게 된다.

3) 조직적 방법(organizational methods)

지역사회 개발, 사회활동, 사회계획, 조직단체의 발달이 포함된다. 조직적 방법들은 다른 것들과 같은 영역의 것들이 아니며 소집단 토의, 보이콧, 파업, 시위운동 그리고 넓은 범위의 보건계획과 같은 여러 가지 방법을 총망라한 것이다.

① 지역사회 개발(community development) : 이 사회조직자는 주로 문제를 해결하는 데 도움을 주는 자와 프로그램 개선의 조정자로서의 역할을 한다. 영양교육강화, 가정기술, 보건소의 발전과 조정, 자원봉사자의 보건계획조직, 지방생활의 전면적인 개선 등 넓은 서비스 프로그램의 일부분의 역할을 한다.

② 사회운동(social action) : 사회운동은 경제불매운동, 파업이 일반화되어 있는 것과 같은 그런 책략과 맥을 같이 한다. 보건교육자는 이들 사회운동이 때로는 그들의 철학, 기술 요구들로부터 벗어나 너무 급진적이므로, 이 방법보다는 다른 지역사회의 조직 접근법을 사용한다.

③ 사회계획과 조직적 발달(social planning and organizational development) : 사회계획은 도시계획자, 복지사업 상담가, 지역사회 건강계획자, 정책을 만드는 정책자들과 높은 수준의 행정가에 의해 사용되는 방법이다.

4) 교육적 전략선택을 위한 규칙

(1) 보건교육 수업을 위해서는 적어도 3가지 교육전략을 사용하도록 한다. 학교교육 프로그램 중 공통적으로 들어가야 할 것은 강의-토의, 소그룹 토의, 조사학습, 시청각 교재이다. 실질적인 방법은 여러 가지 방법을 통해 배움으로써 학습자의 흥미를 증가시키는 다양한 교수법에 접근하는 교육원리를 기초로 한다.

(2) 대부분 보건교육 프로그램이 길수록 교육적 전략이 다양하게 사용된다. 위의 세 가지 교육전략 중 한 가지를 사용하게 되는데, 그것들은 다른 교육전략을 보강하고 강화시키는 데 영향을 미치기 때문이다.

(3) 보건교육 프로그램 개발에 역점도 중요하지만, 그에 맞는 교육전략의 개발 또한 시급하다.

(4) 행동 문제의 원인이 복잡할수록 더 넓은 전략범위가 요구된다.

4. 보건교육 평가

보건교육에 대한 평가는 크게 보면 각종 자료에 대한 평가, 활동에 대한 평가 및 결과에 대한 평가로 나누며, 보건교육 평가 방법으로는 관찰, 면접, 질문지, 기록과 보고, 조사, 보건 검사와 감정표, 문제 토의, 능력 있는 관찰자의 의견, 통계자료 등을 들 수 있다.

1) 자료에 대한 평가

① 경비
② 자료의 질과 내용
③ 자료의 효과

2) 활동에 대한 평가

① 범위에 대하여 참여할 또는 참여한 집단, 지역적인 범위, 보건교육 활동조직의 기존 여부와 그 업적, 사업이 계속될 원인 등을 조사하고 평가한다.
② 문제에 대해 어떤 문제가 고려되었으며, 그 문제는 주민 자신들에 의하여 선택되었는가? 선택된 문제는 대중의 요구에 일치되는 것인가 또는 특정한 문제에 부합되는 것인가? 보건교육은 그 문제를 해결하는 데 기여할 수 있는가? 활동의 주요 목적이 개인 또는 공중보건의 중요한 부분을 포함하고 있는가? 활동이 관계기관과 단체의 유기적인 협조로 이루어지고 있는가를 평가한다.
③ 방법에 대하여 여러 가지 전달매체 및 교육 방법이 고루, 그리고 충분히 이용되었는가? 개인적으로 또는 단체로서 주민들의 욕구와 흥미에 기인되는 동기를 발견하고 그들로 하여금 실천할 수 있도록 동기를 이용하고 있는가를 평가한다.
④ 협조 관계는 관련 요원들이 서로 협조하고 있는가? 보건교육요원 전원의 협동으로 기획되고 있는가? 보건교육의 활동이 요원 전원의 협동으로 기획되고 있는가? 사업

이 다른 관계기관 또는 단체의 사업과 잘 조정되어 있는가를 평가한다.

3) 결과에 대한 평가

① 사업량
② 프로그램의 질
③ 행동변화는 사업 전과 실시 후의 변화도 조사
④ 습관의 변화
⑤ 건강상태의 변화

이 밖에도 그린(Green, 1980) 등은 보건교육 프로그램의 평가를 PRECEDE 모형 개념과 관련하여 3단계의 평가로 구분했다. 첫째는 과정평가(process evaluation), 둘째는 효과평가(impact evaluation), 그리고 결과평가(outcome evaluation)가 된다. 과정평가에서는 보건교육자들간에 상호 진단하고 계획하는 데 차질이 없었는가를 평가하는 부분이다. 관심은 전문가의 훈련정도, 수용기준도 등이며, 이에 대한 결과는 감사, 인가증, 자격증, 정부 또는 행정감시(계약 및 승인) 등으로 평가된다. 효과평가는 지식, 태도 및 습관의 개선을 목적으로 개발된 프로그램의 행위에 얼마 만큼의 영향을 끼쳤는가에 대한 평가가 되겠다. 학습프로그램은 지식(knowledge : cognitive domain), 태도(attitude : affective domain) 및 행동(practices : psychomotor domain)에 미치는 영향에 중점을 두고 있다. 결과평가는 개발된 프로그램에 의해 부정적인 건강상태가 얼마나 호전되었는지 그 영향을 진단하는 마지막 단계가 되겠다. 결과평가는 학습프로그램에 의해서 비건강조건의 개선정도에 대한 지식, 태도 및 습관을 다룬다(그림 16-1).

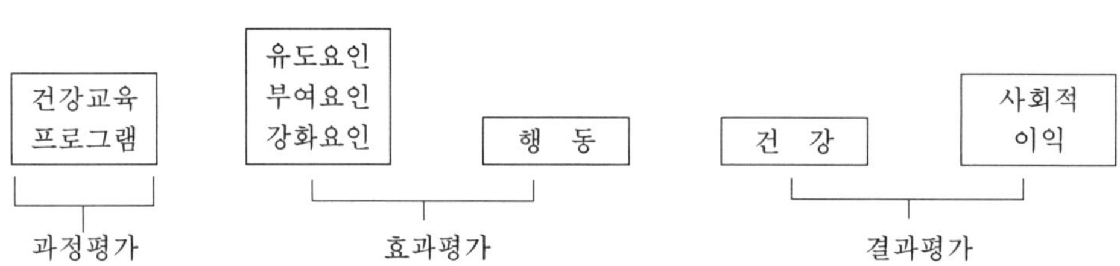

자료 : Green, W. L, Kreuter, MW, Deeds, S.G. and Patrige K. B(1980). Health Education Planning : A Diagnostic Approach : 134.

그림 16-1. PRECEDE 모형과 관련된 평가의 3단계

5. 새로운 보건교육인력(보건교육사) 탄생

1) 전문보건교육인력의 개요

보건교육은 세계보건기구가 1978년부터 계속 주창해 온 1차보건의료의 필수적 서비스 가운데 가장 중요한 서비스로서 단순한 보건지식의 전달이 아닌 보건과 관련된 행태를 변화시키는 일이므로, 전문적인 보건교육 수행능력을 갖춘 보건교육 전문인력의 역할이 강조된다.

그러나 우리나라 현실을 볼 때 실제 현장에서 보건교육에 참여하고 있는 인력들이 보건교육 전문가가 갖추어야 할 지식과 전문성을 함양할 수 있는 교육 및 훈련기회가 매우 제한적으로 제공되고 있어 현장에서 보건교육이 효율적으로 이루어지는 데 장애가 되고 있다.

미국 등 선진국에서는 보건교육사(health educator)가 보건교육 전문가로서 관련기관에 배치되어 활용되고 있다. 보건교육을 지도하는 사람은 누구든지 한 사람의 보건교육사로서 고려될 수 있지만, 전문적인 교육과 훈련을 받지 않은 사람은 어떤 방법이나 절차가 가장 적절한 교육이 될 수 있는지를 이론적으로 충분히 이해하지 못하기 때문에 대상자들의 의식행태를 바람직하게 변화시키는 데는 실패하는 수가 많다.

전문적으로 훈련된 보건교육사(보건교육 전문가)는 보건교육 프로그램을 계획하고 지도하며 평가하는 유일한 기능을 가지며, 그 목적은 사람들이 건강한 생활을 받아들이고 유지하도록 격려하며 유효한 보건사업과 서비스를 현명하게 사용하고 받아들일 수 있도록 개인과 집단이 그들 자신이 결정하게 하여 그들의 건강상태와 환경을 증진시키도록 하는 데 있다.

미국의 경우 보건교육사는 health science educator, health education specialist, public (community) health educator, 그리고 school health educator 등으로 분류하고 있으며, 군 보건소 조직에 보건교육사가 임명되어 보건교육에 대한 전반적인 계획을 수립하고 관내에서 보건요원들이 원활한 보건교육을 수행하고 평가할 수 있도록 지도하며 도와주고 있다. 보건교육사의 정의는 보건교육의 정의에 따라 약간씩 다르지만 의미는 거의 같다.

Simonds(1976)는 "보건교육사는 항상 개인과 지역사회 보건문제를 고려하면서 일반대중을 교육시키고 보건분야에서 다른 훈련에 의해서 효과적으로 이루어진 기능을 보장하는 것이다"라고 하였다.

전문가로서 보건교육사는 내용과 방법에서 전문적인 능력수준을 유지하기를 기대한다. 보건교육사는 전문적인 모임에 능동적으로 참여하고 연구에 뒤떨어지지 않도록 하며, 동료들과 의견을 교환하고 보건교육사업을 할 때 자세한 평가를 함으로서 전문적으로 성장할 수 있다.

미국은 20세기 중엽에도 공공보건의료기관에 많은 보건교육사(health educator)들이 활동하고 있었다. 1970년대에 주정부에서 중·고등학교에 근무하는 보건교육사의 자격을 인정하였다. 1978년 Maryland의 Bethesda에서 정부지원으로 보건교육사의 교육과정과 실무상의 공통점 및 차이점에 대한 워크샵을 개최하여 보건교육 전문가 자격심사제도 도입을 위한 단계적 접근목표를 수립하여 추진하였다.

전문적으로 훈련된 보건교육사는 보건교육 프로그램을 계획하고 지도하며 평가하는 유일한 기능을 가지며, 초·중·고등학교, 보건당국, 병원 사기업, 보험조합, 보건유지기구, 대학, 자원보건단체, 보건소, 중앙 및 지방단체, 그리고 보건관련 단체 등 보건서비스 책임이 있는 부서에서 종사할 수 있다.

보건교육사의 기본기능은 보건교육 정책개발·프로그램 계획·행정과담당·홍보자료 선정·상담·훈련·연구·평가이며, 그리고 사회과학과 행동과학 방법 등 전문가가 가져야 할 폭넓고 다양한 지식과 기술을 갖추어야 한다.

한편, 세계적인 동향은 1997년 인도네시아 자카르타에서 개최된 제4차 건강증진에 관한 국제회의의 슬로건인 "새 시대를 위한 새 역군들—건강증진을 21세기로 이끌어들이는 자"에서 살펴볼 수 있듯이, 다가올 21세기 건강증진시대를 준비하기 위한 전문인력의 양성을 촉구하고 있다. 또한, 자카르타 선언인 "건강증진은 가치 있는 투자"라는 선언을 통해 건강을 투자의 대상으로 명시하고 있다. 이는 소극적인 질병예방의 차원에서 벗어나 적극적인 건강증진의 차원으로 이끄는 건강사회 창출을 위한 전세계적인 노력으로써 보건교육 전문인력은 새시대를 이끌 새역군으로서의 역할을 담당해야 한다.

2003년 9월 29일 보건교육사의 국가자격증화가 이원형 국회의원의 발의로 국회에 상정되어 법률 2983호로 공포되었고 같은법 시행령(대통령령 제21228호)은 2008년 12월 31일 공포되었다.

우리나라는 1999년 한국보건교육학회가 주관하고 전국보건관리학교육협의회가 공동참여하는 형태로 보건교육사 양성을 시작하고, 2001년에는 한국보건교육협의회가 창설되었으며, 동 협회 주관으로 대한보건협회의 적극지원 하에 보건교육사를 양성하여 현재까지 약 2,600명이 보건교육사 2급자격증을 획득하였다. 이들은 현재 보건당국·국공립 의료기관·보건소·민간보건의료단체·대학원 등에서 활약하고 있으며, 보건의료관련학과 재학생과 졸업생들도 다수 있다. 교과과정은 이론 88시간과 실습 40시간으로 구성되어 있으며, 과정 수료 후 평가를 거쳐 합격자에 한하여 자격증이 부여되었다. 대한간호협회가 주관하고 한국방송통신대학교가 지원한 사이버교육을 통하여 간호사 약 830명이 보건교육사 2급 자격을 취득하였다. 한편 국제절제협회에서도 약 240명의 2급 보건교육사를 양성하였다.

2) 보건교육사의 필요성과 역할

(1) 보건교육사의 필요성

□ 건강에 대한 국민의 관심이 높아가고 각종 암, 고혈압, 당뇨 등 만성퇴행성 질환으로 인한 의료비가 증대하면서 만성질환의 예방과 관리를 통한 삶의 질 향상과 경제적 부담 감소가 국가 보건정책의 중요한 과제로 대두됨.
- 생물학적 단일병인에 의한 전염성 질환보다는 인구의 고령화, 생활습관의 변화, 공업화 및 도시화로 인한 환경오염 등으로 만성퇴행성 질환이 크게 증가하고 있음
- 만성퇴행성 질환을 예방하기 위해서는 흡연, 음주, 운동, 식생활 등 건강생활습관의 개선이 필요하며, 개인의 건강행위 실천수준을 향상시키기 위해서는 구체적인 보건교육사업의 강화되어야하고 이에 따른 전문보건교육인력이 필요함

□ 보건교육은 세계보건기구(WHO)가 1978년부터 계속 주창해온 일차보건의료의 필수적 서비스 가운데 가장 중요한 서비스로서 단순한 보건지식의 전달이 아닌 건강과 관련된 행태를 변화시키는 일이므로 전문적인 보건교육 수행능력을 갖춘 전문인력의 역할이 강조됨.
- 우리 나라는 국민건강 확보를 위한 법적 조치의 하나로 1995년도에 국민건강증진법을 제정하여 보건교육사업을 강화하고 있으나 인력, 예산 등의 제약으로 여전히 활성화가 미흡한 실정임
- 특히, 실제 현장에서 보건교육에 참여하고 있는 인력들에게 보건교육 전문가가 갖

추어야 할 지식과 전문성을 함양할 수 있는 교육 및 훈련기회가 매우 제한적으로 제공되고 있어 보건교육사업이 효율적으로 이루어지는데 장애가 됨

□ 건강증진사업을 성공적으로 추진하고 그 성과를 높이려면 주민들의 보건에 대한 의식행태 수준을 높여 건강생활을 습관화하도록 해야 하며, 이를 위해서는 보다 체계적이고 효율적인 보건교육사업을 계획, 수행, 평가할 수 있는 보건교육 전문인력, 즉 보건교육사 자격을 갖춘 인력이 양성되어 보건소, 산업장, 의료기관, 학교, 민간 보건단체 등에 배치 활용되어야 함.

- 선진국에서 보건교육 전문인력을 양성하여 보건교육사업을 활성화하고 있는 것과 달리 우리 나라는 그 동안 의사, 약사, 간호사 등 질병치료를 담당하는 인력에 의존하여 체계적인 보건교육이 이루어지지 못하였음
- 보건사업을 질병치료 중심에서 질병예방 및 건강증진 중심으로 전환하기 위해서는 우선적으로 보건교육 수행능력을 갖춘 전문인력의 양성이 필요함
- 여러 보건문제를 고려할 때 우리 나라의 경우 보건교육사의 활동이 필수적임에도 불구하고 국가공인의 자격인증제가 실시되지 못하고 있음
- 2008년 현재 한국은 일본보다 평균수명이 4년, 건강수명은 7.5년 뒤떨어져 있음.

(2) 보건교육사 역할과 기능

① 주요 역할

□ 보건교육사는 일반인들이 건강한 생활을 실천 유지하도록 격려하고, 그들이 건강을 향상시킬 수 있도록 생활양식을 변화시키는 것을 도와줌

- 개인과 집단의 건강을 유지 증진하기 위해서 필요한 보건교육 프로그램을 계획, 실행, 평가하는 역할을 담당함
- 보건교육사의 주요 역할은 아래와 같음

○ 보건정보 수집 및 분석
○ 보건교육사업의 기획 및 계획
○ 보건교육 프로그램 실행
○ 보건교육방법 및 자료 개발
○ 보건교육서비스 연계 및 조정
○ 보건교육 프로그램 효과 평가
○ 건강보험에서 보건교육 및 건강정보제공
○ 보건의료기관에서 환자 보건교육
○ 학교보건교육의 지원
○ 보건관련 단체와 기업에서 홍보 및 교육

② 보건교육사의 활동 영역

□ 전문적으로 훈련된 보건교육사는 보건소, 민간병원, 건강보험조합, 산업장, 학교, 각종 보건관련 단체 등에서 보건교육 프로그램을 계획, 실행, 평가하는 업무를 담당함

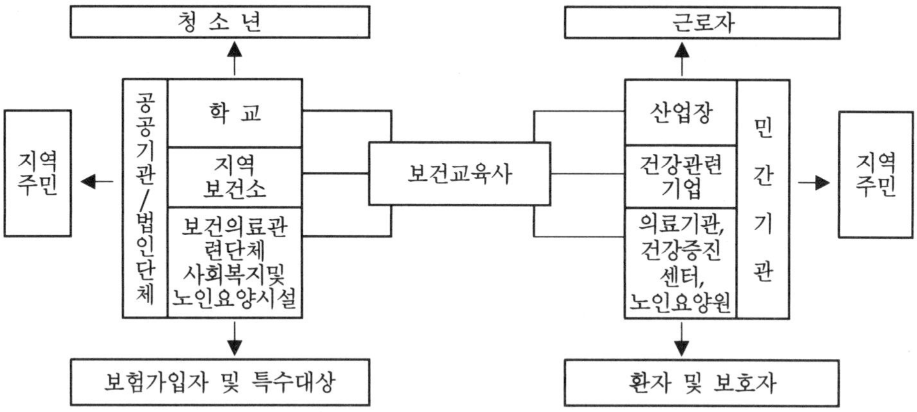

그림 16-2. 보건교육사의 활동 영역

○ 보건소의 보건교육 및 건강증진 업무, 보건기획 업무 담당자
- 현재 보건소에서 수행하고 있는 대부분의 사업은 질병예방 관련 사업임에도 불구하고 가장 핵심적인 보건교육 전문인력이 없는 실정임
- 보건교육사가 보건소에 배치되어 생활습관질환관이, 전염병 예방교육, 모자 보건교육, 구강보건교육, 영양교육, 성교육, 안정교육, 노인보건교육 등의 업무를 담당할 수 있음

○ 학교의 보건교육 교사
- 학생 건강문제와 관련된 보건교육 프로그램(흡연예방, 음주·약물예방, 성교육, 비만관리 등)을 단계별로 개발하여 특별수업 형태로 직접 참여함
- 담임교사나 보건교사 등 기존 교사가 보건교육을 실시할 경우 전문가로서 보건교육 프로그램 운영을 지원하는 역할을 수행

○ 산업장의 건강관리자
- 근로자들을 대상으로 한 일반 건강증진 프로그램을 통하여 건강증진에 대한 동기유발을 통해 지식, 태도, 행동의 변화를 유도할 수 있고, 건강진단 실시 후 그 결과에 따라 각 근로자에 필요한 건강관리 능력을 함양시키는 역할을 담당할 수 있음
- 산업장에서 건강관리 프로그램(운동, 체중조절, 안전교육 등)의 기획, 수행, 평가업무를 할 수 있어 근로자 입장에서는 개인의 보건문제를 해결 및 건강증진을 가져오며, 사업주 측에는 근로자의 건강증진으로 작업활동에 드는 전반적인 비용을 절감시켜 생산성 제고라는 효과를 얻을 수 있음

○ 보건의료기관의 보건교육담당자
- 입원이나 외래를 통해 병원에 오는 환자를 대상으로 자신의 건강문제, 치료

방법의 선택, 자기관리에 대한 정보를 제공할 수 있음

- 오늘날 의료기관들은 환자들 또는 지역사회주민들을 대상으로 각종 건강교실을 운영하고 있거나 건강관리사업의 서비스를 제공하고 있는데 전문 보건교육사들이 이러한 업무를 수행한다면 다양하고 수준 높은 건강증진 프로그램의 개발과 그 수행효과를 높일 수 있음
- 자기건강관리를 통한 자가치료 유도로 병상가동률을 높일 수 있음(DRG 환자 관리)

○ 보건교육 정보 서비스 제공 및 관리자

- 일반인을 대상으로 건강 및 건강증진에 관련된 기본지식을 알려주고, 현실 화할 수 있는 방법을 알려주며, 건강하고 싶다는 태도를 갖게 하며, 행동실천을 유도할 뿐 아니라 도움을 주도록 함
- 보건의료정보의 유통현황을 체계적으로 분석하여 문제점을 발견하는 것부터 시작하여 건전한 보건교육 정보망을 구축하여 배체별로 분산되어있는 다양한 보건의료정보를 체계화하고 정보끼리 연결 시켜주어 유익한 정보를 제공하고 감시하는 역할을 담당함

○ 건강보험에서의 보건교육 담당자

- 건강보험조합 역시 의료비의 절감을 위하여 향후 예방사업에 더욱 치중할 것으로 예상되므로 이와 같은 예방사업의 수단인 보건교육사업이 효과적으로 수행되기 위해서는 보건교육을 전담할 전문인력의 확보가 필요함

○ 건강관련 기업의 건강홍보 담당자

- 제약회사 또는 건강식품회사 등의 건강관련 기업에서는 건강지식과 이를 효 과적으로 전달할 수 있는 기술, 소비자의 구매욕구를 충족시킬 수 있는 전략 개발의 능력을 갖춘 전문인력이 필요함

○ 보건의료관련 단체의 보건교육 담당

- 공공 및 민간 건강보험 관련 단체는 의료비 절감을 위하여 향후 예방사업에 더욱 치중할 것으로 예상됨, 이와 같은 예방사업의 수단인 보건교육사업이 효과적으로 수행되기 위해서는 보건교육을 전담할 인력의 확보가 중요함
- 또한 대한가족보건복지협회, 한국건강관리협회. 대한적십자, 한국금연운동협 의회, 한국에이즈퇴치연맹, 대한결핵협회 등 보건관련단체에서도 보건교육 자료개발 및 다양한 사업을 위하여 보건교육 전문인력을 활용하고 있음

○ 건강관련 기업의 건강홍보 담당

- 제약회사 또는 건강식품회사 등의 건강홍보 팀에서는 건강지식과 이를 효과적으로 전

달할 수 있는 기술, 소비자의 구매욕구를 충족시킬 수 있는 전략개발의 능력을 갖춘 전문인력이 필요함

- 외국기업의 경우 보건교육 전공자가 홍보기획에 활발히 활동하고 있으나 우리나라의 경우 아직까지 이들의 역할에 대한 인식이 부족한 상태이지만 향후 이러한 영역에서 보건교육 전문인력에 대한 수요가 높을 것으로 기대됨

○ 언론매체의 건강정보 관리 담당

- 매일 새로운 보건의료 정보들이 홍수처럼 쏟아지고 있는데 정보의 공정성과 정확성이 중요한 문제가 되고 있음. 정보의 양은 많으나 일반인들은 항상 수 동의 입장에 있는 경우가 많아 자신이 필요한 정보를 얻기 힘든 경우가 많으며, 정보의 다양성 부족, 지나친 전문용어의 사용, 정보의 신뢰성 부족, 분산되고 일시적, 단편적 형태의 정보제공 등이 주요문제로 제기되고 있음
- 보건교육사는 보건의료 정보의 유통현황을 체계적으로 분석하여 문제점을 발견하는 것부터 시작하여 건전한 보건교육 정보망을 구축하여 매체별로 분산되어 있는 다양한 보건의료정보를 체계화하고 정보끼리 연결시켜 주는 기능 들을 설정하며 각 대상에 맞는 다양하고 유익한 정보를 제공하고 감시하는 역할을 담당

(3) 보건교육사 자격기준 및 시험과목

* 보건교육사 제도는 국민건강증진법에 명시된 지역사회 장(setting)별 보건교육 및 건강증진사업 추진 활성화를 위해서 2010년 3월부터 시행하는 보건계열 최초의 국가자격 제도로서 자격증 취득자들은 정부 및 민간단체의 보건교육과 건강증진사업 전문인력으로 활동한다.

* 이 자료의 보건교육사 자격취득과 관련된 응시 자격, 이수 과목, 시험 과목 내용은 국민건강증진법(법률 제6983호, 2003년 9월 29일 공포, 2009년 1월 1일 시행) 및 같은 법 시행령(대통령령 제21228호, 2008년 12월 31일 공포, 2009년 1월 1일 시행)에 의거한다.

① 자격기준

구분	응시자격
보건교육사 1급	1. 보건교육사 2급 자격을 취득한 자로서 시험일 현재 보건복지가족부장관이 정하여 고시하는 보건교육 업무에 3년 이상 종사한 자 2. 「고등교육법」에 따른 대학원 또는 동등 이상의 교육과정에서 보건복지가족부령으로 정하는 보건교육 관련 교과목을 이수하고 석사 또는 박사학위를 취득한 자로서 시험일 현재 보건복지가족부장관이 정하여 고시하는 보건교육 업무에 2년 이상 종사한 자
보건교육사 2급	「고등교육법」 제2조에 따른 학교 또는 이와 동등 이상의 교육과정에서 보건복지가족부령으로 정하는 보건교육 관련 교과목을 이수하고 전문학사 학위 이상을 취득한 자
보건교육사 3급	1. 시험일 현재 보건복지가족부장관이 정하여 고시하는 보건교육 업무에 3년 이상 종사한 자 2. 2009년 1월 1일 이전에 보건복지가족부장관이 정하여 고시하는 민간단체의 보건교육사 양성과정을 이수한 자 3. 「고등교육법」 제2조에 따른 학교 또는 이와 동등 이상의 교육과정에서 보건복지가족부령으로 정하는 보건교육 관련 교과목 중 필수과목 5과목 이상, 선택과목 2과목 이상을 이수하고 전문학사 학위 이상을 취득한 자

② 이수과목

교육과학기술부가 인정하는 고등교육기관 또는 이에 준하는 교육과정을 통하여 다음의 필수와 선택과목 총 13과목을 이수하도록 한다. 교과목의 명칭이 동일하지 아니하더라도 보건복지가족부장관 또는 보건복지가족부장관이 정하여 고시하는 보건교육 관련 법인·단체가 교과의 내용이 동일한지 여부를 심사하여 동일하다고 인정하는 경우에는 동일 교과목으로 본다.

구분	과목명	최소 이수과목 및 학점
필수과목	보건교육학, 보건학, 보건프로그램 개발 및 평가, 보건교육방법론, 보건교육실습, 조사방법론, 보건사업관리, 보건의사소통, 보건의료법규	총 9과목 및 총 22학점 이수
선택과목	해부생리, 보건통계, 보건정보, 인간발달론, 사회심리학, 보건윤리, 환경보건, 역학, 질병관리, 안전교육, 생식보건, 재활보건, 식품위생, 정신보건, 보건영양, 건강과 운동, 구강보건, 아동보건, 노인보건, 학교보건, 산업보건, 지역사회보건	총 4과목 및 총 10학점 이수

③ 시험과목

- 보건교육사 국가자격시험은 2010년 3월에 최초 시행하는 것으로 예정됨.
- 3급 시험은 초기 3회에 한해서만 한시적으로 운영됨.
- 시험방법은 필기시험으로 하며, 시험의 합격자는 각 과목 4할 이상, 전 과목 총점의 6할 이상을 득점한 자로 한다.

구분	시험과목
보건교육사 1급	보건프로그램 개발 및 평가, 보건교육방법론, 보건사업관리
보건교육사 2급	보건교육학, 보건학, 보건프로그램 개발 및 평가, 보건교육방법론, 조사방법론, 보건사업관리, 보건의사소통, 보건의료법규
보건교육사 3급	보건교육학, 보건학, 보건프로그램 개발 및 평가, 보건의료법규

(5) 세계 각국의 보건교육 전문인력 현황

· 세계보건기구(WHO)

1948년 제네바 본부에 보건교육부서를 설치하고 보건교육전문가 수명이 배치되어 활동하고 있음. WHO 6개 지역사무소에도 1~2명의 보건교육전문가(HES)를 임용배치하고 있으며 이들은 주로 미국보건대학원 출신으로 보건교육사 자격을 획득한 자임.

· 미국

미국은 20세기 중엽부터 공공보건의료기관에서 보건교육사(health educator)들이 활동하기 시작하였다. 활동영역은 학교뿐 아니라 지역사회, 직장, 병원 등으로 확대하고, 미국공중보건협의회 및 미국보건교육협회 등을 중심으로 보건교육전문 자격인정과정이 개발되었다.

□ 보건교육 전문인력 자격에는 인정(Certification)제도와 신임(Accreditation)제도가 있음.

- 인정제도는 보건교육자격심사 제도위원회에서 매년 실시하는 시험을 통하여 자격이 인정됨
- 신임제도는 대학원에서 보건교육을 전공한 졸업생에게 공중보건교육협의회(CEPH : Council on Education for Public Health)에서 신임장을 부여하며, 학부에서 보건교육을 전공한 학생에게는 보건교육증진을 위한 학회 및 공중보건교육협회(SOPHE : Society for Public Health Education)에서 신임장을 부여함

- 자격을 받은 후 매 5년마다 재교육을 실시하여 재 인정됨

보건교육 전문인력의 명칭은 담당분야 및 직무의 성격에 따라 다양하며, 보건교육 전문가(CHES : Certified Health Education Specialist)와 보건교육사(health educator)로 크게 구분된다.

① 보건교육전문가(CHES : Certified Health Education Specialist) : 보건교육전문가는 국가보건교육자격심사위원회 (NCHEC : National Commission for Health Education Credentialing)에 의한 자격시험을 통과한 보건교육사이다. 1982년 가을에 보건교육사 양성교육을 위한 국가회의가 개최되었고 보건교육사 훈련기관에 도움을 주고자 교과과정 모델 개발이 시작되었다. 1985년에 보건교육사 자격을 위한 능력본위 교과과정 개발지침과 계획이 완성되었다. 1988년에 보건교육사 자격국가위원회가 구성되어 1990년부터 보건교육전문가에 대한 자격시험(CHES)이 실시되었다. 2001년 6월 현재 보건교육전문가 시험은 연 2회 실시되면서 1989년 이후 총 배출 인원은 약 15,000명 정도이다.

보건교육전문가(CHES) 자격시험 응시자격은 학사, 석사 혹은 박사학위 취득자로서 보건교육(보건교육, 학교보건교육, 지역사회 보건교육 등)을 전공하였거나 보건교육 관련 과정에서 일정 시간을 이수했음을 증명할 수 있어야 한다.

또한 보건교육전문가 자격을 획득하면 연간 15시간, 5년간 최소 75시간의 연수과정(CECH)을 이수함으로써 매 5년마다 자격을 갱신하도록 하고 있다.

② 보건교육사 (Health Educator) : 보건교육사는 대상자의 건강증진을 도모하기 위한 활동을 기획, 수행, 평가하는 전문인력으로서 업무의 특성에 따라 지역 보건교육사(public or community health educator), 학교보건교육사(school health educator, health education teacher), 사업장 보건교육사(business and industry health educator)등으로 명칭이 다양하게 불리고 있다.

· 일 본

전문건강교육사와 실천건강교육사로 나누고 있으며 현장에는 실천건강교육사가 활용되고 있다.

국민건강가꾸기운동과 평등한 건강 서비스기회를 향유하기위한 기본 보건 인력으로 보건소 등 공공기관에 보건교육 담당자, 민간단체와 산업장에서 활용하고 있음.

보건교육사 주요 교육기관으로는 순천향대학, 동경대학, 오끼나와류수대학, 교린대학등이 있음.

· 스콜틀랜드

평균수명의 연장과 건강증진, 건강생활습관 유도, 보건서비스 질 향상 등의 건강증진사업 목표를 추구하기 위해 보건교육전문가를 활용.

· 싱가포르

건강한 생활습관 유도, 지역사회참여 및 협동강화를 위해 보건교육과에 보건교육사 배치활용.

· 말레이시아

보건부의 공중 보건원에 2년의 보건교육전문과정이 있어 보건교육사 배출.

· 필리핀

전국시군 보건과에 보건교육사를 배치하여 활용함

· 네덜란드

보건교육전문가 양성 배치

· 벨기에, 서독, 스웨덴, 아일랜드

보건교육 전담자가 각 보건분야에서 활동하고 있음.

제17장

학교보건

1. 학교보건의 의미

학생들의 건강을 유지·증진하기 위한 일차적인 책임은 학부모들에게 있지만 학교는 성장하는 학생 개개인의 삶에 있어서 부딪히는 건강문제 해결에 필요한 능력을 발전시키고 최고의 수준을 유지하도록 학부모들을 도와야 한다. 또한 학교는 학부모를 대신해서 학교생활 동안 학생들의 일반적인 교육과 건강관리를 해주어야 한다. 그러므로 학교보건의 의미는 보건관리와 보건교육의 두 분야로 대별된다. 즉, 보건관리는 학교의 설치자측이 아동, 학생 등 대상자의 건강을 관리하기 위한 여러 가지 방법과 대책에 중점을 두고, 보건교육은 아동, 학생들이 적극적인 학습에 의해서 자신의 건강을 보호하고 유지하며, 더 나아가서 건강증진을 계획하는 것을 목적으로 한다.

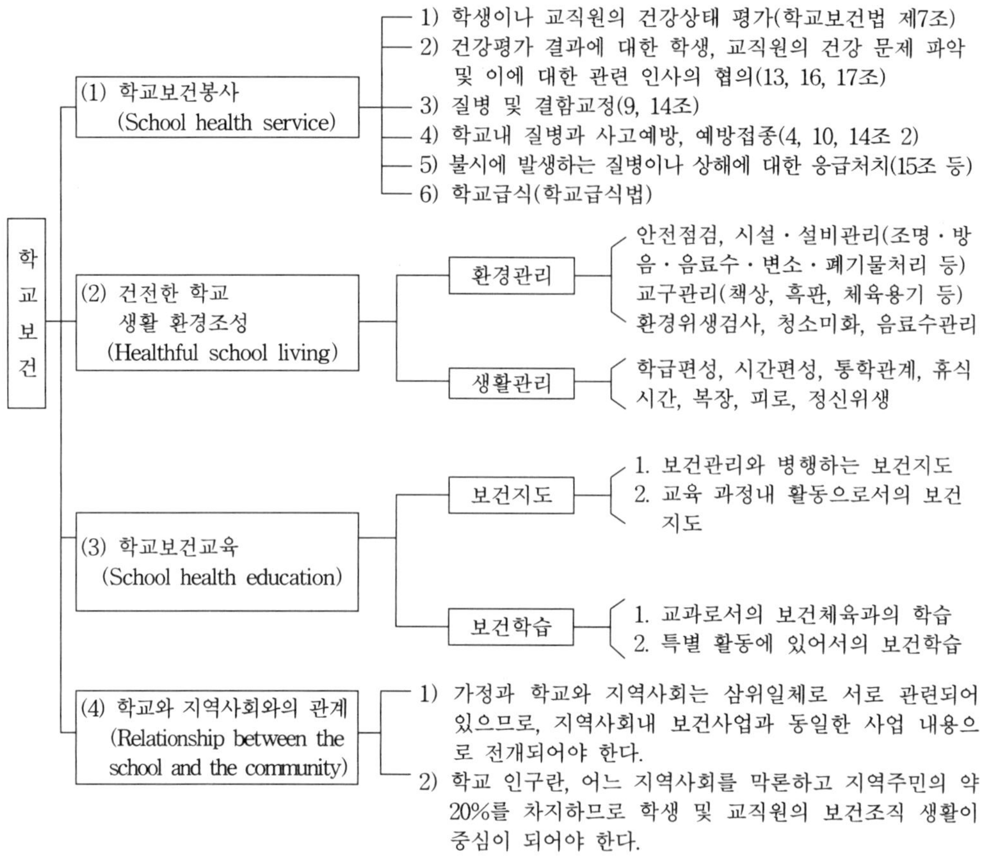

그림 17-1. 학교보건의 범위(내용)

2. 보건관리

1) 학생들의 보건관리

(1) 건강진단과 상담

또 입학 후에는 정기 건강진단을 행하고 매년 건강상황의 추적을 시도하고, 그간에 문제가 발생한 경우에는 적절한 지시, 지도를 행한다. 더욱이 전염병 발생의 경우, 필요에 따라서 임시 건강진단을 실시하고 유행, 만연을 방지하는 것에 노력하도록 한다. 또한 교직원에 대해서도 결핵 건강진단을 정기적으로 엄격하게 행하여야 한다.

(2) 학교생활 관리

학급 편성, 시간 비율 편성, 학교 행사, 예습, 복습, 숙제 등의 가정학습 등 학교 생활에 관하여 아동, 학생 및 교직원의 건강에 영향을 미치는 문제에 관해서 관리한다.

(3) 질병관리

학교와 관계가 많은 전염병에 대해서 예방접종, 아동, 학생들의 출석 정지, 학교의 임시 휴교 등의 조치에 의해 그 예방 및 만연 방지책을 검토 실시한다. 또 이들 전염병과 구별해서 만성질환을 가진자, 허약자, 시력, 청력 등의 신체장애인에 대해서는 수업의 제한, 조정 등 필요에 따라 각기 특수한 건강관리가 행해진다.

2) 학교 환경관리

학교 환경에 있어서도 같은 형태가 성립되고, 위생학적으로 부적당한 조건 하에서는 아동, 학생들의 심신의 정상적인 발육, 건강의 보호와 유지 및 증진은 불가능하게 되고, 동시에 학습 능률의 저하를 초래하는 일이 있다. 그러므로 여기에서 학교 보건관리의 중요한 요소로서 학교 환경에 대해 아래와 같은 제 문제가 취급되어진다.

(1) 교지, 교사

(2) 교구, 시설

(3) 환경 조정 설비

(4) 급배수, 오물처리

(5) 청소, 미화

3. 보건교육(건강학습)

학교보건 프로그램은 보건교육 혹은 보건교육 프로그램이라고도 말한다. 학교보건 프로그램이라는 말이 일반적으로 사용됨으로써 보건교육이라는 말은 좁은 의미로 해석이 되고, 보건학습이라는 뜻을 가지고 있는 경우가 많다. 각 영역의 중요한 내용은 다음과 같다.

1) 건강한 학교 생활(학교 환경위생)

(1) **학교 환경위생** : 채광, 환기, 난방, 의자, 급수, 교사의 관리, 안전시설 등.
(2) **교수위생** : 교사와 학생의 관계, 시간표, 휴식과 운동시간, 숙제 등.

2) 건강서비스

(1) **평가** : 건강관찰, 건강진단, 검사・측정 등.
(2) **치료** : 치료할 수 있는 결함의 교정, 사후의 조치 등.
(3) **예방적 조치** : 구급처치, 예방접종, 전염병 예방, 시력의 보호, 정신위생 등.

3) 보건학습

(1) **직접 학습** : 주의깊게 계획되어 일정한 코스에 따라, 일정한 시간에 할당되는 학습.
(2) **간접 학습** : 학교에 있어서의 모든 기회, 모든 경험이 보조학습으로서 이용되는 것. 학교보건에 있어서 보건학습의 커리큘럼을 작성하려면 우선적으로 필요한 자료가 선행되어야 한다. 그 자료는 다음과 같다.
   ① 학생의 건강기록의 분석결과.
   ② 학생의 관찰결과.
   ③ 지식, 태도, 습관의 테스트 결과.
   ④ 학부모, 교사, 학생과의 상담결과.

⑤ 학생의 취미, 관심의 결과.
⑥ 문헌의 연구결과.
⑦ 지역사회의 건강에 대한 연구결과.

4. 학교보건 교육의 방법

(1) 흥미를 갖게 한다

(2) 어려운 전문용어를 피한다

(3) 알기 어려운 이론을 피한다

(4) 학생심리에 적응해야 할 것이다

(5) 합리적인 계획을 세운다

(6) 적절한 예를 든다

(7) 문제를 제기한다

(8) 적절한 평가와 테스트

(9) 최신의 지식, 기술의 활용

(10) 훈련을 시킨다

5. 학교 안전관리

1) 안전과 사고의 의미

학교 안전은 학생울 상해로부터 보호하고 생명을 지키는 활동으로서, 학생 스스로 안전생활을 영위할 수 있는 실천적인 능력을 기르는 것이 중요한 목표가 된다. 학생 안전사고의 실태나 원인을 이해하고, 잠재적 위험을 인식하여 이를 예방함은 물론, 불의의 사고가 발생하였을 때에도 적절한 대응조치를 취할 수 있는 능력을 배양하여야 한다.

안전이란, 위험의 가능성 및 사고를 제거할 목적으로 인간 행동의 변화에 의해서 생긴 상황이나 상태라고 규정하고 있다. 학교생활 중 학생과 교직원에 대한 사고예방을 위한 안전관리(safety management)와 안전교육(safety education)이 매우 중요하며, 그 책임은 학교 당국에 있다.

2) 안전교육

학교에서 안전교육은 보건교육의 일부로서 다루어진다. 안전교육은 보건·체육교과에서 또는 사회·과학 등의 관련 교과에서 정규 교육 과정의 일환으로 안전학습이 이루어져야 하며, 홈룸시간 등을 통한 담임교사의 안전교육과 학교 행사시 예상되는 사고에 대한 안전지도, 기타 사고의 위험이 있는 학생들에 대한 개별지도가 이루어져야 한다.

3) 안전관리

안전관리 안전공학(safety engineering)적 측면과 안전강화(safety enforcement)적 측면에서 이루어져야 한다. 안전 공학적 조치란, 학교의 모든 시설은 학생들이 학교 내에서 생활하는 데 사고의 위험이 없도록 설비되어야 함을 말한다.

4) 안전사고의 종류

(1) 교통사고

① 운전자의 교통규칙 위반(과속, 신호위반, 음주운전 등)

② 보행자의 교통규칙 위반(무단횡단 등)

③ 교통량의 과다

④ 어린이의 놀이터 부족

(2) 중독사고

· 가스 중독, 식중독, 농약 중독, 약물중독

(3) 익수사고

(4) 수학여행, 소풍시 사고

(5) 화재 사고

(6) 성폭행

(7) 위험물과 위험 장소

· 폭발물, 휘발유, 전기, 가스 등의 취급

5) 안전사고의 예방 대책

안전사고에 대한 예방 대책은 안전교육, 안전공학 및 안전강화로서 흔히 3E로 표현한다. 학교에서 흔히 발생 가능성이 있는 학교 사고의 예방 대책과 사고 발생시의 조치는 다음과 같다.

(1) 교통사고

① 등·하교를 위한 안전 통학로의 확보 및 교육

② 등·하교 통학로 주위 위험지역의 조사·설정

③ 등·하교시 학생 및 교직원의 안전지도

④ 정기적인 교통 안전교육 실시

(2) 중독사고 및 위험물 사고

① 중독물질(가스, 농약 등)에 대한 관리 철저
② 중독 예방을 위한 보건교육
③ 중독 발생시 응급처치

(3) 익수사고

① 건강진단 실시(수영 금지자 제외)
② 안전지역의 설정
③ 개인활동을 제한하고 집단활동
④ 경험이 풍부한 지도자(교사) 또는 인명 구조원의 확보
⑤ 안전 및 구급장비의 준비

(4) 수학여행, 소풍시 사고

① 식중독 예방을 위한 계획
② 안전교육 실시
③ 안전사고에 대비한 구급처치의 준비

(5) 화재 예방

① 인화 또는 폭발물에 대한 특별 관리
② 정기적인 전기 안전점검
③ 방화조직의 편성 및 훈련
④ 소화전, 방화용수, 소화기의 설치

표 17-1. 학교건강사정지침

영역		세부내용	지표
학교 보건 조직	학교보건 조직	학교내의 정규 및 비정규 저직 및 위원회	조직 및 위원회의 회의 횟수
	학교보건 인력	양호교사, 학교의, 학교치교의, 학교약사, 영양사	각 인력들의 구성 및 인원수
학생 및 교직원의 건강 수준	인구통계	성별, 연령, 이동상태(결근, 결석 및 전출입 등)	교직원 및 학생의 성비 및 평균연령
	성장발당	신장, 체중, 시력, 치아상태, 영양상태	체중과 신장의 평균과 표준편차, 이상상태 유무
	건강행위	식습관, 운동, 약물사용 및 사고위험행위	실천률
	질병	사망, 통상질환 및 증상, 학습·정서·행동장애, 약물 오·남용, 사고 및 불고, 예방접종	사망률, 유병률, 발생률, 사고발생률, 불구아동발생률, 방접종률
학교 환경	학교 내	교지, 교사, 교실, 교수, 음용수, 수영장, 화장실과 쓰레기장	허용기준 초과율, 시설설비기준 미충족률
	학교주변	절대 정화구역 및 상태 정화구역	금비 행위 및 시설 유무
학교 보건 사업	건강평가	체격검사, 체질겸사, 각종 검사	체격, 체 검사상 이상학생 비율, 각종 검사 참여율
	건강증진	각종 프로그램(비만, 구강보건, 성교육, 사고예방, 약물남용), 체력단련실 운영	프로그램 실시 횟수, 체력단련실 이용빈도
	보건교육	정규 및 비정규 보건교육 ; 초등학교·중·고등학교의 보건교과(건강한 나, 질병예방능력, 담배, 알코올과 약물남용)	평균시간 및 횟수
		보건지도 ; 손톱깍기, 두발관리, 구강위생 등의 개인위생	
		매체·방송교육 ; 성교육, 구강위생	
	환경관리	학교내 ; 교지, 교사, 교실, 교수, 음용수, 수영장, 화장실과 쓰레기장 관리	관리 횟수
		학교주변관리 ; 절대 및 상대 정화구역 관리	
		안전관리 ; 낙상, 교통, 수영, 화재, 성폭력, 수업 및 교외 생활 중의 사고 관리	
	보건실관리	시설, 물품, 약품 및 예산관리, 기록 및 자료관리	물품·약품이용률, 연간예산

(6) 성폭행

최근 사회문제로 대두되고 있는 성폭행 문제는 학교에서도 예외가 될 수 없다. 이를 위한 대책은 범국가적인 차원에서 추진되어야 하니만, 학내에서 취할 수 있는 소극적인 대책을 열거하면 다음과 같다.

① 학생들의 출·결석 및 조퇴 확인
② 학교 내에서 인적이 드문 옥상이나 화장실 등의 관리 철저
③ 교내 출입자 관리
④ 지역사회 기관과 협조하여 학교 주위에 잡상인, 부랑자의 접근 금지
⑤ 학생들의 집단 등·하교

(7) 위험물과 위험 장소

① 위험한 폭발물이나 장난감 등에 대한 안전지도 철저
② 휘발유나 가스 등 인화성 물질의 취급에 대한 교육 강화
③ 전기에 관한 안전교육 철저
④ 학습·실험 실습시 설비, 교구의 안전한 사용 지도
⑤ 사고 발생요인을 갖고 있는 위험 장소나 시설물을 파악하여 그 원인을 제거하거나 예방에 노력한다.

제18장

보건통계

1. 보건통계의 정의

통계학은 관심에 대상에 대한 자료를 수집하고 정리·요약하며, 수집된 자료와 정보를 이용하여 불확실한 사실에 대해 과학적인 판단을 내릴 수 있는 방법을 제시하는 학문이다.

특히, 보건통계(保建統計, health statistics or public health statistics)란 인간집단의 생명, 건강 및 증식 등에 관련되는 생물학적 현상인 출생, 사망, 질병, 혼인, 이혼과 이러한 현상을 일으키는 인구의 특성을 연구하는 생정통계(生政統計, vital statistics)만이 아니라 생정통계 현상에 영향을 미치는 관련 영역의 변량들까지를 연구하는 학문이다.

2. 보건통계자료의 기본 분류

1) 질병, 상해 및 사인 분류

한국표준질병사인분류는 제9차 개정 국제질병분류(international statistical classification of disease, injuries and cause of death ; I. C. D.)에 의거해 원칙에 따라 17분류법을 시행해 왔으나, 매 10년 개정의 원칙에 따라 제 43차 WHO 총회에서 제10차 국제질병사인 분류를 개정하여 1995. 1. 1일부터 한국표준질병사인분류(K.C.D.)로 21분류법을 실시하게 되었다.

2) 한국표준질병사인분류의 분류체계

(1) 분류의 구분

① 본분류(A00-Z99)

21개 대분류 → 257개 중분류 → 2,040개 소분류 → 12,121개 세분류

② 기타 분류

신생물의 형태학적 분류(M800-M997)

(2) 분류의 구조

① 본분류

질환군	분류	내용
(가) 전신을 침해한 질환군	I	특정 감염성 및 기생충성 질환
	II	신생물
(나) 전신병적 질환군	III	혈액 및 조혈기관의 질환과 면역기전을 침범함 특정 장애
	IV	내분비, 영양 및 대사 질환
(다) 인체 해부학적 계통별 질환군	V	정신 및 행동장애
	VI	신경계의 질환
	VII	눈 및 눈부속기의 질환
	VIII	귀 및 유양돌기의 질환
	IX	순환기계의 질환
	X	호흡기계의 질환
	XI	소화기계의 질환
	XII	피부 및 피하조직의 질환
	XIII	근골격계 및 결합조직의 질환
	XIV	비뇨생식기계의 질환
(라) 분만·기형·신생아 질환	XV	임신, 출산 및 산욕
	XVI	주산기에 기원한 특정 병태
	XVII	선천성 기형, 변형 및 염색체 이상
(마) 기타 병태	XVIII	달리 분류되지 않은 증상, 징후와 임상 및 검사의 이상 소견
	XIX	손상, 중독 및 외인에 의한 특정 기타 결과
(바) 기타 분류	XX	질병이환 및 사망의 외인
	XXI	건강상태 및 보건서비스 접촉에 영향을 주는 요인

② 기타 분류

신생물의 형태학적 분류(M800-M997)

표 18-1. 한국표준질병사인분류 항목 대비표

제3차 개정				제 2차 개정			
장	질병군의 명칭	3단위 항목	4단위 항목	장	질병군의 명칭	3단위 항목	4단위 항목
I	특정 감염성 및 기생충성 질환	171	732	I	감염성 및 기생충성 질환	120	566
II	신생물	136	716	II	신생물	92	570
III	혈액 및 조혈 기관의 질환과 면역기전을 침범한 특정 장애	34	157	IV	혈액 및 조혈기 질환	10	61
IV	내분비, 영양 및 대사 질환	73	337	III	내분비, 영양 및 대사 질환과 면역장애	37	206
V	정신 및 행동 장애	78	389	V	정신장애	30	180
VI	신경계의 질환	71	319	VI	신경계 및 감각기 질환	65	458
VII	눈 및 눈부속기의 질환	47	256				
VIII	귀 및 유양돌기의 질환	24	111				
IX	순환기계의 질환	77	377	VII	순환기계 질환	58	223
X	호흡기계의 질환	63	213	VII	호흡기계 질환	50	136
XI	소화기계의 질환	71	404	IX	소화기계 질환	48	290
XII	피부 및 피하조직의 질환	72	323	XII	피부 및 피하조직의 질환	26	125
XIII	근골격계 및 결합조직의 질환	79	543	XIII	근골격계 및 결합조직의 질환	30	245
XIV	비뇨생식기계의 질환	82	409	X	비뇨생식기계의 질환	47	273
XV	임신, 출산 및 산욕	75	412	XI	임신, 출산 및 산욕기 질환	46	289
XVI	주산기에 기원한 특정 병태	59	327	XV	주산기에 관련한 일정한 병태	20	157
XVII	선천성 기형, 변형 및 염색체 이상	87	623	XIV	선천이상	20	168
XVIII	달리 분류되지 않는 증상,징후와 임상 및 검사의 이상 소견	90	296	XVI	증상, 징후 및 불확실한 병태	20	161
XIX	손상, 중독 및 외인에 의한 특정 기타 결과	195	1,262	XVII	손상 및 중독	190	1,055
XX	질병이환 및 사망의 외인	372	3,292	E-code	손상 및 중독의 외인에 대한 보조분류	192	997
XXI	건강상태 및 보건서비스 접촉에 영향을 주는 요인	84	623	V-code	보건상태 및 보건봉사와의 접촉 영향을 주는 각종 요인의 보조분류	77	537
	계	2,040	12,121		계	1,178	6,697

3. 출생과 사망에 관한 통계

1) 출생에 관한 통계지표

출생에 관한 지표는 출생에 의해서 변화하는 인구상태를 율로써 측정하는 것이다. 이들 지표로는 다음 여러 가지가 있으나 그 원칙은 일정 인구(총인구 또는 가임여성)에 대한 출생수를 계산하는 것이라 할 수 있다.

(1) **보통출생률**(crude birth rate)

사산을 제외한 1년간의 출생수를 그 지역 연중앙인구로 나눈 것으로 1,000을 곱한 수치를 율로 사용하는데, 이때 이 수치는 인구 1,000명에 대한 출생수로 해석한다.

$$\text{보통출생률} = \frac{\text{연간출생률}}{\text{연중앙인구}} \times 1,000$$

(2) **일반출산율**(general fertility)

15세에서 49세 사이의 가임여성 인구 1,000명당 출생률을 말한다.

$$\text{일반출산율} = \frac{\text{그 해의 총출생수}}{\text{15\sim49세 여자인구}} \times 1,000$$

(3) **연령별 특수출산율**(age specific fertility rate)

어느 지역에 있어서 특정 연령의 여자인구 1,000명에 대한 같은 연령층 여자가 출산한 정상 출생아의 수를 말한다.

$$\text{연령별 특수출산율} = \frac{\text{X세 여자가 그 해 낳은 총출생아수}}{\text{어느 해 X세 여자인구}} \times 1,000$$

(4) 총 재생산율(gross reproduction rate)

가임연령(15~49세)의 여자 1인당 출산한 딸의 총수를 말한다.

(5) 순 재생산율(net reproduction rate)

총 재생산율은 15~49세 여자 모두가 재생산에 참여한다는 가정하에 계산되는 율인 데 반해, 순 재생산율은 각 연령에서의 사망률을 고려하여 계산하는 재생산율이다. 따라서 순 재생산율은 항상 총 재생산율보다 낮다.

2) 사망에 관한 통계지표

사망은 인구동태사상 중의 하나로 질병적 상황 보다는 파악이 용이한 사항이기 때문에 건강수준을 측정하는 도구로 가장 긴요하게 쓰이고 있다.

(1) 보통사망률(crude death rate)

인구 1,000명당 1년간의 사망자수를 나타내는 비율로서 국가간 또는 지역간 건강비교에 가장 많이 쓰이고 있는 지수이다.

$$\text{보통사망률} = \frac{\text{그 해의 총사망자수}}{\text{연중앙인구}} \times 1,000$$

(2) 특수사망률(specific death rate)

성, 연령, 직업 등 인구의 특성별사망률을 말하며, 성별 특수사망률(sex-specific death rate), 연령별 특수사망률(age-specific death rate) 및 직업별 특수사망률(occupation-specific death rate) 등으로 부른다. 이는 성별, 연령별, 직업별로 사망률이 다를 수 있기 때문이다.

$$\text{연령별 특수사망률} = \frac{\text{일정 연령의 1년간 총사망수}}{\text{그 연령의 연중앙 총인구}} \times 1,000$$

(3) 영아사망률(infant mortality rate)

연간 총출생아 1,000명당 그 연도 중의 0세 사망을 비율로 표시한 것으로서 지역이나 국가 간에 비교되는 중요한 건강지표의 하나이다.

$$\text{영아사망률} = \frac{\text{그 해의 0세 총사망수}}{\text{어느 해의 총출생아수}} \times 1,000$$

(4) 신생아사망률(neonatal death rate), 초생아사망률(early neonatal death rate), 주산기사망률(perinatal death rate)

일생 중 사망 확률이 가장 높은 임신 28주 이후부터 출생 후 28일까지의 출생아 사망을 그 시기에 따라 나눈 것으로 다음 공식으로 계산이 된다.

$$\text{신생아사망률} = \frac{\text{어느 해에 있어서 생후 28일까지의 사망아 총수}}{\text{그 해 총출산아수}} \times 1,000$$

$$\text{초생아사망률} = \frac{\text{어느 해에 있어서 생후 7일까지의 사망아 총수}}{\text{그 해 총출산아수}} \times 1,000$$

$$\text{주산기사망률} = \frac{\text{어느 해에 있어서 임신 28주 이후 사산아수} + \text{생후 7일 사이의 총사망아수}}{\text{그 해의 출생아수} + \text{28주 이후 사산아수}} \times 1,000$$

(5) **모성사망률**(maternal mortality rate)

연간 출생아 10,000명당 임신이나 분만 및 산욕합병증으로 사망하는 어머니의 수이다.

$$\text{모성사망률} = \frac{\text{연간 임신, 분만, 산욕합병증으로 사망하는 어머니 총수}}{\text{그 해 총출산아수}} \times 10,000$$

(6) **사산율**(stillbirth rate or fetal death rate) **또는 사산비**(stillbirth ratio or fetal death ratio)

연간 총출산수(출생수+사산수) 또는 총출생수에 대한 연간 총사산수를 말한다.

$$\text{사산율} = \frac{\text{연간 총사산수}}{\text{연간 총출생수} + \text{총사산수}} \times 1,000$$

(7) **치사율**(case fatality rate)

연간 보고된 어떤 질병자 중에서 그 해에 사망한 수를 말하며, 질병의 중증도(severity)를 나타낸다.

$$\text{치사율} = \frac{\text{특정 질병에 의한 연간 사망자수}}{\text{연간 보고된 특정 질병자수}} \times 1,000$$

(8) **비교사망률**(proportional mortality rate)

모든 질병에 의한 연간 사망자 총수에 대한 특정 질병 사망자수를 백분율로 나타낸 수로서 사인별 사망 분포를 나타낸다.

$$비교사망률 = \frac{특정\ 질병에\ 의한\ 총사망자수}{전체\ 질병에\ 의한\ 총사망자수} \times 1,000$$

(9) **비율사망자수**(proportional mortality indicator ; PMI)

전체 사망자들 가운데 50세 이상에서 사망한 경우의 백분율로서 조사망률이나 평균수명 등과 함께 국가간 건강수준 비교에 쓰이는 대표적 지수이다. 비교사망률과 혼동해서는 안 된다.

$$비율사망자수 = \frac{50세\ 이상\ 사망자\ 총수}{전체\ 사망자수} \times 1,000$$

(10) **유산율**(abortion rate), **유산비**(abortion ratio)

가임여성 인구 또는 전체 인구 1,000명당으로 본 인공유산수를 유산율이라 하고, 총출생아수에 대한 총인공유산수를 유산비라고 한다.

$$유산율 = \frac{인공유산\ 총수}{연중인구(또는\ 연중앙\ 가임여성\ 인구)} \times 1,000$$

$$유산비 = \frac{총인공유산수}{총출생아수} \times 1,000(100\ 또는\ 1,000)$$

4. 질병통계

인구의 질병상태는 출생이나 사망처럼 그 정의가 확실하지 않고 다양하기 때문에 객관적으로 측정하기가 어렵다. 질병의 구조, 분포 등의 질병통계는 의료시설의 배치, 예방, 치료, 재활 등의 의료공급과 관련된 보건정책 수립과 시행에 있어서 중요한 자료가 된다. 주로 사용되는 질병관계 지표에는 다음과 같은 것들이 있다.

1) 이환율(morbidity rate, case rate)

일정기간 관찰한 인구에 대한 환자수를 나타내는 지표이므로 다음에 설명한 발생률과 유병률은 모두 이환율의 일종이라고 볼 수 있다. 어떤 지역의 질병상태를 완벽하고 정확하게 파악하여 발생률과 유병률로 나타낸다는 것이 매우 어려운 일이므로 이환율은 보고된 자료의 환자수만을 가지고 질병상태를 설명하고자 할 때 편의상 사용되는 수가 많다.

$$\text{이환율(연간)} = \frac{\text{연간 환자수}}{\text{연간 인구}} \times 1,000$$

이것을 다시 월별로 관찰할 경우에는 그 해 또는 그 달의 일수로 보정하여야 한다.

$$\text{이환율(월간)} = \frac{\text{월간 환자수}}{\text{그 달의 인구}} \times \frac{\text{그 해의 일수}}{\text{그 달의 일수}} \times 1,000$$

2) 발생률(incidence rate)

발생률은 일정기간 관찰한 인구 중에 질병이 발생하는 빈도를 측정하는 지표이다.

$$\text{발생률} = \frac{\text{어느 기간의 환자 발생수}}{\text{그 기간 동안 위험에 폭로되었던 전체 인구}} \times 1,000$$

연간 발생률로 환산하려면 그 해의 일수÷기간의 일수를 곱해 준다.

3) 유병률(prevalence rate)

어떤 시점 혹은 일정기간 동안에 이 특정 시점 혹은 기간의 인구 중 존재하는 환자의 비율을 의미하므로 발생률처럼 위험에 폭로된 인구 중 어떤 질병에 걸릴 확률의 개념과는 달리 그 당시 존재하던 인구 중 존재하던 환자의 비례적 비율(proportional rate)의 개념이다. 따라서 발생률의 분모는 이미 면역되었다거나, 앓고 있는 사람을 뺀 나머지 발생할 가능성을 가진 인구가 되지만, 유병률의 분모는 이들을 모두 포함시킨 인구가 된다.

유병률에는 시점유병률(point prevalence rate)과 기간유병률(period pervalence rate)의 두 가지 측정 방법이 있으나, 특수한 경우를 제외하곤 시점유병률이 주로 활용되므로 보통유병률이라고 일컫는 것은 시점유병률을 의미한다.

$$\text{시점유병률} = \frac{\text{어떤 시점에 존재하는 환자수}}{\text{그 시점의 전체 인구}} \times 1,000$$

$$\text{기간유병률} = \frac{\text{어느 기간 동안의 총유병자수}}{\text{그 기간의 전체 인구}} \times 1,000$$

4) 발병률(attack rate)

전염병이나 식중독과 같이 비교적 원인적인 인자가 분명한 어떤 요인에 폭로된 사람 중에서 병이 발생하는 상태를 측정할 때의 발생률을 말한다. 또한 가정 내 감염과 같이 환자에 의한 다른 가족의 2차적 감염을 이차발병률(secondary arrack rate)이라고 하며 전체 접촉자 중 발병자의 백분율로 표시한다.

$$\text{발병률} = \frac{\text{발병자수}}{\text{위험에 폭로된 인구}} \times 100$$

$$\text{이차발병률} = \frac{\text{발병자수}}{\text{확인된 전체 접촉자수}} \times 100$$

5) 감수성지수(index of contagion)

접촉지수라고도 불리우는 것으로 전체 감수성자에 대한 발병자의 백분율을 말하며, 접촉 감염에 의한 전파라고 인정되는 전염성 질환의 경우에만 사용되는 것이다. 이 수치는 질병에 따라 대체로 일정하여 홍역은 95% 수준으로 그 감염력이 높고 디프테리아는 10% 수준이며, 이 지수는 선천면역을 설명하는 데도 이용된다.

$$\text{감수성지수} = \frac{\text{발병자수}}{\text{감수성지수}} \times 100$$

5. 병원통계

병원에서 작성되는 통계에는 인사, 행정, 재정 등 병원운영에 관한 행정통계와 환자에 관한 사항, 진료서비스에 관한 사항 및 진료결과에 관한 진료통계로 크게 나누어 볼 수 있으나, 본 장에서는 진료와 관련된 통계만을 언급하고자 한다. 따라서 진료통계를 이용 목적에 따라 구분하면,

- **병원운영에 필요한 통계** : 과별 환자수, 재원일수, 병상회전율 등.
- **의학연구에 필요한 통계** : 질병 및 수술통계, 연령별 환자수, 사망률 등.
- **외부기관 보고에 필요한 통계** : 병원표준화 심사용 자료, 의료이용도 조사자료, Q · A용 자료 등 진료활동 평가용 통계 등이 있다.

병원통계를 위한 자료의 출처는 매일 기록되는 각종 일일분석 자료와 의무기록 자료로서 주로 사용되는 1일분석 자료는 다음과 같다.

- **1일 퇴원분석** : 매일 퇴원하는 환자들에 관한 여러 가지 사항을 분석하여 통계로 작성하는 것으로 퇴원 연월일, 총퇴원수, 연령 및 성별, 환자구분, 치료결과, 퇴원과 수술여부, 협의진단사항, 전과건수, 재입원여부 등의 내용을 포함한다. 퇴원분석 자료는 진료통계의 핵심이 되는 자료로 다양하게 이용된다.
- **1일 재원환자분석** : 매일의 재원환자 현황을 파악하기 위하여 매일 일정한 시간에 재원하는 환자의 총수를 병동별, 과별로 집계한다(보통 0시 기준으로 간호부에서 집계). 일일재원환자분석 자료는 1일 재원환자수, 재원환자 연인원수, 병상이용률 등의 통계를 내는데 이용된다.
- **외래환자통계** : 1일 내원하는 외래환자수에 대하여 기간별 증감비율, 초진, 재진, 보험 종류별 등으로 구분하여 집계한다. 외래환자통계를 통하여 외래 초진율, 평균내원

횟수, 1일평균 외래환자수, 외래환자 과별 구성비 등을 구한다

1) 병원운영에 필요한 통계

(1) 재원일수(length of stay)

입원에서 퇴원까지의 기간을 말한다. 재원일수 산정에는 입원일과 퇴원일을 모두 포함하는 경우와 둘중 하나만 포함하는 경우가 있다. 우리나라의 경우 행정적으로는 전자의 형태를 취하고 있으나, 병원통계에 있어서는 후자의 방법으로 계산한다.

(2) 총 재원일수(total length of stay)

기간 중 퇴원한 환자들의 재원일수의 합계를 말한다. 퇴원환자 재원연일수라고도 하며 퇴원환자들의 평균 재원일수를 계산할 때 필요한 수치이다. 이것은 센서스조사에 의한 재원환자 연인원수(total inpatient service days)와 혼동하지 말아야 한다.

(3) 평균 재원일수(average length of stay)

기간 중 퇴원한 환자들이 평균 입원기간을 나타내는 수로서 기간 중 퇴원환자들의 총 재원일수를 그 퇴원환자수로 나누어 계산한다. 신생아의 평균 재원일수는 보통 별도로 계산한다.

$$\text{평균 재원일수} = \frac{\text{기간 중 퇴원환자의 총재원일수(사망포함, 신생아 제외)}}{\text{기간 중 총퇴원환자(사망포함, 신생아 제외)}}$$

(4) 병상회전율(bed turnover rate)

일정 기간 동안 한 개의 병상을 사용한 평균 환자수를 말한다.

병상회전율은 병원의 시설 특히, 병상 이용의 평가에서 평균 재원일수, 병상이용률과 함께 중요한 자료로 사용되며, 타병원과 비교하거나 한 병원에서 기간별로 비교해 볼 때, 일

반적으로 평균 재원일수가 긴 병원의 병상회전율은 낮고, 평균 재원일수가 짧은 병원의 병상회전율은 높을 것이다. 병상회전율은 병상 이용의 정도를 측정하는 자료로 사용한다.

$$\text{병상회전율} = \frac{\text{기간 중 총퇴원 환자수(사망포함)}}{\text{기간 중 사용가능한 평균 병상수}}$$

(5) 재원환자 연인원수(total inpatient service days)

기간 중의 일일 재원환자수를 모두 합한 수를 말한다.

(6) 1일 평균재원환자수(average daily census)

기간 중 하루에 평균 몇명의 환자들이 재원하고 있었는지를 나타내는 수이다.

$$\text{1일 평균 재원환자수} = \frac{\text{기간 중 재원환자의 연인원수}}{\text{기간 중의 날수}}$$

(7) 병상이용률
(inpatient bed occupancy ratio, percentage of occupancy)

이용 가능한 총병상 중 얼마 만큼이 실제로 이용되었나 하는 비율을 말한다. 이용 가능한 병상이란, 일반 병실이나 중환자실의 병상 등 한 환자가 점유하도록 배정된 병상을 말하며, 검사실, 분만실, 수술실의 병상같이 검사나 처치를 목적으로 자기 병상 이외에 이용하는 병상은 제외된다.

$$\text{병상이용률} = \frac{\text{기간 중 재원환자 연인원수} \times 100}{\text{이용 가능한 병상 총수} \times \text{기간 중의 날수}}$$

(8) 외래환자 과별 통계

외래 환자수를 매일 집계하여 월말에 과별로 그 달의 환자수와 전년도와 같은 달의 환자수를 나란히 나열하고 증감비율을 구한다. 병원의 요구에 따라 초진·재진, 보험·일반 등의 항목으로도 구분하여 집계한다.

(9) 외래초진율

일정기간 동안 연 외래환자 중 초진환자의 비율이다.

$$\text{외래초진율} = \frac{\text{기간 중 초진환자수}}{\text{기간 중 연 외래환자수}} \times 100$$

(·연 외래환자수 = 신환 + 구환)

(10) 평균 내원횟수

일정 기간 중 외래환자 1인이 평균 몇 회 내원했는가를 알아보는 지표이다.

$$\text{평균내원횟수} = \frac{\text{기간 중 외래환자수}}{\text{기간 중 외래 실인원수}}$$

(11) 1일 평균 외래환자수

일정 기간 중 하루에 평균 몇명의 외래환자가 내원하는 가를 알아내는 지표이다.

$$\text{1일 평균 외래환자수} = \frac{\text{기간 중 외래환자수}}{\text{기간 중 외래진료일수}}$$

(·외래진료일수 = 공휴일은 제외, 토요일은 0.5일로 계산)

(12) 병상당 1일 평균 외래환자수

병원 간의 비교를 위하여 병상당 1일 평균 외래환자수를 알아내는 지표이다.

$$\text{병상당 1일 평균 외래환자수} = \frac{\text{기간 중 1일 평균 외래환자수}}{\text{기간 중 평균 가동병상수}}$$

(13) 외래환자 과별 구성비

일정 기간 중 연 외래환자에 대한 진료과별 구성비의 지표이다.

$$\text{외래환자 과별 구성비} = \frac{\text{진료과별 외래환자} \times 100}{\text{기간 중 연 외래환자}}$$

제2편 건 강 증 진

제19장

건강증진의 개념과 접근

1. 건강증진의 개념

○ 용어의 정의

· Health promotion : improving health
  → advancing, supporting, encouraging, placing it higher on personal and public agendas
· Health promotion ≫ health education
· Health education : primary, secondary, tertiary education

○ 초기

- 초기 건강증진의 개념은 생의학적 모형에 기초한 의학의 한계, 높은 의료비로 인한 부담, 건강에 대한 개인의 책임을 강조하는 사회적, 정치적 분위기 등을 포함한 여러 가지 요인에 대한 대응으로 대두되게 되었다. 1974년 캐나다의 Lalonde 보고서와 미국(1979)의 'Healthy People'에 의해 공식적으로 건강증진이라는 개념이 표명화되었다. Lalonde 보고서는 건강의 장 개념(Health Field Concept)을 대중화시켰고, 생물학적인 요인, 환경, 생활양식을 향상시키는 것에 의하여 대책을 수립하였다. 'Healthy

People' 또한 개인의 부주의한 습관 및 오염된 환경과 유해한 사회적 환경이 인간의 생명을 위협하고 있다는 주장을 전개하여 Lalonde 보고서와 비슷한 입장을 취하였다. 두 보고서의 중요한 기여는 개인이 자신의 행위를 변화시키고 건강수준을 향상시키는데 있어서 필수적인 역할에 대한 관심을 불러일으킨데 있다. 그러나 초기의 건강증진의 한계점으로 건강행위에 대한 개인의 책임을 강조하며, 개인의 능력, 요구 등이 고려되지 않았다는 점이다. 개인과 집단의 경제적 능력, 교통수단 등의 접근성을 고려하지 않았는데 접근성의 결여는 개인의 참여도를 제한하게 된다.

○ 대안적 개념의 소개와 개념의 확장

- 1986년 11월 제1차 건강증진에 관한 국제대회가 캐나다의 오타와에서 개최되어 '건강증진에 관한 오타와 헌장'을 채택하여 공표하였다. 오타와 헌장은 그때까지 여러 가지로 정의되어 오던 건강증진의 개념 '사람들로 하여금 자신의 건강에 대한 통제를 증가시키고 개선하게 하는 과정'이라고 정의하였으며, 건강증진사업에서 우선 순위를 두어야할 5개 활동 요소를 다음과 같이 제시하였다. 첫째, 건강한 공공정책을 세우고, 둘째, 지원적 환경을 창출하며, 셋째, 지역사회 활동을 강화하고, 넷째, 개인적 기술을 개발하며, 다섯째, 기존 보건의료체제의 방향을 재설정한다.

  이와 함께 '건강을 위한 장(settings for health) 이론'을 소개하였다. '건강을 위한 장 이론'은 건강한 환경, 즉, 건강을 증진하는 학교, 병원, 직장, 지역 등을 창출하는 실제적 프로젝트와 네트워크를 강조하는데 건강을 개발할 수 있는 잠재력이 모든 조직과 지역사회에 실제로 내재해 있다는 전제 위에서 출발한다.

- 1988년 4월 호주의 아데레이드에서 개최된 제2차 건강증진에 관한 국제회의에서는 건강한 공공정책을 수립함에 있어서 우선 순위가 높은 4대 영역으로 1) 여성 건강의 개선, 2) 식량과 영양 3) 담배와 알코올 4) 지원적 환경의 창출 등을 확인하였다.

- 1991년 6월 스웨덴의 선드볼에서 개최된 제3차 건강증진에 관한 국제대회에서는 보다 나은 건강을 창출하기 위해서는 건강증진은 건강을 결정하는 여러 요소들을 종합적으로 다루어야 한다는 사실을 강조하였다. 이때 고려되어야 할 요소로는 교육, 식량과 영양, 가정과 이웃, 직업, 교통, 사회적 지원과 돌봄 등을 지적하였다.

- 1997년 7월 인도네시아의 자카르타에서 개최된 제4차 건강증진에 관한 국제대회는 이전의 대회와는 차별성을 가지는데, 처음으로 개발도상국에서 개최된 건강증진에 관한 국제대회였다는 점과 3차 대회까지만하여도 공공부문 중심으로 진행되었으나

민간부문이 대등한 지위의 동반자로 관여한 최초의 대회란 점이다. 자카르타 선언은 '건강은 가치 있는 투자'라는 대전제하에 그 동안의 건강증진을 위한 실천과 평가의 결과로부터 21세기에 건강증진을 위해 우선적으로 실천해야 할 과제로 다음과 같이 권고하고 있다. 첫째, 건강을 위한 사회적 책임을 촉진한다. 둘째, 보건분야개발을 위한 투자를 증가한다. 셋째, 건강을 위한 동반자 관계를 공고히 하며 확대한다. 넷째, 건강증진을 위한 지역사회의 역량과 개인의 능력을 강화한다. 다섯째, 건강증진을 위한 하부구조를 확보한다.

○ 소결론

- 건강증진은 대상으로서의 범위로 그 내용을 한정할 수 있는 것이 아니라, 건강문제 해결의 접근방법으로서 이해되어야 할 것이며 접근방법의 핵심은 개인과 환경을 포괄하는 '건강을 위한 역량 강화(self-empowerment)'라고 할 수 있다.
- 올바른 건강증진 정립 필요

  우리 나라에서는 건강증진사업 하면 금연사업, 절주사업, 운동실천사업, 영양개선사업 등의 사업 구성 요소로만 이해하는 경향이 있는데, 오타와 헌장에서와 같이 건강증진 개념을 '사람들로 하여금 자신의 건강에 대한 통제를 증가시키고 개선하게 하는 과정', 또는 '건강을 위한 역량강화 과정' 즉, 건강문제 해결의 접근방법으로 이해되어야 한다.

○ 건강과 건강증진의 의미

- Health의 정의 : physical, mental, emotional, social, spiritual, societal 등 → holistic view
- 건강하기 위한 조건들?

; 질병에 걸리지 않고 사는 것?, 가족이나 친구들과 즐겁게 지내는 것?, 행복감을 느끼는 것?, 직업을 가지는 것?, 규칙적인 운동을 하는 것?, 담배를 끊는 것?, 피우는 것?, 많은 스트레스를 받지 않고 일을 하는 것?, 좋은 음식을 먹는 것?

→ 건강해지기 위한 조건과 방법들이 단편적이지 않고 포괄적이고 다양한 접근과 전략이 요구되듯이 건강을 증진시키기 위한 방법들도 건강해지기 위한 방법들과 내용을 그대로 포함하고 있다.

3) 국민건강증진법에 명시되어 있는 건강증진사업의 내용

- 국민건강증의식을 잘못 이끄는 광고의 금지

- 흡연 및 절주운동
- 보건교육 및 건강상담
- 영양관리
- 구강건강관리
- 질병의 조기발견을 위한 검진 및 처방
- 기타 건강교실 보건문제에 관한 조사연구

○ 미국 후생성 : "건강한 미국인"을 위한 건강증진사업내용

- 개인을 위한 예방사업
- 집단을 위한 건강보호
- 집단을 위한 건강증진

4) 건강증진의 영역

나. 보건소 중심의 건강증진사업 전략 및 외국의 사례

1) 건강증진사업의 철학

(가) 목표와 활동

2) 몇 가지 딜레마

(가) Bottom-up인가? Top-down인가?

사업의 필요성과 사업내용의 선정을 주민들이 스스로 하도록 할 것인가? 아니면 건강증진 촉진자(health promoters)가 할 것인가? 하는 문제인데, 현재의 건강증진사업은 보건소의 health promoter가 일방적으로 사업을 선정하여 서비스를 제공하고 있으나, 장기적으로는 이를 지역주민의 참여를 확대하면서 주민의 건강증진 사업을 위한 의사결정과정에 많이 참여하도록 하여야 할 것이다. 현실적으로 새로운 사업의 도입 시에는 health promoter의 임의적인 사업의 선정과 수행을 막기 위한 대상지역이나 대상자에 대한 정확한 방법론에 의한 기초조사를 통하여 그 결과에 따른 사업내용선정과 수행이 필수적이다.

표 19-1.

대상	제창자	건강결정요인	건강증진의 대상이 되는 영역	건강증진의 방법	특기사항
일반 국민	Lalonde	- 생물학적 요인 - 환경 - Life style - 보건의료체제	영양, 운동, 담배, 알코올, 약물, 관상동맥질환, 정신질환, 성병	개인, 조직이 건강에 대한 책임을 갖고 행동을 하도록 정보의 제공, 개입, 지원	건강증진은 목표달성을 위한 전략
	Ottawa헌장 (WHO, 1986)	기본적 전제조건 정치적·경제적·사회적·문화적·환경적·행동과학적·생물학적 제요인	상품서비스, 환경, 자연자원, 생활, 노동, 여가, 건강	- 건강에 도움이 되는 공공정책 - 건강한 환경가꾸기 - 지역활동의 강화 - 개인기술의 개발 - 보건서비스의 방향전환	- 건강에서의 공정 - 비보건부문과의 협력
	Health People2000 (미국, 1991)	- Life style - 환경 - 법제도 - 의료	운동, 영양, 담배, 알콜과 약물, 가족계획, 정신보건, 폭력과 학대, 교육 프로그램	개인, 가족, 지역보건 전문가, 언론, 정부 등과의 협력이 중요	
	Active 90 Health Plan (일본, 1988)	체력저하, 에너지의 상대적 과잉섭취, 고령화	- 영양 - 운동 - 휴식	운동지도프로그램, 운동지도자, 운동시설·설비의 정비, 민간활동의 도입	
근로자	Sloan, R, P (미국, 1987)	- 생물학적 요인 - 환경 - Life style - 보건의료시스템	-개인의Life style - 회사의 조직 - 기업풍토	- 정보제공 - 이벤트 - 프로그램 - 방침이나 규정의 변경	
	Health Promotion for Working Populations (WHO, 1988)	유전자와 환경과의 상호작용 : 작업환경은 환경의 중요한 요소	흡연, 신체활동, 영양, 알콜, 약물남용, 스트레스, 인간공학	성공확률이 높은 것 선택, 모니터의 활용, 근로자의 자주성을 중시, 계획단계에서의 참가, 요구의 고려, 평등한 참가기회, 건강유지활동과의 조화, 비밀유지	
	THP (일본, 1988)	고령화, 기술혁신, 운동, 식생활, 스트레스	운동, 영양, 기타의생활습관, 정신보건	건강측정, 운동지도, 정신보건, 간호, 영양지도, 보건지도	

(나) 불평등의 심화

사회경제적 상태가 좋은 부유한 사람들이 보건정보와 서비스를 제공받을 가능성으로 인하여 부유한 사람들과 가난한 사람들간의 건강수준의 차이가 심화될 수 있다. 특히 인터

표 19-2. 건강증진을 위한 5가지 접근법에 대한 내용 및 사례

	목 표	건강증진사업 활동	흡연의 예
의학적 측면	의학적 정의에 의한 질병과 장애로부터의 자유	질병을 예방하고 회복시키기 위한 의학적 중재의 강화	▪ 목표: 폐와 심장질환의 예방 ▪ 활동: 흡연관련 질환의 조기발견과 치료율 향상
행위 변화 측면	개인행위를 질병으로부터 자유로운 방향으로 유도	더욱 건강한 생활양식을 가지도록 하는 태도와 행위의 변화를 위한 활동	▪ 목표: 흡연자의 금연, 비흡연 흡연예방 ▪ 활동: 흡연예방과 금연을 위한 설득력 있는 교육
교육적 측면	지식을 가진 개인이 충분한 정보를 가지고 의사결정이 가능해야 함.	건강수준을 저하시키는 원인에 대한 정보제공, 건강한 생활을 위해 필요한 기술 개발	▪ 목표: 주민이 흡연이 건강에 주는 영향에 대해 이해하고, 흡연하지 않겠다는 의사결정을 하도록 만드는 것 ▪ 활동: 흡연이 건강에 미치는 영향에 대한 정보제공, 의사결정을 위한 도움제공, 금연의지 가진 주민에 대한 금연방법지도 및 지원
주민중심	주민들의 관점에서 주민과 함께 활동	이슈가 되는 보건문제에 대한 활동, 주민역량 강화 활동	금연운동은 주민들의 자각에 의해서 가능하다는 것과 주민이 무엇을 알고 행동하여야 하는가를 명확하게 해주는 것
사회변화 측면	더욱 건강한 생활양식을 선택할 수 있는 물리적 사회적 환경조성	물리적/사회적 환경변화를 위한 정치·사회적 활동	▪ 목표: 흡연을 권하는 사회분위기 반전, 흡연이 어렵도록 하는 환경조성 ▪ 활동: 공공장소에서의 흡연금지, 청소년의 담배구입에 대한 접근성 감소, 비흡연에 대한 사회적 규범 강화, 담배회사의 운동 지원과 광고 제한, 교육당국의 학생교육의무 강조

넷을 이용한 건강정보의 제공 등을 시행할 때에는 유의할 필요가 있는데, 이런 경우에는 홈페이지를 개설하여 정보 이용자가 자발적으로 접근하여 이용하도록 하기보다는, 학교를 통하여 학생의 e-mail 주소 등을 이용하여 가정 사회경제적 상태에 관계없이 대상자에 대한 보건정보를 제공하는 등의 적극적인 정보 제공을 통하여 정보의 불균등한 제공을 최소화시킬 필요가 있을 것이다.

(다) 좋은 health promoter

비만인 영양사, 흡연하는 흡연교육 의사나 간호사 등과 같이 완벽한 건강을 가졌거나 건강한 행위만을 하지 않는 경우에도 훌륭한 health promoters가 될 수 있다. 체중을 감소시킨다든지, 금연하기 어려운 장애요소들을 잘 이해하고 있기 때문에 건강증진 사업의 대

상이 될 수 있는 비만자들이나 흡연자들의 어려움을 잘 이해할 수 있는 장점이 있다. 이러한 직접적인 경험이 없는 경우에는 보건교육사와 같이 전문적인 교육을 받는 기회를 가짐으로써 충분한 지식과 사례들을 접한 사람이 담당자가 되는 것이 좋다.

(라) 건강정보

건강증진사업이 다양한 사회적, 경제적, 문화적 배경을 가진 사람들에게 민감하게 전달되어야 하나, 건강정보의 경우 평균적인 수준의 대상자들을 목표로 하여 제공되는 경우가 있는데, 이런 경우에 연령적으로 고령이거나, 최저생계비 이하의 경제상태를 유지하고 있는 대상자들에 대해서는 제대로 전달되지 못하는 경우가 있는데 이점도 고려해야 할 사항이다.

(마) 전문가화냐? 또는 주민들의 역량강화냐?

전문가는 자신의 경험과 전문적인 지식을 다른 health promoters와 일반주민들에게 보다 많은 지식과 경험을 공유하여야 만이 건강증진의 목표인 주민의 건강에 대한 역량을 강화할 수 있을 것이다.

(바) 지나친 상업화에 대한 경계

민간의료기관이나 기타의 민간기관과의 협조를 통한 건강증진사업체계를 구축할 때 유의할 필요가 있다.

3) 건강증진사업 추진전략

건강증진사업의 전략이라고 한다면 사업의 전 과정에 걸친 내용이 다루어져야 할 것이다. 즉 사업 수행이전의 기획단계부터 요구평가, 사업선정 및 사업수행 그리고 사업평가에 이르기까지 전 과정에 대한 전략이 언급되어야 한다. 그리고 사업자체의 수행을 위한 전략과 사업추진을 위한 사업추진체계 등의 사업수행을 위한 환경과 관련된 사항들에 대한 전략이 동시에 고려되어야 한다. 본 고에서는 이들 과정/단계별 전략들에 대한 구체적인 내용보다는 원칙적인 방향과 개념들에 대하여 개괄적인 수준에서 언급하고 필요한 경우에는 구체적인 내용에 대하여 언급하고자 한다.

(가) 여러 가지 전략들

① 오타와 선언(1988)

② 자카르타 선언의 전략(1996)

③ WHO

개발도상국의 건강증진의 추진을 위한 전략으로서 ㉮ 보건부문에 대한 지지 증대(리더나 정책입안자, 법률 제정자 등으로부터의 지지 향상), ㉯ 사회적 지원(보건의료체계 지원, 보건의료의 형평의 달성을 위한 지원 활동의 증대 등), ㉰ 주민들의 역량강화(모든 제반활동을 위한 지식과 기술의 제공)를 제시하고 있다.

(나) 사업수행을 위한 전략

실제로 건강증진사업을 추진하기 위하여 고려해야 할 사항에 대해서 논하면, 첫째, 주민들의 관점과 요구는 어떻게 파악하고 우선순위를 정할 것이며, 둘째, 건강증진활동의 기획과 평가를 어떻게 할 것이며, 셋째, 효과적인 효율적인 조직개발과 관리를 어떻게 할 것인가 이다.

① 요구조사: 지역조사를 통하여 도출해야 할 사항은 다음과 같은 것들이 있다.

㉮ 어떤 종류의 요구가 있는가?

㉯ 누가 판단한 근거인가?

㉰ 요구가 있다는 근거가 무엇인가?

㉱ 목적이 무엇이며 요구에 대한 적절한 대안이라 할 수 있는가?

② 우선순위 결정

우선순위를 정하는 데에는 문제의 심각성, 유병률, 지역사회의 관심도, 중재의 난이도 등이 전통적으로 고려되며, 우선순위를 결정하는 과정의 측면에서는 우선순위를 어떻게 결정하고 누가 결정할 것인가를 정해야 한다. 또한 우선순위를 정할 때, 다음의 사항들은 고려되어야 한다. 중요한 사안인가? 상급자의 방침(의지)이 확고한가? 공공의 요구(압력)가 강한가?, 위기에 대한 대처인가? 새로운 요구의 근거가 있는가? 유사한 지역에서 효과를 본 근거가 있는가? 사업의 수행을 위한 실무자의 열정이 잇는가? 지역/국가의 중요한 사안인가? 정책적 수단이 있는가? 그리고 건강증진사업을 선정하는데 있어 다음과 같은 사항들도 명확히 하여야 한다.

어떠한 이슈에 초점을 맞출 것인가?, 주요 대상이 누구인가?, 어느 연령대 인가?, 고위험군은 누구인가? 효과적인가? 기술적 측면, 대상자에 대한 접근성 측면 등을 고려하여 사업수행이 용이한가?

다. 건강증진활동의 기획과 평가를 위한 전략

1. 요구도 평가와 우선순위 결정
2. 목표와 목적 설정
3. 사업내용 및 추진방안 결정
4. 자원 현황 파악
5. 평가계획작성
6. 사업수행계획수립
7. 사업실시: 평가를 포함한 사업 수행

그림 19-1. 건강증진사업의 기획과 평가 환류

(1) 기획을 위한 전략

기획과정의 준수(건강증진 요구도 평가, 보유자원 및 장애요인 파악, 우선목표 설정, 목표/목적설정, 사업수행을 위한 사업내용별 장·단점 검토, 실행, 평가계획), 이와 관련한 자료수집방법, 평가지표 선정 등에 대한 내용

(2) 평가를 위한 전략

사업기간과 사업의 내용을 고려한 평가지표의 선정이 필요하며, 평가 주기, 평가자 등에 대한 구체적인 명시가 필요하다. 또한 평가의 원칙을 충실하게 반영하여야 평가를 통하여 사업의 성과와 결과를 제대로 평가할 수 있다.

라. 건강증진을 위한 조직개발과 관리 전략

(1) 인력개발: 전문가 양성 및 활용의 효율성 증대

(2) 조직개편: 대폭 개편, 일부 조정

(3) 유관기관과의 협조와 팀웍

공공부문내의 타부서와의 협조, 보건소내 실무자간의 협조, 민간기관과의 협조와 팀웍이 없이는 지속적이고, 효율적인 건강증진사업은 성공하기 어렵다. 초기단계는 실무협조팀

표 19-3. 건강증진을 위한 목표와 추진방안

목 표	추진방안	사례: 식이
건강에 대한 인식: 건강 문제에 대한 인식과 자각 향상	회의, 집단활동, 방송매체, 전시회, 캠페인	체중감량방법에 대한 전시회, 포스터, 지역신문 및 지역라디오방송 활용
지식의 향상: 정보의 제공	개별적 교육, 집단교육, 방송매체, 전시회, 캠페인, 자료	학교에서의 교육, 민간병원의 협조를 통한 환자교육, 지역영양사회의 협조를 통한 교육 등
자기역량강화: 자의식(자각), 자존감, 의사결정 능력 향상	집단활동, 의사결정 연습, 가치 명확하게 하기, 사회적 기술 훈련, 시뮬레이션, 역할극, 주장훈련(assertiveness training), 상담	산전 또는 퇴직 후 집단의 비공식적 활동, 개인에 대한 체중감량/저염식/섬유 식이 교육
태도와 행위의 변화: 개인의 생활양식의 변화	집단활동, 기술훈련, 자조그룹, 개별화 교육, 집단 및 개인치료, 자료, 충고(advice)	환자에 대한 특별 다이어트 지원, 건강식단교실, 날씬이 교실, 잡곡밥 요리 강좌, 학생을 위한 점심식단 조리법 교육, 바코드를 이용한 음식 칼로리 계산을 통한 식이 교육 등
사회 환경적 변화: 물리적 사회적 환경의 변화	취약계층을 위한 적극적인 활동, 로비활동, 압력집단, 지역사회개발, 지역기반의 활동, 환경측정, 정책의제 형성, 홍보조직/계획(advocacy schemes), 조직개편, 법제 강화 등	학부모와 교사와의 협의를 통한 교내 구내매점 영양식 판매 장려, 밀빵 판매가격 하향조정에 대한 로비활동, 학교 주변 상가에 대한 건강식품 판매 장려 홍보

의 구성, 자료의 협조 및 공동계획 등을 생각할 수 있으며, 장기적으로는 협력 팀의 상설화를 통한 지속적인 사업협조체계를 구축하는 것이다. 지역수준에서는 보건소, 환경지청, 경찰청, 교통안전협회, 소방서, 교육청, 노동지청, 사회복지부문과 대학 등의 교육기관, 지역자원봉사자 모임, 비공식적인 네트워크(informal network) 등이 협조를 위한 기관들이라 할 수 있다.

(4) 주민참여 활성화

(가) 기획단계의 지역사회참여

Highest : 지역사회가 모든 행정적인 사항을 조정, 통제하는 수준
Very high : 계획에 대한 권한을 위임하는 수준
High : 공동계획
Moderate : 자문 과정을 통하여 계획에 대하여 조언
Low : 계획에 대한 명목상의 자문 요청
Very low : 계획의 단순한 공지
↓ No participation

(나) 지역사회참여를 향상시키는 방법

1) 정책과 계획을 공개하여 홍보
2) 지역사회에서 나타난 요구를 해결하기 위한 계획수립
3) 지역특성을 고려(반영)한 계획수립
4) 합동 포럼 개최: 일반인들과 전문가가 동반자적 관계를 형성 할 수 있는 장을 형성
5) 네트워크 형성: 개인이나 그룹이 같이 참여할 수 있는 네트워크를 만듦으로써 지식이나 정보를 공유하고 행태의 변화 등을 유도할 수 있는 힘을 배양
6) 지역사회 단체에 대한 지원과 훈련
7) 보건문제와 관련한 정보제공: 전단, 팜플렛, 포스터, 책 등
8) 재원이나 자원의 지원: 자원봉사자나 자조모임, 건강증진 관련 그룹의 모임장소제공이나 복사기 사용 허용 등
9) 홍보 사업 지원

(5) 의사소통 기전마련

의사소통의 장해 요인인 사회 문화적 차이, 시간과 주의집중의 부족, 보건사업에 대한 부정적인 태도, 잘못된 메시지의 전달 등을 해소시킬 수 있는 방안을 마련해야 하며, 지역 내 어느 대상집단에 속한 개인과도 원활한 의사소통이 가능하도록 교육되어야 한다.

"의사소통도 기술이다."

(6) 다양한 집단을 대상으로 한 활동

지역사회에는 부녀회, 자조모임, 사회운동조직, 폐경여성모임 등의 다양한 집단이 있다.

이러한 다양한 집단별 교육이나 의사소통을 위해서는 담당자가 리더로서의 역할을 해야 할지, 촉진자로서의 역할을 해야할지를 명확하게 알아야 하고, 대상자에 따라 적절한 교육 방법을 구사할 수 있어야 한다.

(7) 지역사회개발

지역사회개발의 의미는 주민 자신의 건강문제를 규명하기 위하여 주민과 더불어 활동하고, 주민 공동의 집단적 활동을 지원하고 촉진하기 위한 것이다. 지역주민이 공동의 관심사를 위한 활동을 하는 것이라 할 수 있다.

(8) 건강증진 교육자료의 개발

(가) 건강증진사업 홍보/교육자료개발을 위한 지침

1) 수행하고 있는 건강증진사업의 목적에 부합하는가?

2) 가장 적절한 자료인가?

3) 현재 적용하고 있는 건강증진을 위한 접근법이나 가치와 일치되는가?

4) 자료가 사업대상 주민들에게 유용한가?

5) 성차별적인 내용은 없는가?

6) 이해하기 쉬운가?

7) 건강한(필요한) 정보들을 충분히 담고 있는가?

8) 홍보효과가 있는 내용들인가?

(나) 인쇄매체의 메시지 인자에 대한 연구의 주요내용

1) 인쇄조건: 가독성 - 내용 측면의 독이성(readability), 편집이나 가시도(visibility) 측면에서의 가독성(legibility) 고려

2) 기타: 문장의 종류, 어휘의 난이성, 문장의 장단, 문장의 구성

(다) 매체의 종류에 따른 특성과 장·단점 고려

(9) 방송매체의 활용

방송매체의 활용은 건강증진활동에 대한 홍보를 가장 효과적으로 할 수 있는 수단이며, TV시청인구가 96%를 상회하므로 사회경제적 상태에 거의 관계없이 형평성을 유지하며 교육내용을 제공할 수 있는 수단이다. 또한 많은 인구가 집중되어 생활하고 있는 도시지역의 경우는 교육홍보 자료에 의한 홍보에 한계가 있으므로 방송매체를 활용한 전체 주민을 대상으로 한 건강증진사업의 시행 시에는 방송매체를 이용한 사업을 시도해 볼 만하다.

(10) 정보화

정보화는 기존의 보건소 보건사업과 행정업무는 물론 건강증진을 위한 자료를 단절된 서비스의 하나로 전락하지 않고 연계된 서비스와 접근법으로 만들어내기 위해서도 매우 중요하며 필수적인 사항이라 할 수 있다..

(11) 변화에 대한 저항의 원인과 극복 방안

※ 저항의 원인: 이기심(흡연자의 금연공간 흡연에 대한 인식), 오해(조직개편, 새로운 사업의 도입에 대한 의심과 오해 등), 변화에 대한 두려움

(가) 교육과 의사소통

(나) 참여

(다) 조장(facilitation)과 지지/지원

(라) 타협과 합의

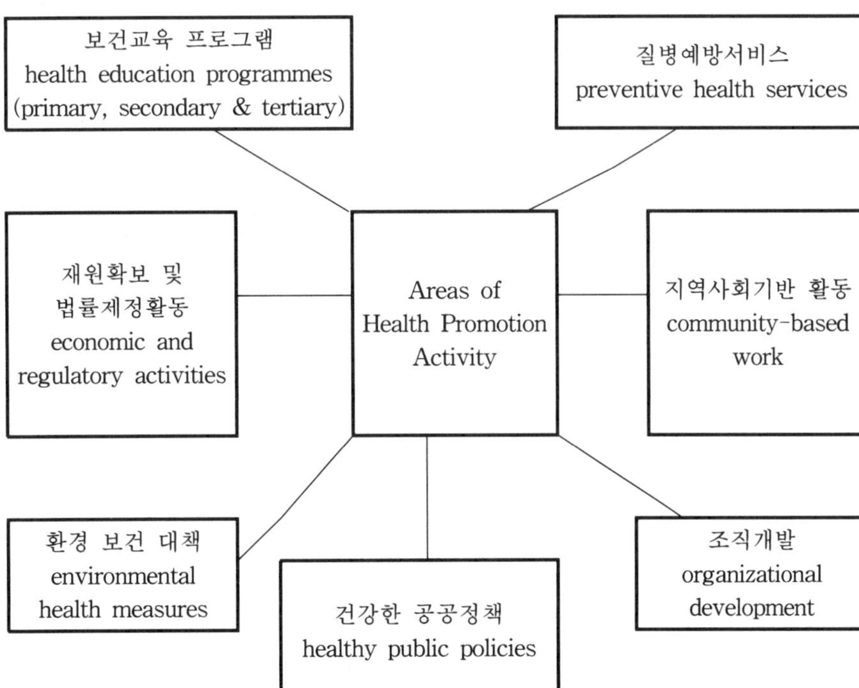

그림 19-2. 건강증진활동의 주요 접근법과 전략들

마. 소 결 론

다시 '전략'의 의미를 새겨보면 현상을 계통적으로 배열하여 그 우선순위를 확정하고 가장 효과적인 행동계획을 선택하는 기술이라 할 수 있다. 주민의 건강을 증진시키기 위하여 사업을 수행함에 있어 가장 효과적인 추진계획을 수립하여 추진하기 위한 계획이라 할 수 있다.

현재의 건강증진사업들이 일부 지역에서는 사업자체의 사업수행체계의 항구적 구축을 위한 사업체계나 환경조성에 대한 내용들이 동시에 중요하게 다루어지기보다는 사업자체의 수행과 평가에 중점을 두고 있어 추진전략측면에서는 다소 지엽적 흐르는 경향을 보이는 것도 사실이다. 전술하였듯이 건강증진사업의 전략은 사업 전 과정에 걸친 내용이 다루어지고 점검되어야 한다. 그리고 사업자체의 수행을 위한 전략과 사업추진을 위한 사업추진체계 등의 사업수행을 위한 환경과 관련된 사항들에 대한 전략이 동시에 고려되어야만 제대로 된 건강증진사업의 추진전략이 수립되었다고 할 수 있다.

1) 향후 과제

가) 건강증진의 개념과 전략에 걸맞는 사업의 추진과 평가

건강증진사업의 단계(수준)별로 개인, 조직, 사회, 환경을 포괄하는 사업범위의 적용이 필요하며, 건강증진사업의 추진을 위한 전략에서 제시되고 있는 건강위험도 조사·조기검진·예방접종, 건강정보 제공, 보건교육·상담기술 개발, 조직개발, 지역사회 참여강화, 지속적인 재원확보와 사업의 추진을 위한 조례의 마련, 사회적 분위기 조성, 포괄적 보건정책 개발 등이 이루어져야 하며, 사업의 평가도 사업내용 자체에 대한 사항뿐만 아니라 상기의 전략들에 대한 사항들을 평가할 수 있는 기전과 시스템을 구축하는 것이 필요하다.

나) 보건사업수행과 평가 권한의 지역분권화를 통한 건강증진사업의 추진

지역분권화의 내용과 범위는 구체적인 검토가 필요하나, 시·도 광역의 예산 집행권한과 사업평가기능을 강화하여 전국단위의 일률적인 사업내용의 제시를 통한 건강증진사업의 추진이 아니라 지역의 특성에 맞는 사업의 효율적인 추진을 위해서는 보건사업 기획, 수행 및 평가방안이 이론적으로 제시되어 추진되어야 한다.

개략적으로 광역시·도의 행정인력과 지역대학의 능력을 고려할 때, 중앙의 그것과 사업의 기획과 추진을 위한 광역시·도의 규모와 사업 수행에 대한 기술적 지원과 평가를

위한 인력과 기술수준은 큰 차이가 없는 것으로 판단된다. 오히려 지역의 특성을 파악하는 측면이나 기술지원의 적시성이나 지속성 측면에서는 광역수준에서 사업을 기획하고 수행, 평가하는 것이 효율적일 가능성이 크다.

다) 지역대학과의 연계 강화방안 모색

현재 지역대학들이 건강증진을 포함한 보건소의 여러 사업들에 참여하고 있다. 이는 지역내 자원을 활용한다는 측면에서는 매우 긍정적인 측면이 있으나, 대학과 보건소간의 주요 관심측면에서 다소 이견이 있고, 이는 단기간에 조율하기는 어려운 점이 있다. 또한 대학의 경우에도 보건소를 중심으로 추진되는 지역사회 보건사업의 내용을 소화할 수 있는 교수 인력을 충분하게 확보하고 있지 못한 경우가 있어 적절한 자문과 지원이 어려운 측면이 있다.

2) 외국의 사례

가) 사례

(1) 미네소타 심장건강 프로그램(Minnesota Heart Health Program : MHHP)

(가) 대상 : 미국 중서부지역 Mankato, Fargo-Moorhead, Bloomington 주민

(나) 추진전략

① 초기 - 캠페인, 위험요인 screening 센터 운영

② 이후 - 지역내 거의 모든 조직을 동원한 프로그램 운영

(다) 주요내용: 흡연, 운동, 영양교육을 학교수업과정에 포함, 성인교육, 광범위한 금연대회(경쟁 유발), 직장조직의 금연정책 시행, 지역내 식당과 상점 메뉴에 대한 식품표시 프로토콜

(라) 평가방법: 사업을 실시하지 않은 9개 도시와 짝지어 평가 - 위험요인 조사(매년), social network

(2) 건강향상프로그램(The Health Enhancement Program)

(가) 대상: 실험군(뉴욕주의 8개 초등학교와 2개 중학교 교사), 대조군(뉴욕주의 3개 초등학교와 2개 중학교 교사)

(나) 추진전략: 오리엔테이션, 포괄적인 의학적 진단과 검사 시행, 추적관리 집단 모임 구성

(다) 주요내용: 스트레스 관리, 체중조절, 영양교육, 금연, healthy back, 체력단련, 채소

급식 서비스

(라) 평가방법: social network, 직업만족도, 결석률, 근로의욕

(3) 심혈관계질환에 대한 학교 건강증진 프로그램
(Heart Smart Program)

(가) 대상: 뉴올리언즈 4개 초등학교 8,000명 학생

(나) 접근전략: 전체 대상자 중심의 접근, 고위험 집단 중심의 접근

(다) 주요내용

1) 장기적 내용: 심혈관계 위험요인 감소

2) 단기적 활동: 심장에 좋은 점심 급식, 운동교육 프로그램의 적용, 부모교육, 교사교육, 건강교육 교육과정 개설

(라) 평가방법: 과정평가, 영향평가(단기간의 변화 기록, 참가자의 지식, 태도, 행위 변화 평가), 결과평가(심혈관계질환의 위험요인 감소효과 평가)

(4) 심혈관계 질환에 대한 아동/청소년 시험 연구사업

(가) 대상: 미국 전역의 96개 학교의 3, 4, 5,학년 대상

(나) 접근전략: 개입중재군과 대조군 구분 평가 전략,

(다) 주요내용

급식프로그램, 신체활동증진 프로그램, 3-5학년 수업교과과정

개설, 부모참여 프로그램, 교사교육 적용

(라) 평가방법: 대상자의 사업 참여 정도, 시행된 양(amount)과 교육에 대한 순응도(fidelity), 프로그램의 적합성(compatibility) 평가

(5) 빅토리아주의 건강증진사업

(6) 기타

교회중심의 체중감소 프로그램, 입원환자를 위한 금연 프로그램, 군대의 금연 프로그램 등

나) 외국의 건강증진프로그램 평가

(1) 사업의 내용 및 범위

사업의 내용은 금연, 비만, 운동, 식이, 심혈관계질환, 정신건강프로그램 등으로 우리나라에서의 사업의 내용과 대동소이하다.

(2) 사업의 기획/설계

사업의 기획과 설계는 훨씬 정교하고, 비교성을 높인 연구설계 수준의 사업계획을 통하여 평가가 용이하게 하고, 명확한 평가를 통한 사업의 효과를 비교 가능하도록 하고 있다.

(3) 사업 추진전략

(가) 전체 주민에 대한 프로그램의 경우

① 이중적 중재전략 구사

② 지역내 조직의 활용 극대화

③ 교과과정에 포함한 교과과정 적용

④ 평가를 위한 조사전략 구사

(나) 학교중심의 건강증진 프로그램의 경우

① 이중적 중재전략 구사

② 교과과정에 포함한 교과과정 적용

③ 학부모, 교사 참여 또는 교육

④ 학교의 급식 변화 등의 과감한 trial 시도

(4) 사업의 평가

(가) 정교한 평가 방법

(나) 대규모의 지역사회시험 연구수준의 건강증진 사업의 수행과 평가

(다) 사업기간 : 장기적인 건강증진사업의 평가

1) 건강증진 개념의 이해

건강증진의 합의된 정의는 아직 없다고 할 수 있다. 현재 수많은 학자들이 나름대로의 분야에서 또는 측면에서 건강증진에 대해 정의를 내려보려는 노력은 하고 있으나, 아직 모든 사람들이 받아들일 수 있는 정의는 없는 것 같다. 건강증진에 대한 개념은 개개인의 생활방식이나 행동이 건강이나 질병과 관련이 있다는 생각을 갖게 된 오래 전부터 시작되었다고 할 수 있다.

1920년에 C. E. A. Winslow가 내린 공중보건(public health)의 정의에도 건강증진에 관한 언급이 되어 있다. 물론 당시에 건강증진에 대해 현대와 비슷한 개념을 갖고 있었던 것은 아니며, 또한 그후로 공중보건학에서 건강증진에 대한 개념을 계속 발전시킨 것도 아니었다.

건강증진에 대한 현대적 개념이 공적으로 제기된 것은 1976년에 캐나다 정부에서 발표된 소위 'Laronde Report'로부터 시작된다고 일반적으로 인식하고 있다. 이 보고서에서는 건강·질병, 그리고 사망을 결정하는 요인을 유전·물리적인·환경·생활방식, 그리고 의료의 네 가지를 분류하고 그 각각이 건강에 기여하는 비중을 정하였다. 그 중에서 생활이 전체 건강의 60% 이상을 차지한다고 함으로써 건강의 결정으로서 올바른 생활방식이 중요함을 강조하였다.

1990년에는 미국의 보건성(DHHS, PHS)에서 *Healthy People 2000 : National Healthy Promotion and Disease Prevention Objecitives*라는 연구보고서를 발간함으로써 건강증진의 개념과 중요성이 공적으로 인정받게 되었다.

건강증진이란, 우리의 건강상태를 최상의 상태로 유지하려는 노력을 말하며, 이것은 생활방식을 바람직하게 바꿈으로써 가능하다는 것이다. 현재 우리가 살고 있는 생활방식은 건강이라고 하는 차원으로 볼 때 바람직하지 못한 점이 많고, 그 결과로 오늘날과 같은 각종 퇴행성(退行性)·신생물성(新生物性) 또는 대사성(代謝性) 질환 등에 조기에 이환되어 고통받거나 사망하는 것으로 인식하고 있다. 따라서, 비록 질병이 없어 건강하다고 해도 그 건강은 반드시 최상의 건강이 아니고, 그보다 더 나은 건강상태로 발전할 수 있기 때문에 더 나은 건강상태가 되기 위해 노력할 필요가 있다.

1980년대에 들어서 건강증진과 관련된 많은 연구들이 학술지에 게재되기 시작하였으며, 그 수는 급속하게 증가하고 있다. 건강증진의 의학적 기초는 생리학·세포분자생물학·영양학, 그리고 예방의학 등에 주로 바탕을 두고 있으며, 그외에도 의학의 각 분야, 특히 임상의학 분야에서도 깊이 참여하고 있다.

영양학·심리학·교육학·사회학, 그리고 행동과학 등에서도 많은 관심을 가지고 발전시키고 있으며, 학문으로서의 방법론은 역시 역학적(疫學的)인 방법과 임상시험(clinical trial)이 가장 많이 활용되고 있다. 건강증진의 실천(實踐, practice)에서는 개개인의 생활태도 변화(behavioural change)를 통한 생활방식(life style)의 변화를 꾀하는 것과 관련되어 있기 때문에 보건교육학이 과거 전염병시대에 크게 기여했듯이 건강증진 분야에서도 크게 기여하고 있다.

초기에는 개개인의 노력에 초점을 맞추었지만 건강증진에 대한 개념과 건강증진 방법이 과학적으로 증명이 되어감에 따라 정부의 체계적인 사업으로 또는 사회운동으로 건강증진을 위한 노력이 진행되고 있다.

건강증진 분야에서 발전시킨 올바른 생활방식이란, 최근에 이르러 새롭게 발견된 것들이 아니고 이미 상당히 오래 전부터 일반국민들 사이에 지혜로서 또는 의학 그 중에서도 예방의학적인 발전에 힘입어 이미 잘 알려진 내용들이다.

예를 들어, 소식(小食)을 하라거나 정기적으로 충분히 운동하라거나 또는 과도한 욕심을 버리라는 등의 생활방식들이 그것들이다. 그러나 그러한 생활방식이 건강을 어떻게 증진시키는지에 대한 의학적인 기전은 그렇게 알려지지 않았다. 따라서, 많은 비과학적인 가설들이 난무하게 되었고, 또한 비전문가들이 건강분야에 참여하게 되어 많은 부작용과 낭비를 초래해 왔다. 그러나 최근의 생리학·영양학·세포분자생물학, 그리고 역학 등에 힘입어 그간 제안되어 왔던 바람직한 생활방식이 건강증진과 어떻게 관련되는가 하는 것들이 과학적으로 밝혀져 가고 있다. 특히, 최근의 노화와 관련된 연구결과들이 건강증진의 기본개념 이해에 큰 도움을 주고 있다.

2) 건강증진 관련 국제회의

(1) 제1차 건강증진을 위한 국제회의 (The First International conference on Health Promotion)

1986년 11월에 Canada의 Ottawa시에서는 건강증진을 위한 제1차 국제회의가 소집되었는데, 여기에서는 세계인구의 건강을 증진시키기 위해서는 과거와 같이 어떤 특정질병을 예방하는 데 필요한 지식과 방법을 생각하는 소극적인 접근방식 대신 전체 인구의 보다 나은 건강을 향유하도록 하기 위해 생활양식 전체에 바람직한 변화를 가져올 수 있는 보다 적극적인 사회운동으로서의 보건교육이 필요함을 주장하였다. 이를 위해서는,

① 건전한 보건정책 수립에 기여할 수 있어야 하며,

② 그러한 정책수립과 그 실천을 가능하게 하는 사회환경 조성이 요구되며,

③ 이를 뒷받침하는 지역사회 조직활동이 요구되며,

④ 개인 및 가족과 사회의 건강을 계속 향상시킬 수 있는 방법과 기술에 대한 교육이 따라야 하며,

⑤ 나아가서, 전체 보건의료제도의 새로운 방향을 정립할 수 있어야 하는데, 이 모든 과

정을 주도하고 추진해 나갈 수 있는 새로운 보건운동이 필요성이 강조되기도 하였다.

(2) 제2차 건강증진을 위한 국제회의(The Second International Conference on Health Promotion)

Ottawa회의에 이어서 건강증진을 위한 제2차 국제회의가 1988년 4월 Australia의 Adelaide시에서 개최되었는데, 이 회의에서는 Alma-Ata에서의 1차보건의료에 관한 기본 정신과 Ottawa에서의 결정을 재확인하면서 모든 국가가 건강증진을 위한 세계적 운동에 같이 동참할 것을 촉구하였으며, 그중에서도 특히 건강증진을 위한 정부정책의 중요성을 강조하였다. 정부정책에서 고려하여야 할 점으로서,

① 정부정책을 통해서 건강보장을 위한 국가자원의 공평한 배분이 되어야 하며,

② 국민 모두의 건강을 위하여 쾌적한 생활과 작업환경의 조성이 필요하며,

③ 정책수립에 있어서 평화, 기본인권, 사회정의, 자연생태 보전, 지속적 발전이 보장되어야 하며,

④ 보건은 정치형태의 차이에 관계없이 모두의 책임이며 국민보건의 향상을 위하여 서로간의 협력이 요구되며,

⑤ 보건정책 수립에 있어서, 의료기술의 발달과정에서 국민의료 균점을 저해하는 일이 있어서는 안 될 것이며, 오히려 의료균점을 증진시키는 데 도움이 되어야 함을 강조하였다.

(3) WHO 주최 개발도상국가 건강증진을 위한 실무회의 (WHO Working Group on Health Promotion in Developing Countries)

건강증진을 위에서 언급한 두 번의 국제회의 주로 선진국가 주도의 모임이었음을 감암하여, 1989년 10월에는 WHO 주최로 개발도상국가에 있어서의 건강증진 문제를 토의하기 위한 실무회의가 Geneva에서 열렸으며, 건강증진을 위한 사회변화를 가져오기 위하여 다음과 같은 구체적인 운동방향을 제시하였다.

① Advocacy, 즉 건강에 대한 대중의 관심을 불러일으키고 보건의료의 수요를 충족시

킬 수 있는 건전한 보건정책을 수행해야 한다는 강력한 촉구가 필요하며,

② Enpowerment, 즉 본인과 가족의 건강을 유지하는 것을 그들의 권리로서 인정하며, 이를 위해 보건관리에 적극 참여하여야 한다는 책임을 느끼도록 하며,

③ Alliance, 즉 모든 사람의 건강을 위한 발전이 계속되도록 보건의료에 영향을 미치는 경제계·언론계·교육계 등을 포함한 모든 분야의 전문가들이 연합하고 협력하는 것이 또한 필요하다.

(4) 제3차 건강증진을 위한 국제회의(The Third International Conference on Health Promotion)

1991년 6월 스웨덴의 Sundsvall에서는 건강증진을 위한 제3차 국제회의가 개최되었는데, 이 회의에서는 선행된 Ottawa와 Adelaide에서의 합의사항을 재확인함과 동시에 그 실현을 위하여 보건지원 환경구축의 중요성을 강조하였으며, 이를 위하여 모든 국가는 보다 적극적으로 행동할 것을 촉구하였다. 즉,

① 건강의시기의 고취를 위하여 여성을 포함하는 모든 지역사회를 통한 범국민적 계몽교육이 필요하며,

② 개인과 지역사회는 그들의 건강을 지키고, 건강한 환경을 조성할 수 있는 능력을 구비할 수 있도록 교육되고 활성화되어야 하며,

③ 건강과 환경개선을 위한 사회적 운동이 일어나야 하며, 이를 효과적으로 이끌어가기 위하여 모든 관련기관가의 협력체제가 이루어져야 하고,

④ 보건지원 환경구착을 위한 범사회적 운동을 전개함에 있어서 혹시라도 야기될 수 있는 기관간, 단체간 혹은 계층간의 상반된 이해로 인한 협력관계의 훼손을 예방할 수 있는 조정기능이 있어야 한다고 하였다.

앞서 언급한 건강증진을 위한 일련의 국제회의의 결과로서 건강증진과 관련되는 국제적인 관심을 종합하면 다음과 같다. 즉, 건강증진을 촉진시키기 위하여 해야 할 일은,

① 보건지향적인 국가정책의 수립

② 보건지원을 위한 물리적·사회적 환경조성

③ 보건을 위한 지역사회 조직활동의 강화

④ 건강의 유지향상을 위한 교육
⑤ 현 의료체제의 새로운 방향정립 등으로 요약된다.

3) 건강증진의 접근모형

우리나라는 현대산업사회로 발전하면서 경제적 발전과 전국민 의료보험의 실시로 국민 건강 수준이 향상된 것은 사실이나, 산업화와 도시화에 따른 환경오염의 증대 및 인구의 고령화와 함께 생활양식 변화 등으로 만성 퇴행성질환 중심의 상병구조 변화를 가져왔고, 이로 인한 의료비 증가 등이 주요 보건문제가 되고 있다. 이러한 건강문제에 대한 효과적이며 효율적 대응은 상병발생 후 치료에 의존하는 소극적인 대응이 아니라 상병발생 전에 발병요인이 되는 환경오염을 줄이고 개인의 생활양식을 이용하도록 함으로써 적극적인 건강향상책을 강구하는 것이다.

이에는 개인건강에 대한 가치인식과 책임의식을 높여 주고 건강생활 실천을 유도할 수 있는 강력한 수단으로서 보건교육 강화와 건강실천운동의 전개 등 교육적 접근이 요구된다. 또, 지역주민의 건강행위를 유도하기 위해서는 예방적 접근으로서 건강 위험요인을 조기에 발견 개선할 수 있도록 건강검진 및 건강행태 조사에 의한 건강평가가 이루어져야 하며, 사회적 접근으로서 건강증진 행위를 유도하기 위한 건강증진법 등에 의한 제도적 규제 및 유인장치가 필요하며, 환경적 접근으로서 건강증진 시설(건강검진, 운동, 휴양시설)의 확보 등 종합적인 접근이 요구된다. 이렇게 볼 때 지역사회의 건강증진 모형(그림 19-3)에 제시된 바와 같이 지역주민을 대상으로 위와 같은 종합적인 접근을 통해서 건강증진과 질병예방을 도모토록 하는 것이며, 이는 결국 지역주민의 건강향상과 의료비 감소 효과로 연결된다.

4) 건강보호와 건강증진

간단히 말하여, 건강보호는 현재의 건강상태를 유지하는 것이며, 건강증진은 질환치료로부터 건강위험에 대한 보호를 포함하여 최선의 건강을 유지하면서 신체기능 향상과 정신적 능력까지 향상시키는 것으로서 현재의 건강보다 더 나은 건강향상을 의미한다고 볼 수 있다.

근래에 이르러 세계 선진각국은 건강보호 차원을 넘어서 건강증진에 관심을 쏟고 있으

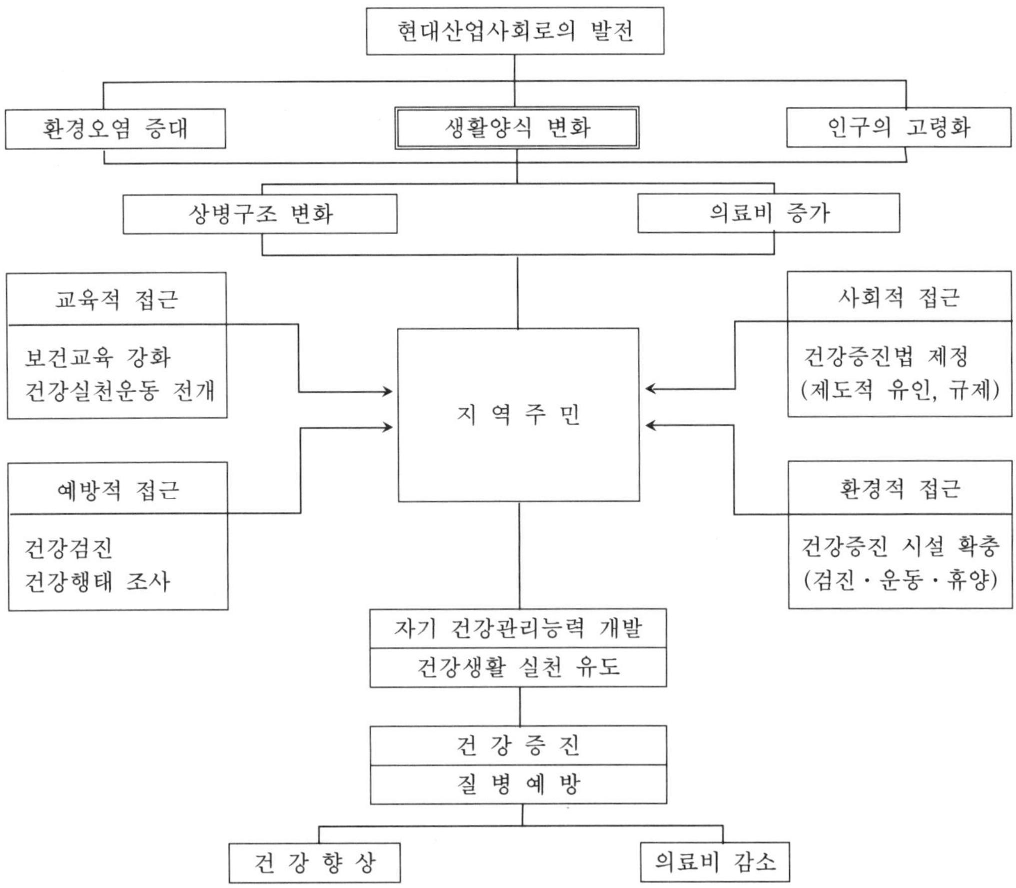

그림 19-3. 건강증진을 위한 개념적 모형(한국보건사회연구원, 1993)

며, 이를 위하여 정부와 민간차원에서 많은 투자를 하고 있고 다양한 프로그램을 개발하여 시행하고 있다. 1975년 미국의 전국예방의학회(National Conference on Preventive Medicine)에서는 건강증진을 건강증진적 모든 수단과 전략, 즉 보건에 대한 교육연구 · 공중보건 · 환경보호 · 직업보건 · 진료 · 보건경제 등을 포함하는 것으로 생각하여, 건강증진에 모든 전통적 의료와 공중보건 활동을 포함시킬 것을 제의하고 있다.

Green은 보건관련 행동을 보다 강조하여 "건강증진을 건강에 유익한 행동을 유도하기 위한 보건교육적 · 사회적 · 환경적 지원의 조합"으로 정의하고 있다.

또, Breslow는 건강증진은 질적 · 양적으로 충분한 삶의 가능성을 향상시키는 모든 수단들로서 특정질환에 대한 예방 이상의 의미를 갖고 있는, 즉 일반적으로 신체적 · 정신적인 기능을 유지·증대시키고 건강에 해로운 요인에 대한 저항력을 기르기 위한 수단들을 포함하고 있으며, 건강증진은 흔히 건강지표로 일컬어지는 해부학적·생리학적·화학적·면역학적·유전학적·행동과학적인 지표들을 강화하는 것을 의미하는 것으로, 건강증진의 접근방식에는 예방의학적·환경적·행동과학적인 세 가지 수단들이 있다고 하였다(표 19-4 참조).

표 19-4. 건강증진에 대한 세 가지 접근방식

건강 문제	예방적 수단	환경적 수단	행동적 수단
고혈압	조기발견	식품의 지방 및 염분 감소	과체중과 염분에 대한 인식 고조, 저지방·저염분 식사
폐암	조기발견·치료	담배선전 억제·발암물질에 대한 직업적 노출감소	금연 권장
치아상실	충치치료·치석제거	음료수의 불소화, 설탕생산·선전 억제	이닦기 권장, 과당식 회피

Source : L. Breslow, *op. cit*, p.52, 1982.

광의의 건강증진은 단순히 질병의 치료나 예방에 그치는 것이 아니라, 건강향상을 위하여 사람들이 지니고 있는 건강잠재력이 충분히 발휘될 수 있도록 이를 개발하고 건강을 보호하기 위한 예방의학적·환경보호적·행동과학 및 보건교육적 수단을 강구하는 것이라 할 수 있다.

그러나 협의의 건강증진은 어떤 특정한 질병이나 보건문제 해결을 목적으로 하는 것이 아니라, 비병원성기에 있는 개인의 신체적·정신적 안녕과 능력향상을 도모하려는 1차적 예방수단으로서 겉으로 보기에는 건강한 사람들이지만 그들의 생활양식이나 건강습관 등으로 보아 상병발생의 위험성이 있는 사람들을 주대상으로 건강에 나쁜 생활양식이나 건강습관 등을 건강에 유익한 행동습관으로 바꾸고, 적당한 운동·영양·휴식과 스트레스 관리 등을 통하여 건강잠재력을 함양함으로써 건강을 유지증진시키고 건강의 해악적인 요인들에 적극적으로 대처할 수 있는 저항력을 함양하는 것이라 하겠다.

이러한 건강증진의 정의는 사회적으로 보건의료의 개혁을 강조하는 것으로서 1986년 제1차 건강증진에 관한 국제회의에서 건강증진에 관한 '오타와 헌장'을 채택하였다. 오타와 헌장은 건강증진을 모든 사람들의 건강잠재력을 최대한 발휘할 수 있도록 건강평등의 실현에 중점을 두고 동등한 기회와 자원확보에 목적을 두고 있다. 건강증진은 대중참여에의 유도, 지역사회 보건 서비스의 강화, 적절한 공공정책 수립, 지원적 환경조성, 개인의 건강관리 기술개발, 진료 서비스 등 전반적인 건강향상을 위한 보건 서비스로의 역할전향 등을 포함하고 있다.

또한, 건강에 나쁜 생활양식이나 나쁜 습관 등으로 보아 질병발생 위험성이 있는 사람들로 하여금 건강에 유익한 생활양식이나 행동습관으로 바꾸게 하며 적당한 영양섭취·스트레스 관리·적절한 운동과 휴식 등을 통하여 건강을 유지증진시키는 것이라 할 수 있다.

따라서, 건강증진의 개념은 상병발생의 위험이 있는 사람들을 대상으로 건강에 유익한 생활양식과 습관으로 바꾸어, 즉 건강행동의 개선을 통하여 건강향상을 도모하려는 교육적·사회적·환경적 접근방법의 개입이라 할 수 있다. 이 중에서 교육적 접근방법이 가장 중요하며, 학교·직장·지역사회 조직·보건의료기관·의료보험단체 및 대중매체를 통한 보건교육을 통하여 이룰 수 있다.

5) Pender의 건강증진 모형(Health promotion model)

건강증진의 행위는 개인 생활양식의 일부분이며 지속적인 활동이다. 예를 들면, 건강증진을 하려는 사람의 행위로는 신체운동·영양습관·사회적 지지개발·이완술·스트레스 관리기술이 포함된다.

Pender의 건강증진 모형은 건강증진행위를 통제하는 데 있어서 인식의 조정과정이 중요함을 강조한 사회학습이론으로부터 유래한 것이다. 따라서, 이 모형은 건강신념 모형과 구조적으로 유사한데, 건강증진 행위의 결정인자를 인지·지각요인, 조정요인, 건강증진 행위수행으로 구분한다(그림 19-4 : Pender, 1997).

인지·자각요인은 건강증진 행위를 습득하고 유지하기 위한 1차적인 동기기전(primary motivation mechanism)으로 ① 건강의 중요성 ② 건강에 대한 지각된 통제 ③ 지각된 자기효능 ④ 건강의 정의 ⑤ 지각된 건강상태 ⑥ 건강행위의 지작된 유익성 ⑦ 건강증진행위의 지각된 장애 등을 포함한다.

조정요인에는 ① 인구학적 특성 ② 생물학적 특성 ③ 대인관계요인 ④ 상황적 요인 ⑤ 행위요인 등이 있다.

건강증진행위의 수행가능성은 환경으로부터 유도되거나 내적 근거를 갖는 행동의 계기에

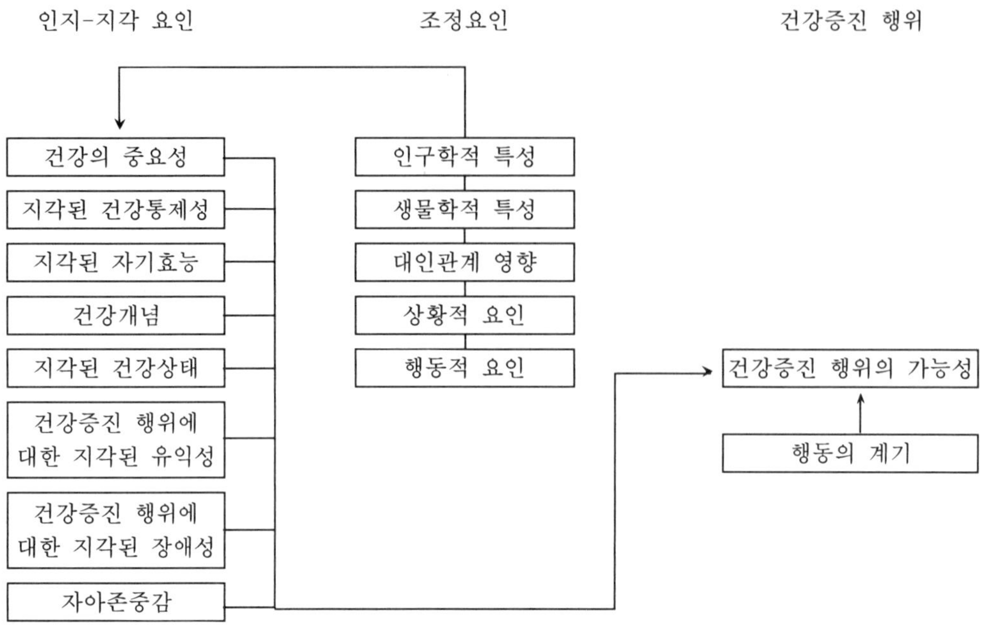

그림 19-4. Pender의 건강증진모형(Health promotion model, 1997)

달려 있다.

행동의 계기는 ① 안녕감의 증가나 잠재력의 인식과 같은 내적 계기와, ② 건강행위에 대한 다른 사람과의 대화나 대중매체와의 접촉을 통한 외적 계기가 있다.

이 이론의 가장 중요한 특징은 건강증진에 인지·지각요인이 미치는 영향이 크다는 것을 강조한다는 점이다. 특히 이런 인지지각요인은 고정된 것이 아니라 중재에 의해 변화가 가능하다고 파악함으로써 인지지각을 변화시켜 건강증진행위를 촉진할 수 있다는 데 초점이 있다. 그러나 이 이론은 지나치게 많은 변수들을 고려함으로써 실제적인 적용이 어렵고, 이론으로서의 간편성이 부족하다는 지적을 받고 있다(Weitzel, 1989).

Pender의 건강증진 모형은 건강증진 행위를 설명하고 예측하기 위하여 1982년에 발표한 후 1987년에 개정된 모형을 제시하였다. 개정된 모형은 1982년 모형의 인지·지각요인 중에서 자기인식과 자아존중감 개념이 조작화의 어려움과 실증적 증거 부족으로 제외되었고, 환경과의 상호작용 능력감(desire for competence) 개념이 자기효능으로 대체되었다. 또한, 지각된 장애성 개념이 인지·지각요소에 추가되었다.

건강증진 모형은 건강신념 모형과 구조적으로 유사하게 구성되었으나 건강신념 모형은 질병예방에 초점을 두고 있고, 건강증진 모형은 건강증진에 초점을 두고 있다. 건강증진 모형은 사회인지이론에 기초하여 여러 건강관련 행위의 연구결과와 건강행위이론(건강신념모형, 이성적 행위이론, 자기효능이론)에서 개념을 도출하여 종합한 포괄적인 모형이다.

6) 질병예방과 건강증진

예방은 건강악화를 막으려는 소극적인 노력이고, 건강증진은 현재의 건강을 보다 나은 상태로 만들기 위한 적극적인 노력이다. 질병예방은 인구집단 중 위험집단을 주대상으로 한 가지 질병 또는 병리학적 병변의 예방을 목표로 하지만, 건강증진에서는 인구집단 전체의 생활환경과 생활방식의 개선을 통한 총체적인 건강에 초점을 맞추고 있다. 질병의 예방은 다분히 전문가의 영역에 속하지만, 건강증진은 비전문적이고 일반적이다.

위생개념이나 환경관리 또는 산업보건 등은 질병예방이나 건강증진과는 달리 엄격한 의미에서 건강보호(protection)에 초점을 맞춘 분야라고 할 수 있다. 질병의 예방, 건강보호, 그리고 건강증진은 보건학이라는 한 울타리 속에 있지만, 개념이나 접근방법에는 여러 가지로 차이가 있다.

예방의학적인 관점에서 볼 때는 건강증진은 질병의 1차적 예방에 속하는 것이나, 광의의 건강증진 개념은 질병예방과 건강보호적 수단 등을 포함하고 있다. 건강증진을 위한 수단이 되는 적당한 운동·영양·휴식, 그리고 스트레스 관리는 질병예방에 도움이 되고 있다.

질병예방은 건강진단이나 조기치료, 예방접종 등의 의료 서비스와 건강보호적 환경위생 및 안전시설 등이 주요 수단이 되고 있는 데 비하여, 건강증진은 개인의 건강행동 개선을 유도하기 위한 보건교육이나 법규 제정과 운동 및 휴양시설 확충 등 사회적·환경적 조치가 주요 수단이 되고 있다.

또한, 질병예방 서비스가 대부분 의료전문인에 의하여 주어지는 것인 데 비하여 건강증진을 위한 건강행동 변화는 개인 자신의 의지와 노력에 의하여 좌우될 수 있는 것이라는 데서 양자간에 차이점을 찾아볼 수 있다.

그리고 건강향상이라는 관점에서 볼 때 질병예방이 단지 질병발생 예방이나 질병의 악화 및 후유증 예방 등을 목적으로 하고 있어 소극적인 의미의 건강향상책이 될 수 있는 데 비하여, 건강증진은 건강할 수 있는 잠재력을 길러 건강을 유지 증진시키고자 하는 데 목적을 두고 있으므로 적극적인 의미의 건강향상책이 될 수 있다.

이러한 의미의 건강증진은 결국 건강하게 살 수 있는 수명의 연장과 생활의 질을 향상시킬 수 있는 잠재력을 가지고 있다. 보건의료의 궁극적 목적이 건강향상에 있고, 건강이 질병이나 허약함이 없을 뿐만 아니라, 신체적 · 정신적 · 사회적인 안녕상태로서 그 능력을 충분히 발휘할 수 있는 상태로 볼 때, 건강향상을 위한 효과적인 방법은 질병발생 후의 치료가 아니라 질병의 1차적 예방, 특히 건강증진에 있음을 알 수 있다. 이러한 관점에서 오늘날의 상병양상과 특성을 고려할 때 질병예방과 건강증진의 필요성은 더욱 증대되고 있다.

인간의 99% 이상은 건강하게 태어나지만, 개인의 잘못된 행동과 환경적 여건 때문에 병들게 된다고 한다. 이처럼 사람마다 유전적 소인에 따라 조금씩 다르긴 하지만 건강잠재력을 갖고 있으며, 이러한 건강잠재력의 충분한 발휘는 질병치료와 질병예방을 위한 적절한 의료 서비스 이용만으로는 부족하며, 개인 자신의 올바른 건강의식 행동과 건강에 좋은 환경여건 조성이 절대적으로 요구된다.

질병은 개체가 받은 자극과 스트레스에 대한 적응기전에 파탄이 생겨서 생체의 기능이나 구조장애가 초래된 상태를 말하며, 질병은 어느 한 가지 원인에 의해서 발생하는 것이 아니고 여러 가지 원인들이 서로 겹쳐서 작용하는 것이라고 T. F. Hatch는 정의하였다.

근래에는 이러한 질병을 예방하고 건강을 유지증진시키는 방향으로 나아가고 있는 것이 세계적인 추세이다. 즉, 우리들의 건강을 적극적으로 증진 향상시키는 건설의학과 적극적인 건강이라는 개념으로 발전시키고 있으며, 예방 · 치료 · 건강증진 · 재활을 포함하는 포괄적인 보건의료를 지역사회 보건의 주요 내용으로 다루고 있다.

앞으로의 보건의료사업은 질병치료사업 위주에서 벗어나 질병과 예방 및 건강증진사업 위주로 전환되어야 한다. 치료보다 건강증진과 질병예방이 건강에 대하여 더 큰 효과가 있으며, 더 적은 비용이 든다. 질병예방과 건강증진사업에서 무엇보다 가장 중요한 것이 보건교육사업이다.

뿐만 아니라, 국민 각자는 자기 자신 · 가족 · 지역사회 보건향상을 위하여 적극적으로 보건사업에 참여하여 건강관리를 성취할 수 있어야 한다. 즉, 지역사회 국민들의 자발적이고 주체적인 참여가 가장 중요하며, 이러한 참여는 주민들의 보건에 대한 의식 수준이 어느 정도 수준에 이르러야 가능하고 수준향상은 효율적인 보건교육사업을 통하여 이루어진다.

1차예방은 사람이 병들지 않고 그들의 건강상태를 최고수준으로 향상시키도록 노력하는 것이다. 두 가지로 나누어, 하나는 예방접종·환경개선·안전관리 등으로 건강을 저해하는 인자를 배제하는 것이며, 다른 하나는 가정·직장·학교 등에서의 생활조건을 개선하고 생체의 환경순응 능력을 기르며 생리적 기관의 기능을 향상시켜 일반 건강상태를 증진시키는 것이다. 예로서, 이러한 만성질환의 예방을 위해서는 식생활 개선·신체적 활동·음주·흡연·약물복용 등 생활양식 변화가 있어야 한다. 여기에는 건강생활에 필요한 보건정보와 지식을 습득하게 하고 이를 실천하도록 하는 보건교육이 기초가 된다.

7) 노화와 건강증진

"사람은 무한히 건강하게 오래 살 수는 없다." 사람(일반적으로 생명이 있는 모든 생물)은 나이가 들면 젊은 사람들과는 달리 육체적인 적성(適性, fitness)이 감퇴된다. 그러면 사람은 왜, 건강하게 오래 사는 데에 한계가 있는 것인가? 왜, 나이가 들면 건강이 젊은이들에 비해 낮아지는가? 그것은 노화(老化, aging) 때문이다. 노화를 극복한다면 사람들은 진정으로 건강하게 젊음을 유지하면서 오래 살 수 있을 것이다.

그러면 왜 사람들은 노화하는 것인가? 최근 노화에 대해 상당한 이해가 이루어지기 시작하였다. 노화에 대해 여러 가지 학설들이 나와 있지만 그중에 이번 제목과 관련하여 두 가지 중요한 학설이 있다.

첫 번째 학설은, 유전적으로 이미 정해져 있다는 것이다. 노화과정의 시간성은 각 종족에 따라 고유하며, 이것은 세포핵 속에 있는 DNA에 이미 프로그램되어 있다는 것이다(programmed theory). 즉, 노화를 유전적으로 설명하려는 것이다.

두 번째의 학설은 환경적인 것으로, 우리 주위의 물리적 환경이나 또는 우리의 생활방식에 따라 세포분자 수준에서 발생하는 독성(毒性)물질에 노출되어 노화가 일어난다는 것이다(Disposable soma theory).

현재 이 두 학설은 대립적인 관계에 있다는 것이 아니라 서로 보완적인 관계에 있다고 생각된다. 인간의 정해진 수명은 종족 고유(種族固有, species specific life span)한 것으로 이미 정해져 있는데, 만일 우리가 가장 이상적인·물리적인 환경에서 살고 이상적인 생활방식, 즉 가장 이상적인 건강관리를 할 때 최대한 생존하는 기간을 갖고 살고, 그렇지 못하고 있기 때문에 그로 인해 세포 내의 신진대사 과정에서 독성물질이 생성되어 조기노화(早期老化) 현상이 일어나고, 타고난 수명을 다 살지 못하고 현재 수준의 수명밖에 살지 못하는 것이다.

따라서, 최근의 퇴행성·대사성, 그리고 신생물성 질환의 발생도 주로 조기노화 현상의 하나라고 설명하는 것이다. 이러한 관점에서 볼 때 조기노화가 아닌 이미 유전적으로 정해진 노화속도를 유지하는 것이 최상의 건강유지이며, 최상의 건강수준이 아닌 상태에서 최상의 건강수준에 가까이 가기 위한 노력을 건강증진이라고 할 수 있는 것이다 .

조기노화 현상이 일어나는 중요한 이유로는, 첫째, 유해한 물리·화학적 환경에 노출되는 경우 그 환경에서 나오는 각종 유해물질 또는 각종 방사선 등이 세포핵 속의 DNA에 손상을 입히기 때문이라는 것과, 둘째는, 우리의 바람직하지 않은 생활방식으로 우리 몸 속 세포의 과다(過多) 업무로 산화물질(酸化物質, free radical)의 과도한 생성으로 세포와 조직이 손상을 입어 제 기능을 다하지 못함으로써 노화가 촉진된다는 것을 두 가지로 설명하고 있다.

산화물질은 세포들의 정상적인 활동으로도 발생하는 물질인데, 이 산화물질은 산소와 결합하지 않은 프리 래디칼(free radical) 상태에 있기 때문에 생성 및 분비되는 즉시 주위의 유전인자·단백질·지방질, 그리고 각종 조직과 결합하여 손상을 입히거나 정상기능을 하지 못함으로써 노화현상을 일으킨다는 것이다.

노화현상의 결과로 퇴행성·신생물성 변화가 일어나게 되는데, 예를 들어 유전자가 내부에서 생성된 산화물질 또는 외부에서 들어오는 독성물질에 의하여 손상을 입는 경우 신생물성 변화가 일어난다는 것이다. 따라서, 바람직한 생활방식을 가지고 생활함으로써 외부 독성 물질에 대한 노출을 최소화하고, 내부에서는 산화물질의 생성을 최소화함으로써 최상의 건강수준을 유지할 수 있다는 것이다.

8) 건강증진과 보건교육

건강증진사업(health promotion programmes)이 수사학적 표현으로 그치지 않고 구체적으로, 그리고 실제적으로 사람들의 건강을 증진할 수 있으려면 보건교육이 필수적 수단으로 활성화되어야 한다. 왜냐하면, 성공적인 건강증진 프로그램의 주요 활동요소들인 개인적 기술의 함양과 제고, 지역사회 활동의 강화와 실천, 지역사회 조직의 활성화 등은 물론이고, 건강지원 환경의 구축, 건강에 이로운 정책수립 등은 건강과 생활양식, 건강과 환경, 건강과 사회정책에 관한 정보를 모든 사람들에게 제공하고 교육하여 실천하도록 하여야 하기 때문이다.

그러나 지금까지 보건교육은 실천면에서 보건교육사업의 목표대상으로, 그리고 행동변화의 객체로 대부분 개인만을 초점으로 맞추었기 때문에 사람들의 건강에 악영향을 미치는 사회·경제·정치적 환경조건이나 집단을 소홀히 하였다고 볼 수 있다. 따라서, 건강증진의 개념과 원리 및 활동영역을 재조명하면서 보건교육이 이같이 건강증진을 구체적으로 실현하는 중요한 수단의 하나가 되어야 할 것이다.

<건강증진을 위한 보건교육의 목적>

① 모든 사람들이 건강 및 건강증진에 관한 기초지식을 갖게 한다.
② 모든 사람들이 건강하고 싶다는 태도를 가지도록 한다.
③ 모든 사람들이 건강증진을 행동화할 수 있는 방법을 알 수 있게 한다.
④ 모든 사람들이 자신들의 건강을 증진유지하기 위하여 개인적으로 또는 집단적으로 행할 수 있는 것들을 실천하게 한다.
⑤ 누구나 건강과 관련하여 도움이 필요할 때 도움을 구할 수 있는 능력을 가지게 한다.

건강과 관련되는 여러 사회·경제적인 변화와 의료계에 있어서 최근의 변화에 대처하기 위해서는 개인 및 지역사회를 향한 효과적인 보건교육이 이루어져야 하며, 따라서 지금까지와는 다른 역할을 담당해야 하고 새로운 접근방법을 모색하지 않으면 안 될 것이다.

WHO의 직전 사무총장인 Dr. Mahler는 건강증진시대의 보건교육의 역할을 다음과 같이 요약하였다.

① 보건교육은 1차보건의료의 원리와 "서기 2000년까지 모든 인류에게 건강을" 보장하기 위한 전략과 조화되는 새로운 정책을 개발하여야 한다.
② 보건교육은 사회적 제 목표를 "서기 2000년까지 모든 인류에게 건강을" 달성할 수 있는 교육 목적으로 전환시킬 수 있는 기술을 갖도록 인간차원의 개발을 촉진하여야 한다.
③ 보건교육은 개인 및 지역사회 참여와 자립을 증진하는 데 가장 적절한 교육적 기술을 반영하여야 한다.
④ 보건교육은 타 부문과 협력적 접근방법을 강화하여야 하고 적절한 기술을 통하여 보건 교육의 노력을 보다 조정하여야 한다.

⑤ 보건교육은 모니터링과 평가에 지금보다 더 많은 주의를 기울여야 한다.

또한, 보건교육이 이와 같은 역할을 수행하려면 접근방법에서 다음과 같은 몇 가지를 고려하여야 한다.

① 질병우선 접근방법에서 건강우선 접근방법으로 전환하여야 한다. 지금까지의 보건교육은 질병을 중심으로 그 예방법이나 치료 또는 의료서비스의 이용방법을 주내용으로 하였으며 이를 보건의료계가 타 부서와의 협조를 소홀히 하면서 단독으로 수행하려고 하였다.

그러나 이제부터는 건강을 중심으로 건강한 사람을 보다 건강하게 하는, 즉 건강증진을 주내용으로 전환되어야 하고, 이를 위하여 타 관련 부문과의 협력조정을 통한 통합된 노력을 경주하여야 한다.

② 개인적 행동만을 수정하려는 접근방법에서 체계적인 공중보건학적 접근방법으로 접환되어야 한다. 보건교육의 중심이 되는 관심사는 오래 전부터 지금에 이르기까지 질병의 예방에 있었다. 특히, 건강에 해로운 생활양식을 가진 개인 및 가정의 건강행동을 바람직한 방향으로 바꾸는 데에 초점을 두어 왔다. 그러나 현대에서는 이것만으로는 결코 충분하지가 않았다. 아무리 개인이나 가정의 건강행동이 바람직하다고 할지라도 건강에 위해를 주는 사회적, 자연적 환경으로 인하여 개인의 스스로의 건강을 유지·증진할 수가 없음은 물론이고 개인의 건강행동은 사회·문화적 산물이기도 하기 때문이다. 따라서, 건강행동에 대한 새로운 해석과 이를 사회적으로 바람직하고 체계적인 변화를 가져올 수 있는 접근방법이 고안되고 실천되어야 할 것이다.

③ 전문가 중심에서, 일반인의 능력을 신뢰하고 그들의 적극적인 참여를 기초로 하는 방향으로 전환되어야 한다. 지금까지의 보건교육은 전문가가 보건교육의 목적·내용·방법·시기 등 일련의 모든 것을 결정하여 집행하였고, 일반인은 전문가의 지도를 받아 수동적으로 자신들의 잘못된 관행을 고침으로써 질병을 예방하는 것으로 생각하여 왔다. 그러나 이제부터는 일반인의 요구와 필요가 보건교육의 출발점이 되어야 한다. 그리고 기술을 보다 적극적으로 신장시켜 나가야 하며, 전문가와 일반인의 관계가 예전처럼 교육자대 피교육자 또는 보다 유식한 자와 무식한 자 등의 대치 관계가 아니라 협력과 상호보완자 등 동반관계가 되어야 한다.

④ 권위주의적 보건교육에서 지원하는 보건교육으로 전환되어야 한다. 전염병의 발생과 유병률이 높았던 시절에는 보건교육은 질병의 예방을 지향하는 프로그램으로 전문가가 비

전문가에게 교육하였고, 이 경우 전문가는 권위가 있는 것으로 인정되어 왔다. 현재도 이러한 권위는 인정하되, 또한 중요한 것은 국민 스스로가 자기의 건강에 관심을 가지고 문제를 스스로 극복해 나갈 수 있도록 지원하는 것이 필요하다는 의식이 널리 받아들여지고 있다. 따라서, 보건교육은 예전과 는 달리 개인이나 가정, 그리고 지역사회가 자기들의 보건의료 문제를 스스로 극복해 나갈 수 있는 능력과 기술을 갖도록 도움을 주어야 할 것이다.

2. 건강증진의 정의와 방법

1) 건강증진의 정의

1980년에 미국 정부는 *Healthy People 2000*이란 문서에서, 건강증진을 "건강을 개선하거나 보호하는 행동적·환경적 적응을 추진할 수 있도록 설계된 조직적·정책적·경제적 조치들과 보건교육의 조합이다"라고 정의하였다.

1979년에 캐나다에서는 "개인의 건강이나 복지에 기여하는 행동을 강화하고 개인을 질병이나 사고의 위험에 노출시키는 행동을 약화시키는 것"이라고 정의하였다.

Green과 Kreuter는 1991년에 발행된 *Health Promotion Planning*이란 그들의 저서에서, 건강증진을 "건강에 이로운 삶의 조건과 실천행동을 위한 보건교육적·사회적 지원과 환경적 지원을 조합한 것이다"라고 간단히 정의하였다.

1986년 International Conference on Health Promotion에서 세계보건기구(WHO/EURO)의 영향을 받아 채택된 '오타와 헌장'(Ottawa Charter)에서는, 건강증진이란 "사람들로 하여금 자신들의 건강에 대한 관리를 강화하게 하며 개선할 수 있게 하는 과정이다"라고 정의하였다.

세계보건기구의 정의에 의하면, 건강증진은 사람들에게 건강에 대한 권리를 증가시켜 건강을 향상할 수 있도록 하는 과정이라고 하였고, Breslow(1993)는 건강증진을 질적·양적으로 충분한 삶의 가능성을 향상시키는 모든 수단들로서 특정질환에 대한 예방 이상의 의미를 갖고 있는 것, 즉 신체적·정신적 기능을 유지증대시키고 건강에 해로운 요인에 대한 저항력을 기르기 위한 수단을 포함한다고 하였다.

여기에서 건강증진과 질병예방은 빈번히 두 표현간에 차이를 두지 않고 사용되는 피할 수 없는 짝으로 여겨져 왔다. 일반적으로는 건강증진의 중심에 보건교육을 두기로 하며,

건강증진과 보건교육을 같은 것으로 보기도 한다. 또는, 건강증진을 더 광범위한 범위로 보아 보건교육을 포함하는 우산으로 보기도 한다(Tones, 1983). 즉, 건강증진은 건강을 향상시키기 위한 모든 행위를 내포하는 것으로서 해석할 수 있으며, 건강증진이 상위목표라 하면 보건교육은 건강증진 행위의 주요 매체로서 빠져서는 안 될 중요 부분으로 연결되어 있다.

미국의 정부문서와 캐나다에서 제안한 건강증진의 정의는, 건강행동과 건강의 결과를 원인적으로 연계시키는 것을 초점을 두고 있고, Green의 정의 개입의 과정을 중시하고 있으나, 오타와 헌장의 정의는 사회생태학적 견해를 나타내고 있어서 각각의 특성을 달리하고 있다.

이와 같은 건강증진의 개념들은 건강증진이란 인간생물학·생활양식·환경·보건의료조직 등에서 어떤 하나에 의하여 성취되는 것이 아니며, 더욱이 의료적 접근 방법만으로는 결코 만족스러운 결과를 가져오지 못한다는 것을 확인해 주고 있다.

그보다는 건강증진은 이들 모두를 포괄하여야 하고, 이들 모두의 사회적 환경이 되는 정치·사회·문화적 체계를 변화시키는 데에 초점을 두어야 하며, 행동변화와 보건교육적 개입의 전략에 보다 많은 노력을 기울여야 할 것임을 암시하고 있다. 이런 점에서 지금까지의 보건교육은 그 목표·내용, 그리고 접근방법 등에서 새로운 변화를 일으켜 새로운 도전을 수용하지 않으면 안 될 입장에 와 있다.

그리고 실천적 입장에서 볼 때, 다시 말하면 건강증진 프로그램을 계획하고 시행할 경우에는 이 정의들 가운데 어느 하나만을 강조할 것이 아니고 모두를 수용하며 현실에 알맞게 융통성을 발휘하여 적응할 필요가 있을 것으로 판단된다.

2) 건강증진의 원칙과 활동요소

(1) 건강증진의 원칙

세계보건기구가 1986년에 건강증진에 관한 제1차 국제회의에서 체택하여 발표한 오타와 헌장은 각 국가가 국민의 건강증진을 성취하기 위하여 준수하여야 할 다음 세 가지 원칙을 정하였다.

① 옹호(Advocacy)

건강에 대한 대중의 관심을 불러일으키고, 보건의료의 수요를 충족시킬 수 있는 건강한 보건정책을 수립해야 한다는 강력한 촉구가 필요하다.

② 역량(Empowerment)

자신과 가족의 건강을 유지할 수 있게 하는 것을 그들의 권리로서 인정을 하며, 이들이 스스로의 건강관리에 적극 참여하며 자신들의 행동에 책임을 느끼게 해야 한다.

③ 연합(Alliance)

모든 사람들이 건강을 위한 발전을 계속하도록 건강에 영향을 미치는 경제·언론·학교 등 모든 관련 분야 전문가들의 연합이 필요하다.

(2) 활동요소

① 개인의 기술개발(Develop personal skills)

각 개인들이 자신의 건강증진에 필요한 기술을 개발하게 하는 것이다. 이것은 건강을 위한 정보 및 교육의 제공과 일상생활에 필요한 여러 기술들을 강화시킴으로써 이루어질 수 있다. 사람들은 자신의 건강과 자신을 둘러싸고 있는 여러 형태의 환경을 보다 잘 관리할 수 있고, 건강에 이로운 선택을 실현할 수 있는 여지를 넓혀가게 된다. 즉, 가정에서, 학교에서, 일터에서, 그리고 지역사회에서 일생 동안 이러한 것들에 대한 학습이 제공되고, 생애의 각 단계에서 취할 바를 취하게 하며, 만성질환과 상해를 이겨낼 수 있게 하는 것이 필수적이다. 이와 관련된 행동이 교육기관·각 전문기관·상업기관 등 모든 기관에서 촉진되어야 한다.

② 지역사회 활동의 강화(Strengthen community action)

건강증진은 지역사회 주민들이 보다 나은 건강을 누리기 위하여, 일상의 삶에서 건강의 우선순위를 높이고 건강문제를 해결하기 위한 개인적·집단적 의사결정에 적극 참여하며, 효과적으로 지역사회를 조직화하고 건강관련 활동을 더욱 활성화하는 것이다. 이 과정에서 가장 중요한 것은 지역사회가 역량을 가지도록 하는 것이다. 지역사회에 존재하고 있는 인적·물적 자원을 끌어들여야 하고, 주민의 참여와 건강문제에 대한 감독을 강화할 수 있는 유연한 체계를 개발하여야 한다. 이를 가능하게 하기 위해서는 지역사회는 건강에 필요한 정보를 제공받아야 하고 학습할 기회, 그리고 이러한 모든 사업활동에 필요한 재정적 지원이 완전하게 끊임없이 주어져야 한다.

③ 지원적 환경의 구축(Create supportive environment)

바람직한 환경을 만들어 가는 것이다. 우리 사회는 복잡하고 사회 각 부문은 상호간에 서로 얽혀져 있다. 건강도 다른 부문들의 목표와 단절되어 존재할 수 없다. 사람과 환경간의 밀접한 관계는 건강에 대한 사회-생태학적 접근을 필수적으로 요구하고 있다.

생활·직업·휴식 등의 생활양상 변화는 건강에 유의한 영향을 끼치고 있다. 작업과 휴식은 사람의 건강을 위한 원천이 되어야 한다. 사회가 작업을 조직하는 방법은 건강한 사회를 창출하는 것을 도울 수 있어야 한다. 건강증진은 안전하고 자극을 주며, 만족스럽게 인생을 향유할 수 있는 생활과 작업조건을 만들어 내야 한다. 또한, 건강증진은 삶에 대한 긍정적인 태도를 증진시키며 예방적 자원을 활용할 수 있고, 건강에 좋은 환경조건을 개발하는 것 등이 모두 바람직한 환경의 구축에 속한다.

여기에서 말하는 환경이란 단순히 자연적·물리적 환경만을 말하는 것이 아니고, 사회·경제·정치·문화적 환경까지도 포괄하는 생태학적 의미를 내포하는 것임이 강조되어야 한다.

④ 건강에 공공정책의 수립(Build healthy public policy)

건강은 중앙의 보건의료 부문만으로 성취되는 것이 아니다. 모든 부문, 그리고 각 수준의 공공 정책 입안자들이나 의사결정자들이 자기들이 만드는 공공정책이 사람들의 건강에 어떠한 영향을 끼치는가를 이해시키고 그 결과에 대하여 책임을 지게 하여야 한다.

건강증진에 관한 정책은 다양한 접근방법, 예를 들면 법률적 조치·조세·조직의 변화 등을 포함하고 있다. 이것은 문자 그대로 조정된 행동으로 표현될 수 있다. 건강증진정책은 보건 부문이 아닌 다른 부문이 건강에 이로운 공공정책을 채택하는 데 장애물이 무엇인가를 확인하고 이를 제거하는 방안을 강구하여 실행에 옮겨야 한다. 건강증진에 바람직한 환경의 구축은 바로 모든 공공정책이 건강에 이로운 정책이 될 경우에 비로소 현실화될 수 있다.

⑤ 보건의료제도의 방향 재설정(Reorient health services)

지역사회 주민의 필요와 요구에 알맞은 서비스를 개발하고 전문인력의 훈련에 건강증진을 포함하며, 건강과 다른 분야와의 대화통로를 여는 것을 의미한다.

건강증진에 대한 책임은 각 개인과 지역사회의 여러 집단들·보건의료 전문인력들·보건의료기관 및 정부 등이 나누어 가질 때 성취될 수 있다. 따라서, 이들이 서로 같이 이해는 법을 배워서 병원을 포함하는 보건의료기관들이 환자에 대한 임상치료의 영역을 넘어 건강증진을 지향하도록 하여야 한다. 위에서 말한 다섯 가지 활동요소들은 건강증진을 실천하는 기본적인 틀이라고 할 수 있다.

이 요소들은 각기 독립적으로 각 건강증진 프로그램에 적용될 수 있을 것이나, 건강증진 프로그램이 주민의 건강 향상에 실제로 효과적으로 기여하기 위해서는 위에서 말한 요소들을 종합해서 지역사회의 실정에, 더 광범위하게는 한 지역(region)의 실정에 알맞게 접근방법을 개발하여야 한다.

3. 건강증진사업의 주내용

건강증진에는 바람직한 개개인의 생활방식이 중요하다. 바람직한 생활방식이란, 소극적으로는 역학(疫學)에서 발전시킨 위험요소들을 최소화하는 생활, 우리 몸의 세포에서 산화물질의 생성을 적게 함으로써 노화촉진을 방지하는 생활, 그리고 과욕을 버리고 생리학적으로 순응하는 생활을 말한다. 이러한 생활방식대로 생활하면 우리는 정신적·육체적으로 최상의 기능을 유지하게 되며 최상의 상태로 유지시켜 준다는 것이다.

19세기 말에 이루려고 했던 가장 바람직한 생활방식은 위생적(衛生的)인 생활이었다. 인류가 위생적인 생활을 하게 됨으로써 각종 전염병을 효과적으로 극복할 수 있게 되었고, 이에 따라 인간의 수명이 급속하게 증가하였을 뿐만 아니라 역사상 처음으로 오늘과 같은 건강상태를 유지하게 되었다.

과거에 위생적인 생활방식이 전염병의 위험으로부터 벗어나는 가장 바람직한 생활방식이라는 것이 알려진 후 일반국민들의 대부분이 보편적으로 위생적인 생활을 하게 되기까지 약 50~60 여년이 소요되었다. 마찬가지로, 현재 우리가 당면하고 있는 각종 만성 비감염성 질환의 위험으로부터 벗어나서 유전적으로 정해진 수명을 건강하게 살기 위해서는 현재의 생활방식을 새로운 생활방식으로 바꾸어야 한다는 것이다.

그러나 비록 어떤 생활이 올바른 생활방식인지를 일반국민들이 알고 있다고 해도 보편적으로 그러한 생활방식대로 생활을 바꾸기 위해서는 상당한 기간이 소요될 것으로 생각된다. 예를 들어, 흡연자들이 담배를 피우는 행위가 건강에 해롭다는 것을 알지만 실제로 금연하기는 어렵다.

현재 우리는 부드럽고 기름지고, 달고 맛있는 음식을 배불리 먹고, 담배·술과 각종 음료를 통하여 쾌락을 즐기고 육체적으로 편안한 생활을 하며, 또한 남보다 더 많은 부와 더 높은 지위를 차지하기 위하여 최선의 노력을 하는 생활방식을 갖고 있다. 이러한 생활방식은 이제 전부 노화를 촉진시키는 건강하지 못한 생활방식으로 인식되고 있다.

따라서, 이러한 건강에 해로운 생활방식을 근본적으로 개선하고자 하는 것이 건강증진을 이룩하는 방법의 초점이 되는 것이다. 다음에서 중요한 몇 가지 건강증진 내용에 대해 간략하게 그 개요를 설명하고자 한다.

1) 건강진단

질병이란 Hitch의 삼원론에 의하면, 개체가 받은 자극과 stress에 대한 적응기전에 파탄이 생겨서 생체기능이나 구조에 장애가 초래된 상태라고 정의할 수 있다. 이러한 질병상태를 조기에 진단하여 발견한다면 치료가 쉽게 이루어질 수 있어 신체적이나 경제적으로 큰 도움이 된다.

일반적으로 신체에 이상이 있을 때 보건의료인과 접촉을 하며, 증상이 가벼운 경우는 무시하고 그냥 지나치기 쉽다. 누구나 정기적으로 신체검진을 하거나 이상이 있을 때에는 빨리 검진을 할 필요가 있다. 따라서, 건강검진에 대한 올바른 이해를 하도록 홍보교육을 하여 치료시기를 놓치지 않도록 하는 것이 건강증진에 있어 대단히 중요하다.

성인병은 40세를 지나면 증가하기 시작하는데, 40세 이후에 이상이 발견되는 경우에는 이미 질병이 되어 버린 상태이므로, 되어 버리기까지의 사이가 중요하다. 따라서, 성인병 대책으로 생각해 본다면 40세 이전에 검진받는 것이 꼭 필요하다.

2) 식생활

건강증진에 가장 크게 영향을 미치는 것은 식습관이다. 바람직한 식습관의 가장 중요한 원칙은 영양소가 고르게 함유된 소박한 음식을 적당량 섭취하는 것이다. 영양소를 고르게 섭취하는 것은 이미 영양학에서 오래전부터 제안된 내용이다. 최근 우리나라 사람들의 식습관과 음식 내용 등을 고려해 볼 때 영양을 고르게 섭취하는 점에서는 그렇게 큰 문제가 없는 것으로 생각된다.

그러나 최근에 우리는 쉽게 과식하는 식습관을 갖고 있다. 즉, 우리가 일상생활을 영위하기 위하여는 하루에 필요한 열량보다 음식을 통하여 더 많은 열량을 섭취하고 있는 것이다. 그리하여 과체중 현상이 일어나고 이로 인하여 적성(適性)이 낮아지고 비만증이 되거나 각종 질환에 이환될 위험을 높이고 있다. 그 이유는 최근 우리의 생활은 그 어느 때보다 몸을 덜 움직이고 덜 사용하는 생활을 하고 있기 때문에 음식으로부터 얻어야 하는 열량의 양은 그 어느 때 보다도 적어야 함에도 불구하고 전과 다름없는 또는 전보다 더 열량이 높은 음식을 섭취하고 있는 것이다.

우리가 하루에 필요한 열량보다 더 많은 음식을 섭취하면 이를 대사(代謝)하기 위하여 우리의 세포는 필요이상의 과다한 일을 하게 되고, 그 결과 더 많은 산화물질이 생성되고 그로 인한 노화가 촉진되고, 퇴행성 변화가 더 빨리 일어나 그만큼 건강이 나빠지게 되는 것이다. 그외에도 단백질 섭취와 지방 섭취 등에 대한 여러 가지 잘못된 인식에 대해 많은 논란이 제기되고 있다. 적절한 양의 열량을 섭취하는 일은 대단히 중요하다

소박한 음식이란, 일반적으로 채식을 주로 하는 음식, 지방 중에서도 포화지방이 적은 음식, 현미나 잡곡이 많이 포함된 음식 또는 인공적으로 정제 내지는 가공하지 않는 음식 등을 말하는데, 이러한 음식은 열량이 낮고 대장의 건강과 지방질 대사에 중요한 역할을 하는 섬유소를 많이 함유하고 있으며, 또한 생성된 산화물질을 중화하는 항산화 물질인 비타민 C, 베타 카로틴(beta carotene), 그리고 토코페롤 등이 많이 함유되어 있어 노화의 촉진을 방지하는 역할을 하기 때문인 것으로 설명하고 있다.

3) 운 동

정기적이고 적절한 운동이 건강증진에 절대적으로 도움이 된다는 것은 잘 알려진 사실이다. 과거에 운동은 근육을 강하게 하고 관절을 부드럽게 할 뿐만 아니라 동작을 민첩하게 하는 장점을 갖고 있는 것 정도로 인식하였다. 그러나 건강증진에 관한 연구가 심도 있게 이루어지면서 정기적인 운동은 우리의 건강을 증진하는 데, 그리고 촉진되지 않는

정상적인 노화과정을 거치는 데 절대적으로 필요한 것으로 알려지고 있다.

운동을 정기적으로 하지 않으면 노화가 촉진되어 조기에 건강을 상실하고 각종 퇴행성 질환에 조기에 이환되어 사망하게 된다는 것이다. 현대의 우리 생활은 몸을 많이 움직이지 않고 주로 앉아서 지내는 좌식생활 방식을 갖고 있다. 뿐만 아니라, 과거에 육체적으로 대단히 고단한 생활을 해 왔기 때문에 안락한 침대나 편안한 의자에서 편안하게 쉬는 것이 하나의 행복의 상징이었으며, 이에 따라 더더욱 움직이지 않는 생활이 우리 생활습관의 하나가 되었다.

우리 몸의 세포가 기능을 다하기 위해서는 충분한 양의 산소를 필요로 한다. 정기적·규칙적으로 운동을 하지 않으면 우리의 심폐기능이 약화되어 우리가 필요로 하는 산소를 충분히 공급하지 못하게 된다. 그러면 우리 몸의 모든 세포, 조직, 그리고 기관들이 기능을 충분히 발휘하지 못하기 때문에 건강상태가 악화된다. 뿐만 아니라, 산소가 부족하면 세포기능의 효율이 저하되며 세포의 업무량이 상대적으로 더 많아지게 되므로, 산화물질(free radical)의 생성가능성이 더 높아져 노화가 촉진된다고 한다.

또한, 정기적인 운동은 혈액순환을 잘 시켜 이미 생성된 산화물질을 조속히 배출하는 역할도 하게 되므로 노화촉진을 방지할 수 있는 것이다. 그외에도 운동의 장점이 많이 있으나 여기에서는 자세히 다루지 않는다. 따라서, 건강증진에서 일상 생활에서의 정기적이고 규칙적인 운동의 역할은 대단히 중요한 것이다.

4) 흡연, 음주, 그리고 각종 약물의 남용

흡연, 음주, 그리고 각종 약물섭취에 의하여 건강을 상실하고 노화가 촉진되며, 그 결과 각종 퇴행성, 신생물, 그리고 대사성 질환 등에 이환되어 조기에 사망하여 왔다. 이러한 사실은 이미 수많은 역학적인 연구 또는 실험적인 연구에 의하여 증명된 바 있다. 따라서, 이러한 바람직하지 못한 생활방식을 버리고 새로운 건강한 생활방식으로 생활하자는 사회운동들이 활발하게 진행하고 있다. 그러나 의식개혁이나 습관개선은 쉽게 일어나지 않는다. 내용에 따라 다르지만 대개 몇 세대가 소요되는 경우가 많다.

미국의 경우 강력한 금연운동에도 불구하고 흡연율은 1년에 1~1.5% 정도로 미미하게 감소하는 것으로 나타나 새로운 생활방식으로서의 변화가 얼마나 힘이 든다는 것을 단적으로 설명해 주고 있다. 그리하여 금연운동을 시작한 지 25년이나 되는 1989년에 미국인의 흡연율이 약 30% 정도 감소한 것으로 나타났다.

뿐만 아니라, 이러한 바람직한 생활방식을 갖자고 하는 운동에도 일부 흡연자, 그리고 금연으로 손해를 보는 집단, 예를 들어 담배회사 등은 이러한 금연운동에 극렬하게 저항하고 있으며, 담배회사에서 비용을 부담하는 광고 또는 스포츠 등의 효과로 개발도상국가에서는 오히려 흡연율이 증가하기도 한다.

20세기 말까지는 담배 없는 국가로 만들겠다고 하는 야심적인 계획을 수립하고 있는 국가도 세계적으로 3~4개 국가가 되며, 미국은 2005년까지 담배 없는 국가를 만들겠다고 하는 목표를 가지고 있다.

우리나라는 1988년도부터 본격적인 금연운동이 시작되었으며, 그 결과 1993년에 이르러 비로소 담배 소비량이 감소하기 시작했다. 앞으로 우리나라의 흡연율도 서서히 감소할 것으로 예상되며, 선진국의 추세를 볼 때 우리나라는 2015년이 되면 담배 피우는 사람이 대폭 줄어드는 시기가 될 것으로 예상된다.

과도한 음주로 인한 중독・사고(事故)・질병의 이환 그리고 조기사망은 물론 인격의 붕괴・가정파탄 등 음주습관에 의한 건강의 손실이나 장애(障碍)에 대해서는 이미 의학적・심리학적, 그리고 사회학적으로 잘 증명되고 있다. 따라서, 이러한 바람직하지 못한 생활방식을 버리고자 하는 금주운동 단체의 활동의 역사도 대단히 길다. 그러나 완전금주가 옳으냐 또는 절주가 옳으냐에 대해 의학적으로 아직 의견일치를 보지 못하고 있다. 예를 들어, 완전금주를 하는 집단보다 적당량의 음주를 하는 집단의 사망률이 더 낮다는 보고도 있으며, 특히 적당량의 음주는 심장 건강에 대단히 좋다는 보고도 있기 때문이다. 음주가 비록 심장 전체의 건강에 좋다는 과학적인 증거가 있기는 하나, 반대로 음주가 간에 해롭고 또한 각종 장기에 해를 줄 수 있다는 여러 가지 증거도 이미 보고되어 있어 총체적으로는 건강에 해롭다고 한다.

뿐만 아니라, 대개 음주를 하는 경우 뇌의 자제능력을 감퇴시키기 때문에 적당량의 음주 후 중지하기 어려운 문제가 있다. 과연 어떠한 화학물질(알코올)에 의존하여 기분도 전환하고, 또한 어떤 정신적으로 부족한 부분을 보상하는 생활방식이 바람직한 것이냐 하는 점에서 여러 가지로 생각해 보아야 할 것이다.

각종 약물사용에는 첫째로 지나친 약물의존증의 문제가 있다. 현대의학에서는 우리 몸에서 일어나고 있는 여러 가지 병리학적 변화 또는 화학적 변화를 약물로 교정하려는 노력을 많이 해왔고 또한 많은 성과를 거둔 것도 사실이다. 그 결과 일반국민들 중에는 지나치게 약물에 큰 기대를 걸뿐만 아니라 사소한 증상만 있어도 즉시 약물에 의존하는 생활방식을 갖고 있는 분들이 많이 있다. 모든 약물은 화학물질이고 근본적으로는 건강에 해를 주는 것이기 때문에, 가급적 꼭 필요한 경우에 한해서 의사의 처방을 받아 약물을 복용하는 습관을 갖는 것이 중요하다.

그외에도 우리가 상용하는 각종 음료수나 커피 등에도 카페인과 같은 약물이 다량 함유되어 있다. 양이 적은 경우에는 크게 문제가 되지 않겠지만, 이러한 음료를 매일 여러 번 마시고 또한 10년, 20년, 30년 지속적으로, 장기적으로 마시는 경우 우리 몸에 여러 가지로 해로움을 준다는 사실은 이미 역학적인 연구들에 의하여 증명되고 있다. 따라서, 가급적 불필요한 가공된 음료수의 음용은 하지 않는 것이 바람직한 생활방식인 것이다.

무엇보다 나쁜 습관은 중독성 약물에 의존하여 정신적인 부족을 보상하거나 또는 쾌락을 추구하거나 또는 사회로부터 도피하는 것으로, 우리 현대인들이 시급하게 버려야 할 나쁜 생활방식이라고 할 수 있다.

그리고 마약·마리화나·LSD 등은 중독증상이 있어 신체적인 손상뿐만 아니라 가정 또는 사회에 큰 문제가 되기도 한다. 본드나 부탄가스 흡입 등도 청소년의 비행문제로 확대되고 있다. 술, 담배, 각종 향락에의 몰입(沒入), 그리고 고통이나 불편을 제거하기 위한 약품들의 남용은 세포분자 수준에서의 손상을 일으킬 뿐만 아니라 노화를 촉진시키게 되므로 반드시 이러한 습관은 조속히 중단되어야 한다.

5) 스트레스

현대인의 생활방식의 특징 중의 하나가 스트레스를 많이 받는 생활을 하고 있다는 것이다. 정신적인 스트레스는 여러 가지 기전을 통하여 우리 몸의 세포분자 수준과 면역기전에 손상을 주어 조기노화를 촉진시키고 각종 질환에의 이환을 촉진시킨다. 스트레스가 어떻게 건강 또는 세포, 면역기전에 해를 주는가 하는 것에 대해서는 많은 연구들이 이루어졌고 또한 이루어지고 있다.

현대인이 스트레스 속에서 생활하는 것은 현대인의 생활가치관에 의한 것이다. 현대인은 1차적으로 자기와 자기 가족의 보다 나은 물질적인 풍요로움과 사회적 명성을 얻기 위하여 많은 노력을 하는 가치관을 가지고 있다.

이를 위하여 사람들은 최선을 다하는데, 종종 자기능력 이상으로 과한 욕심, 과한 야심,

그리고 지나친 경쟁 등을 하게 되며, 이 과정에서 과도한 스트레스를 받게 되고, 이로써 노화를 촉진시키고 암 등 각종 질환에 조기 이환된다. 따라서, 지나친 욕심이나 야심을 스스로 자제하는 생활을 하여야 한다. 그러기 위해서는 재물이나 사회적 명성이 그렇게 중요한 것이 아니라는 가치관을 갖는 생활방식으로 바꾸어 주어야 한다. 그리고 각 개인이 스트레스를 풀 수 있는 방법을 개발하여 쉽게 활용토록 함으로써 심적으로 안정되고 건전한 생활을 할 수 있도록 해야 한다.

6) 구강보건

구강질환은 식생활과 밀접한 관련이 있으며, Nezel(1972) 등은 식품의 물리적 성장변화와 정제된 가공식품의 섭취증가 등 식생활의 변화가 치아우식증의 발생을 증가시켰다고 주장하였다. 이러한 치아우식증이나 치주질환 등의 구강병은 한 번 발생하면 자연적으로 치유되지 않으며 결손된 치아는 기능을 완전히 상실하게 되고 있다. 이처럼 다양한 요인으로 올 수 있는 구강질환은 예방관리가 중요하지만 반드시 인공적인 방법으로 회복시켜야 하며, 그에 따른 여러 가지 경제적·정신적 부담도 따르게 마련이다.

7) 기 타

영유아를 우유가 아닌 모유로 양육하거나, 알레르기가 생기지 않도록 하는 식생활, 가정에서 자녀에 대한 신체 및 정신건강 교육, 청소년들의 올바른 생활태도 및 가치관의 부여, 올바른 성생활, 노인들의 건강생활 및 올바른 직업의식 등 많은 생활방식의 문제들이 논의되고 있다. 이러한 것들은 개개인 또는 집단의 가치관과 신념 등과 밀접하게 관계되어 있어 아직 많은 이견과 논쟁들이 있다.

이상의 여러 가지 바람직한 생활방식들은 결코 새롭게 최근에 알려진 것이 아니고 오래 전부터 우리 선조들에 의하여 지혜로서 우리에게 알려진 것들이다. 단지, 우리가 그것을 실천해야 할 타당한 이유를 알고 있지 못하기 때문에 또한 알고 있어도 사회적인 복잡한 인간행동의 기전이나 게으름 또는 개인의 가치와 신념이 복잡하게 관련되어 오래 가지고 있던 생활방식을 쉽게 바꾸지 않고 있을 뿐이다. 앞으로 건강증진사업을 통하여 잘못된 생활방식을 올바르게 실천할 수 있도록 프로그램을 개발하여 교육·홍보하여야 한다.

4. 건강증진 2010 종합계획의 기본틀

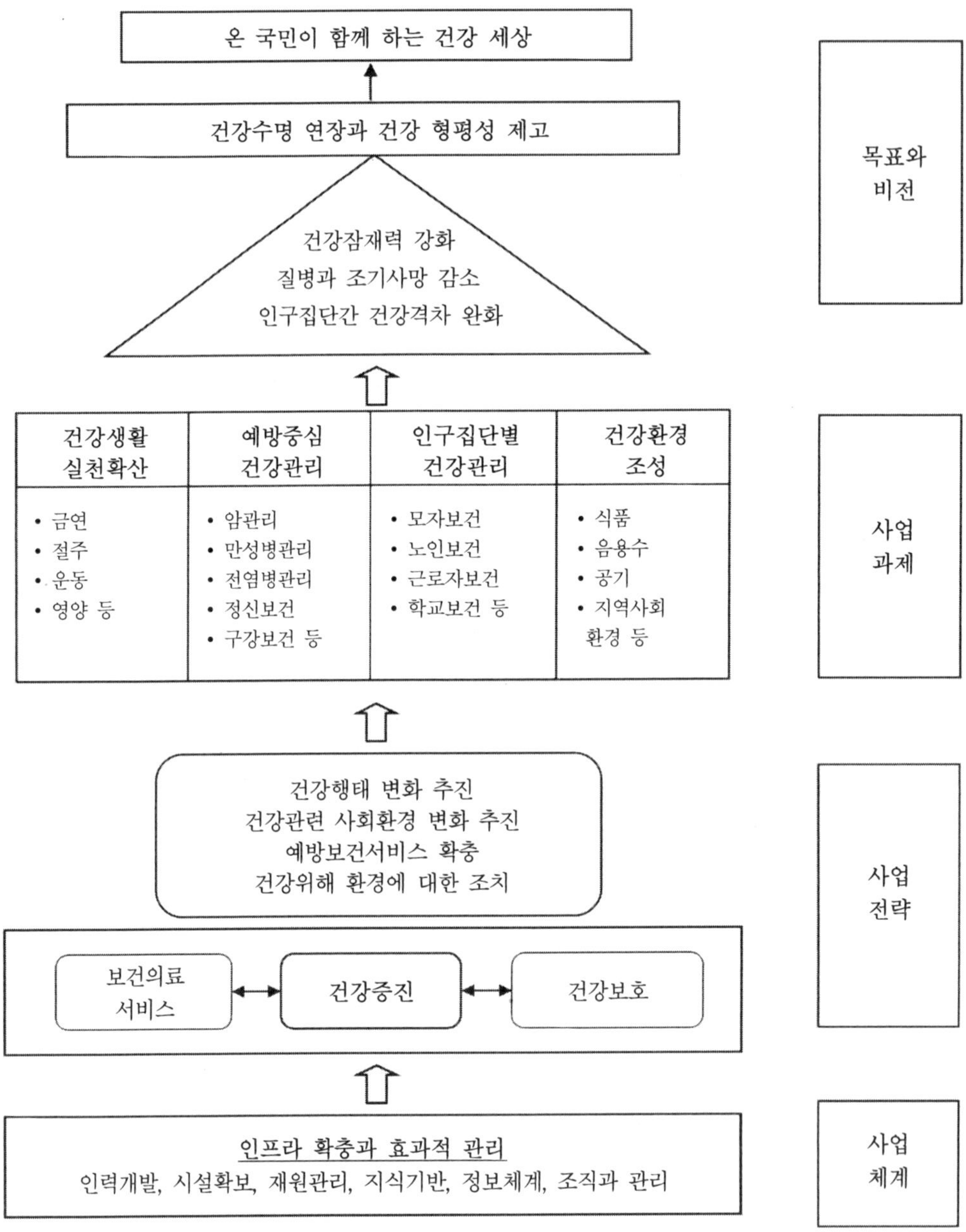

제20장

건강증진과 보건교육

1. 보건정책

Tannahill은 건강증진 모델로 보건교육·예방·건강보호의 세 가지 사업의 중복요소로 구성도(그림 2-1)를 제시하였는데 ① 예방보건 서비스 ② 예방적인 보건교육 ③ 예방적 건강보호 ④ 예방적 건강보호를 위한 보건교육 ⑤ 적극적 보건교육 ⑥ 적극적 건강보호를 위한 보건교육 등 일곱 가지의 활용영역으로 구분되어 있다. 이 모델에 의한 건강증진은

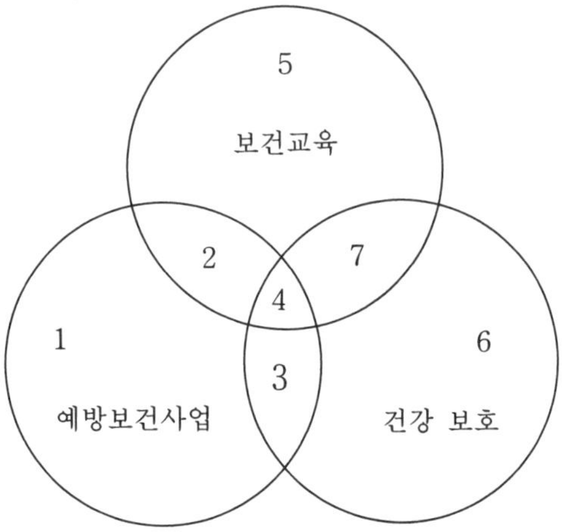

〈그림 20-1〉 건강증진 모델

보건교육·예방사업·건강보호 등의 중복적 요소를 통해서 적극적 의미의 건강을 향상하고, 불건강 예방노력이 복합적으로 이루어져야 함을 나타내고 있다.

또한, 건강증진에 보건교육은 첫째 목표로써 지역사회 개발과정에서 좀더 능동적으로 참여하도록 하는 개인과 집단의 행동에 대한 자발적 적응의 바탕요인(predisposing), 적응능력의 부여(enabling), 그리고 적응강화(reinforcing) 등의 요인을 가질 수 있다.

건강증진은 건강할 수 있는 잠재력을 길러 건강을 유지증진시키고자 하는 데 있으므로 결국 건강증진은 건강하게 살 수 있는 잠재력을 가질 수 있도록 하는 것이다. 건강을 결정하는 주요 요소에는 환경·보건의료전달체계·생활양식·유전적 소인 등이 있는데, 이들은 시대적 변천에 따라 변화하기 때문에 이들 요소들이 건강에 미치는 영향력도 달라질 수 있다.

과거에는 전염병 질환의 유행으로 과학적인 진료방법이 발전되었으나 오늘날에서는 전염성 질환보다 만성 퇴행성 질환과 사고 및 중독이 주요 보건문제가 되고 있어서 의료적인 문제보다 환경과 생활양식 변화 대처방법이 개발되고 발전되어야 한다.

1974년 카타르 보건후생성은 현대국가에 있어서 전반적인 건강문제는 환경과 생활양식과 같은 요인이 더 중요하다는 연구결과를 제시하였고, Haggerty(1977)도 오늘날 미국의 주요 질병 원인은 환경요인과 흡연·음주·식습관·스트레스·약물복용이며, 많이 이용하고 있는 의료는 실제로 건강에 미치는 효과가 적기 때문에 건강문제의 해결을 위하여는 개인의 생활양식을 올바르게 바꾸어 건강행동·적절한 운동과 레크레이션 등을 생활화하도록 하는 보건교육이 절대적으로 필요하다고 하였다.

즉, 예방사업 또는 건강증진사업에서 가장 중요하고 기초가 되는 것은 건강에 유익한 생활양식을 갖추고 건강에 유익한 행동변화를 이루도록 하는 보건교육사업인 것이다.

미국 보험연합회의 보고서에서 보건교육은 질병과 사고를 줄여서 환자증가를 억제하고 의료비의 압박을 줄이기 위한 특별 프로그램을 가지고 있다. 사실 보건교육사업은 보건의료비를 감소시키는 역할을 하므로 투자가치가 있는 것이다.

따라서, 우리나라도 산업장 근로자의 건강확보를 위한 보건교육에 대한 적절한 전략과 홍보교육 프로그램을 개발하여 재해와 질병 없는 건강한 산업발전은 물론 전국민이 질병 없는 건강한 생활을 할 수 있도록 국가적 차원에서 노력하여야 할 것이다.

1) 보건정책 변화와 추진전략

(1) 보건의료적 여건변화

국가의 궁극적 존립목적은 모든 국민이 건강하고 안정된 생활을 보장하는 데 있으며, 이를 위한 경제성장과 사회복지는 모든 국가가 지향하는 목표이며 반드시 해결해야 할 과제이다.

산업사회의 발전으로 생활수준이 향상되고 전국민 의료보험의 실시, 보건의료 기술의 발전 등 보건의료적 환경여건이 개선되면서 국민의 건강수준이 향상되고 평균수명도 73세로 증가하고 있다. 그러나 인구의 고령화와 생활양식 변화는 건강위험요인으로 작용하고 있고 결국 만성 퇴행성 질환을 증가시키고 있으며, 이러한 질병은 원인적 처방 없이 의료적 치료만으로는 회복되지 않아 평생을 고통 속에 살게 되고, 삶의 질적 저하를 초래하여 장기간의 진료로 인한 의료비 부담을 가중시키고 있다.

오늘날의 주요 건강문제로 대두되고 있는 상병은 흡연·음주·운동부족·식습관 등 일정한 생활습관과 관계가 있음에 따라 이런 질병양상에 대응하기 위해 보건정책의 방향전환이 요구되고 있으며, 새로운 보건정책의 방향전환은 이미 제7차 경제사회 발전 5개년계획과 신경제 5개년 계획에서 밝힌 바와 같이 그 내용은 다음과 같다.

첫째, 정책과 사업의 목적을 의료이용 수준향상에서 건강수준 향상으로,

둘째, 정책과 사업의 주대상을 전염병 예방에서 건강한 생활습관 형성을 통한 만성 퇴행성 질환과 각종 사고예방으로,

셋째, 정책과 사업의 방법론을 질병진료체계에서 건강증진체계로 전환.

지금까지는 보건정책이 방향전환을 위한 각종 제도적·물질적 기반을 갖추는 데 노력하였으며, 국민의 건강증진을 위해서 본격적인 사업의 제도적 장치가 될 '국민건강증진법'이 1995년 1월 5일 제정되었고 9월 1일부터 시행되고 있다.

(2) 국민보건 실태 및 사인구조 변화

(가) 상병양상 및 사인구조 변화

① 만성병의 증가

- 만성질환에 의한 사망자 증가

② 국민 의료비의 급격한 증가

③ 인구 구조의 변화

- 만성병 관리대상 인구의 증가

④ 높은 흡연율

- 20세 이상 성인 흡연율
  - ·남자 73.2%, 여자 6.1%(미국 남자 : 38%, 일본 : 61%)

⑤ 성인 음주율

- 20세 이상 성인남자 음주율
  - ·남자 84.7%, 여자 33.0%

⑥ 개인의 건강평가

통계청 자료에 의하면 30~40대 성인 중 본인이 건강한 편이라고 평가하는 사람이 각각 47.6%, 40.7%로 반수 이상이 건강한 편이라고 생각하지 않음

- 개인의 건강을 위해 특별한 관리를 실시하지 않는 사람이 30세 이후에서 과반수 이상 차지

⑦ 식생활양식 변화로 인한 성인병 발생요인 증가

- 동물성 식품의 섭취 증가로 인해 비만 등 성인병 발생 위험요인이 증가되고 있음

(2) 국민 건강관리체계 미흡

① 만성 퇴행성 질환관리에 대한 미비

- 급성전염병의 경우 어느 정도 관리체계가 정립되어 있으나 만성 퇴행성 질환에 대한 관리 및 대응체계는 미비
- 만성 퇴행성 질환 발생요인으로 작용하는 흡연·음주·불규칙한 식습관·운동부족에 대한 체계적이고 효율적인 관리체계 필요

② 국민 건강증진을 위한 보건교육 미흡

- 보건교육을 통한 질병 예방적 관심 부족
- 정부 및 지방자치단체의 보건교육사업 미흡

2. 건강증진과 보건교육

1) 주요 건강문제와 건강 위해요인

(1) 오늘날의 주요 건강문제

이제 우리나라는 국민 1인당 1만불 소득시대를 맞이하여 국민들의 건강증진 및 삶의 질 향상에 대한 욕구가 날로 증대되고 있다. 정부에서도 이러한 국민들의 건강증진 욕구증대에 부응한 정책실현을 위하여 1995년 9월에 국민건강증진법령을 제정·공포하고 이를 근거로 국민건강증진을 위한 기본시책을 마련하여 사업의 활성화를 추진하고 있다.

이처럼 국민건강증진법의 제정 시행으로 국민건강증진에 대한 사회적 관심이 집중되고 국가적 차원에서 국민건강증진을 위한 정책 및 사업을 강화할 수 있는 제도적 기틀이 마련됨으로써 국민건강증진사업의 활성화와 국민들 스스로 건강생활을 실천할 수 있는 사회적 여건 조성 등으로 국민건강 증진의 일대 전기를 맞고 있다.

이처럼 국민건강 증진의 문제가 오늘날에 와서 중요한 정책과제로 부각된 배경에는 우리나라가 현대산업사회로 발전하면서 인구의 고령화와 함께 환경 및 생활양식의 변화로

주요 건강문제가 되는 상병양상이 급성 감염성 질환에서 만성 퇴행성 질환 및 사고에 의한 손상으로 바뀌었다는데 있다.

1980년대까지만 해도 전체 유병자 중 만성질환자보다는 급성질환자가 많았으나 오늘날에는 만성질환자의 비율이 훨씬 높다.

또, 1960년대 중반까지만 해도 전체 사망 중 폐렴 및 기관지염, 결핵과 장염 등이 사망순위 1위에서 3위를 차지하였으나 오늘날은 암·뇌혈관 질환·사고·심장병·만성 간질환 및 간경병증·고혈압·당뇨병 등이 7대사인으로 이들 상병이 전체 사망의 72%를 차지하고 있다. 이처럼 만성퇴행성 질환이나 사고에 의한 손상은 난치적 특성과 높은 치명성으로 주요 사인이 되고 있을 뿐만 아니라 조기사망의 주요인이 되고 있다.

또, 만성 퇴행성 질환은 난치적 특성으로 오랫동안 이환고통에 시달려야 하고 그 후유증은 일상생활에 많은 불편과 장애를 가져옴으로써 삶의 질을 저하시키고 있으며, 장기간의 진료로 국민 의료비 증가요인이 되고 있다.

또, 이들 만성 퇴행성 질환은 발병과정이 특별한 자각적인 증상 없이 서서히 진행되어 환자 자신이 미처 질병 이환을 인지하지 못하는 경우가 많고, 이미 자각적인 증상이 있을 때는 질병이환이 상당히 진행된 상태로서 치료와 건강회복이 어렵다는 데 문제가 있다.

(2) 건강 위해요인

건강은 주로 환경, 생활양식, 보건의료, 인간생물학적 요소 등 네 가지 요인의 복합적 작용에 의해 결정된다. 우리들 인체가 이들 건강 결정요인들에 잘 적응해 나갈 때는 건강이 유지되지만 잘 적응하지 못할 때는 불건강 상태, 즉 질병발생이 일어난다.

미국의 보건과학자인 노울즈(J. H. Knowles)는 "인간의 90% 이상은 건강하게 태어나지만 환경적 여건(environmental conditions)과 개인의 잘못된 행동(personal misbehavior) 때문에 병들게 된다"고 하였다. 그리고 미국의 테일러 등(R. B. Tayer, J. W. Denhamand and J. R. Ureda)은 그들의 저서인 「건강증진의 원리와 임상적 적용」(*Health Promotion : Principles and Clinical Applications*)에서 "사람은 누구나 유전적 소인에 따라 조금씩 다르긴 하지만 건강잠재력(health potential)을 가지고 있으며, 이러한 건강잠재력이 충분히 발휘되기 위해서는 질병치료와 질병예방을 위한 적절한 의료 서비스 이용만으로는 부족하며, 개인 자신의 올바른 건강의식 행동(health behavior)과 건강한 환경조성(healthful environment)이 절대적으로 요구된다"고 하였다.

건강잠재력은 운동 능력 및 영양상태와 질병요인에 대한 저항력이나 병원균에 대한 면역력·스트레스에 대한 적응력 등을 나타내는 것으로서, 건강잠재력이 클 경우는 웬만한 건강 위해요인에 접하였을 때도 건강이 악화되거나 발병하지 않고 건강을 유지할 수 있으나, 건강잠재력이 약화되어 있을 때는 발병이나 건강의 악화를 가져오게 된다.

이러한 건강잠재력에 직접적인 영향을 주는 위해 요인으로는 물리적 환경요인으로서의 환경공해 및 비위생 생활환경, 생활양식과 관련된 요인으로서 흡연·음주·약물남용·운동부족·불균형적인 영양섭취·수면부족·스트레스 및 과로 등이 있고, 보건의료직 요인으로서의 예방접종을 비롯한 예방 및 진료 서비스의 낮은 접근도, 생물학적 요인으로서의 질병이 발생하기 쉬운 성 및 연령과 유전적 소인 등이 있다. 또, 건강 위해요인은 개인이 속한 사회·문화·경제적 환경요인에 의하여 영향을 받게 된다(그림 20-2 참조).

앞에서 살펴본 바와 같이 건강잠재력에 영향을 미치는 요인으로는 생활환경·생활양식·보건의료·생물학적 요인 등 여러 가지가 있으나, 여기서는 국민건강 증진사업을 통하여 개선이 가능한 것은 주로 생활양식과 예방보건 서비스의 접근도를 제고하는 것이 될 것이다.

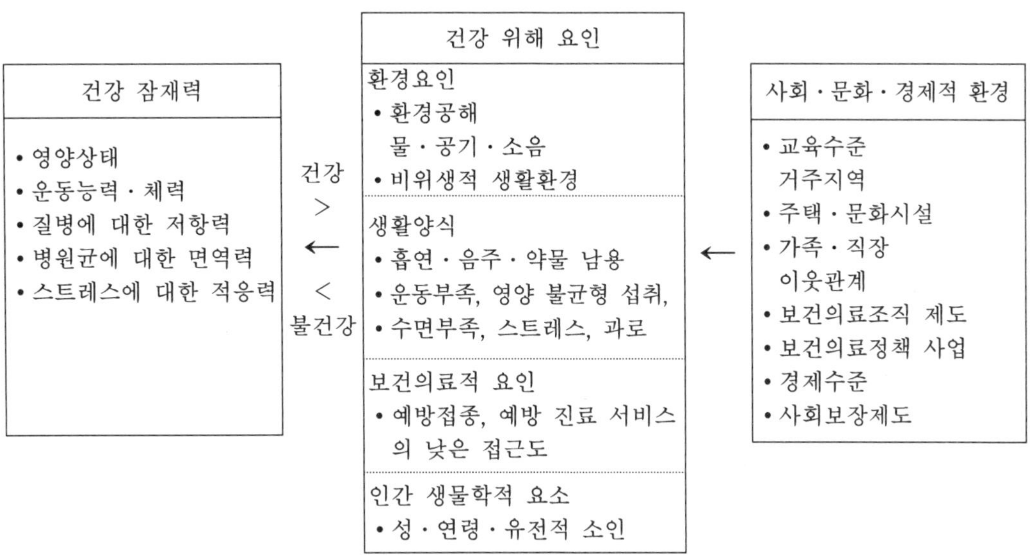

그림 20-2. 건강잠재력과 건강 위해요인간의 관계

2) 국민건강증진의 기본목표와 전략

(1) 기본목표

최근 국민들의 생활수준이 향상됨에 따라 건강장수와 삶의 질 향상에 대한 욕구가 날로 증대되고 있다. 건강증진은 상병이 발생한 후에 취하는 의료적 조치가 아니라 상병발생 전에 건강에 위해를 줄 수 있는 생활양식이나 생활환경 여건 및 예방 서비스의 개선을 통하여 건강할 수 있는 잠재력(health potential)을 기르고 질병 위험요인을 조기발견 관리함으로써 건강을 유지·증진하려는 적극적인 건강향상책이다.

이러한 건강증진의 개념에서 볼 때 국민들의 건강욕구를 가장 잘 충족시킬 수 있는 사업이 바로 건강증진 사업이다. 따라서, 국민건강증진의 기본 목표는 국민들의 건강욕구에 부응할 수 있도록 '건강장수와 삶의 질 향상'에 두고 있다.

건강장수는 건강하게 살 수 있는 수명이 연장될 때 가능한 것으로, 이를 위해서는 건강증진사업을 통하여 불필요한 상병이환과 조기사망을 예방해야 한다. 건강수명(health expectancy)은 일생 중 상병의 이환 없이 건강하게 사는 수명을 말하는 것으로, 사망수준과 상병 이환수준을 결합하여 산출되는 건강지표로서 수명의 질을 나타내는 지표이기도 하다. 국민건강증진의 기본목표는 다음과 같다.

① 국민들의 건강생활실천 수준을 향상시킨다

② 예방보건 서비스의 접근도를 높인다

③ 건강생활실천을 위한 환경여건을 조성한다

(2) 접근전략

(가) 대국민 접근수단의 강화

오늘날의 주요 건강문제가 되는 만성 퇴행성 질환 및 사고발생이 건강에 위해를 주는 환경 및 생활양식에 기인된 것으로서 지역사회가 건강에 관한 올바른 의식을 갖고 바람직한 건강행위를 실천하는 것이다.

이러한 국민들의 건강의식 개선과 건강생활 실천 유도를 위한 교육적 수단이 바로 보건교육이므로 보건교육은 국민건강증진을 위한 가장 기본적인 수단이 된다. 국민건강증진의 실행목표를 달성하기 위한 접근수단에는 교육적·예방의학적·환경보건적 수단 등이 있다.

① 보건교육 홍보사업 강화와 건강실천운동 전개

- 대중매체를 이용한 보건교육 홍보강화
- 보건의료진과 관련단체의 보건교육 기능 및 사업 활성화
- 공공 및 민간조직이 공동참여하는 전국민 건강생활 실천운동 전개
- 학교 및 사업장의 보건교육 강화와 건강생활 실천운동 전개

② 지역사회 보건의료기관 및 관련조직의 예방사업 활성화〈그림 20-3〉

- 보건소 및 의료기관의 예방 서비스 기능강화와 사업활성화
- 의료보험 및 관련 보건단체의 예방보건사업 활성화
- 학교 및 사업장의 예방보건 서비스 내실화

③ 건강증진 시설확충 및 건강위해 환경요인 규제

- 공중이용 시설 내의 흡연금지, 담배자판기 설치 규제, 미성년자 대상의 담배·술 판매 억제
- 국가 및 지방자치단체와 지역사회 조직의 건강증진 시설(운동시설, 안전위생시설, 공원 등) 확충 유도
- 중앙 및 시·도 단위에 식품의약품관리청의 설립 등을 통한 불량식 의약품의 생산유통 규제

(나) 사업 지지기반 구축

국민건강증진사업 활동의 효과적 추진과 활성화를 위하여는 건강증진사업 조직체계의 확립, 교육·홍보활동 지원 강화, 연구개발의 강화, 자원의 확보 등을 통하여 건강증진사업 기반이 구축되어야 하며 이를 요약 기술하면 다음과 같다.

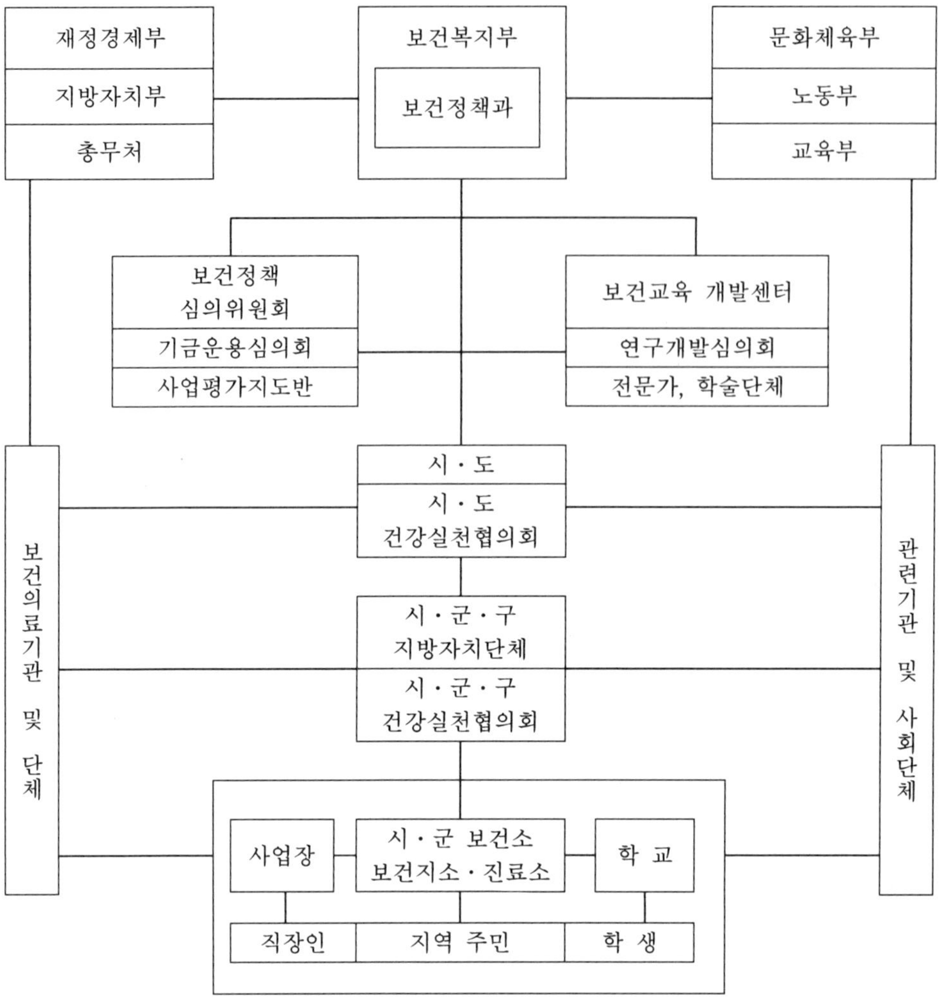

〈그림 20-3〉 건강증진사업 추진조직의 참여모형

① 사업조직체계 확립

- 시・도 및 시・군・구 등의 공공보건기관의 건강증진사업 조직개편 강화
- 지역사회 각종기관 및 단체와 민간 의료기관 등의 사업참여 유도
- 시・군・구의 건강생활실천협의회와 읍・면・동의 건강생활지도위원회 구성 운영

② 제도적 지원체계 확립
- 국민건강증진법 시행에 따른 사회적 지원 및 관리평가체계 확립
- 국민건강증진법 시행과 관련된 지방조례 제정
- 금연 및 절주자에 대한 보험료 감면제 실시 등 건강유인제도 보강

③ 교육홍보지원사업 강화
- 보건교육개발센터 설치 운영
- 사업추진에 필요한 각종 교육홍보매체 개발 보급
- 사업관련 인력 교육훈련
- 건강증진 프로그램 개발 및 사업평가
- 중앙에서의 대중매체를 이용한 교육홍보 활동 강화

④ 연구개발의 활성화를 통한 사업 지원
- 건강증진사업과 관련된 각 분야별 지원연구 강화
- 건강증진시범 보건소 운영을 통한 사업의 효과적 추진방안 제시

⑤ 자원확보
- 사업추진에 필요한 인력·시설·장비 및 예산 확보
- 기타 사업추진에 필요한 행정지원

3) 주요 사업내용

(1) 중앙단위사업

(가) 교육홍보사업

① 보건교육개발센터 설치 운영
- 한국보건사회연구원 부설기구로 설치 운영

② 보건교육 및 건강증진에 관한 정보자료 수집, 교육홍보매체 개발보급, 사업평가 및 교육훈련 기능수행

- 교육홍보매체 개발보급
- 매체보급대상 : 지역주민, 의료보험 피보험자, 학생, 직장인, 보건요원 등

③ 교육홍보내용 : 건강에 대한 가치 및 책임의식 함양과 건강생활 실천 유도를 위한 건강에 관한 바른 지식 및 정보 제공

- 개발 종류

인쇄매체 : 팸플릿, 리플릿, 표어·포스터, 건강정보지, 만화책자 등

시청각 매체 : 비디오, 슬라이드, T·P, 전시용 교육자료 등

- 제작 수량 : 교육대상에 따라 적정수량 제작 보급
- 교육개발센터는 기획관리 기능에 주력하고 교육매체 제작은 전문기관에 의뢰 제작함

④ 교육홍보사업

- 대중매체(TV, 라디오, 신문·잡지 등) 이용 교육홍보
- 각종 행사 개최를 이용한 교육홍보

사업촉진·평가대회, 관계자 정책협의회, 세미나 및 심포지움

- 보건교육 전시실 운영 및 전시회 개최
- 관련 보건단체의 보건교육 홍보활동 활성화

⑤ 교육훈련

- 사업관리자 및 사업요원 대상의 교육훈련 실시
- 국제기술교류 : 국제회의 참석·해외자료 수집

(나) 연구개발사업 강화

① 사업초기 2~3년은 사업개발 및 조사평가와 기초통계 생산 등 사업지지기반 구축 및 일선사업의 기술적 지원을 위한 연구에 역점을 둠

② 건강증진 관련 지원연구로서 만성 퇴행성 질환의 위험요인, 건강행태와 건강과의 관련성 등에 관한 역학적·사회 경제학적 연구 강화

③ 연구과제의 공모를 통하여 연구사업 참여를 공개화하고 각계의 건강증진 관련 연구를 활성화시키기 위하여 보건복지부에 '연구개발심의위원회'를 두어 필요한 연구분야를 심의조정함

(다) 기획관리 및 행정지원

보건정책심의위원회, 건강증진기금운용심의회, 사업평가지도반 등의 운영을 통하여 올바른 정책 결정과 효과적인 사업추진을 도모한다.

(2) 시 · 도 단위사업

(가) 보건교육 홍보사업

① 대중매체 이용 교육홍보(TV, 라디오 등)

② 방송좌담회, 기자간담회, 유선 TV 이용 교육홍보

③ 교육홍보차량 운영

- 3~4개 시 · 도 시범운영을 통한 확대
- 시 · 도와 한국건강관리협회 협력 추진

(나) 건강생활 실천운동

① 시 · 도 건강생활실천협의회 구성 운영

- 관계공무원, 시 · 도 의회 의원, 언론계, 학계 및 기타 유관기관 및 단체 등의 지도급 인사 30명 내외로 구성
- 주요 시책 심의 및 지역사회 참여방안 협의

② 건강증진 경진대회

- 시민걷기대회, 에어로빅 및 건강요리 시범, 초등학생의 건강생활 글짓기대회
- 건강증진사업 유공자, 건강인, 건강가족, 건강직장 선발 표창

③ 건강전시회

- 각종 교육홍보 매체 및 자료전시
- 건강검진기기와 운동기구 등 건강관련 상품 및 식품모형 전시
- 건강위험도 측정 등의 건강평가 서비스 제공

④ 건강캠패인

- 보건의 달 등 행사계획의 일환으로 추진
- 금연 · 절주 · 건강운동의 생활화, 쓰레기 적게 버리기 등을 주제로 가두 캠패인 및 방송, 홍보물 배부

⑤ 건강환경 조성을 위한 건강증진 시설확충 유도
- 관내 행정기관·단체·직장 등의 운동시설, 공원시설, 위생·안전시설, 레저시설 등 확충 유도를 위한 행정지도
⑥ 국민건강증진법령에 규정한 금연조치에 대한 행정지도·감독

(다) 사업관리 및 평가
① 사업기획·평가
- 시·도 자체사업 계획 및 시·군·구 사업 계획수립 지원
- 시·군·구 사업평가 조사
- 사업평가대회 개최
② 사업지도·감독
- 사업지도·평가를 위한 사업지도반 운영
- 시·군·구 순회지도
③ 관내 보건요원 교육훈련

(3) 시·군·구의 건강증진사업

(가) 건강생활 실천운동 전개
① 시·군·구 건강생활실천협의회 구성
- 시·군·구청장, 보건소장, 의회의원, 보건의료기관 및 기타 유관기관의 대표 등 지역사회 지도급 인사 25명 내외로 구성
② 보건의 달 행사
- 기념특별강연
- 가두방송 및 홍보물 배부
- 유공자 표장
③ 건강캠페인
- 금연, 절주, 건강운동의 생활화, 쓰레기 적게 버리기 등을 주제로 가두 캠페인 및 방송, 홍보물 배부

(나) 보건교육 홍보사업

① 유선 TV 등 방송망 이용 교육홍보

- 방송자료 제공(비디오 및 기타 자체 제작물)
- 유선방송 관계자 간담회 개최

② 교육홍보자료 배부

- 중앙에서 제작한 교육홍보물 배부, 건강교실 운영
- 임산부・노인, 영유아 건강교실
- 고혈압, 당뇨병, 비만증 등의 고위험자 대상 건강교실
- 금연교실, 영양교실, 편식지도교실

③ 시청각교실 운영

- 건강교실 운영과 연계 추진
- 기본적인 시청각 기자재 및 교육홍보물 비치

(다) 질병 예방관리(평생건강관리사업)

① 영아 건강관리

- 기본건강검진, 예방접종, 건강상담 지도

② 유아 건강관리

- 기본건강검진, 예방접종, 건강상담 지도
- 놀이방, 보육원, 유아원, 유치원 등 유아시설 관계자 교육

③ 학동 및 청소년기

- 초・중・고교의 학교보건사업과 연계한 사업활동
- 정기건강검진・예방접종 활동지원
- 구강검진 및 구강 건강관리

④ 성인 건강관리

- 건강검진, 영양관리, 운동처방 지도, 노인 건강관리
- 건강진단, 영양관리, 운동 지도
- 방문 보건사업 확대 실시
- 사회복지 서비스와의 연계활동

⑤ 임산부 건강관리
- 정기적인 산전산후 건강관리 및 지도
- 임산부 영양 지도, 임부체조교실 운영
⑥ 성인병 고위험자 관리
- 성인병 고위험자 대상의 특별 건강관리 프로그램 운영(고혈압, 당뇨증, 비만증, 근골격계 질환, 유방암, 자궁암 등)
- 고위험자 등록관리 : 추후관리 서비스 제공

(라) 학교·사업장 사업지원
① 학교사업 지원
- 건강증진시범학교 지정 운영
- 교육홍보자료 지원
- 구강검진 불소 양치 및 불소 도포, 치아 홈메우기사업
- 금연교육 강사 지원
② 사업장 사업지원
- 교육홍보자료 지원
- 순회교육 실시 지원
- 보건관리자 교육 실시
- 검진사업 지원

(마) 건강생활 환경조성사업
① 금연유도를 위한 규제조치 시행
- 금·흡연 구역설정, 미성년자 담배판매 규제, 담배자동판매기 설치규제 등
- 지역 내 매스컴을 이용한 교육 홍보
- 금연 스티커 및 표지판 제작 배부
- 해당 시설 및 업체에 대한 지도점검
② 관내 운동시설 및 위생 안전시설 확충 유도
- 관계기관, 단체, 사업장의 건강증진 시설확충 유도

4) 보건소 주요 건강증진사업

(1) 사업별 표준 건강증진사업 프로그램

1) 흡연예방 및 금연사업

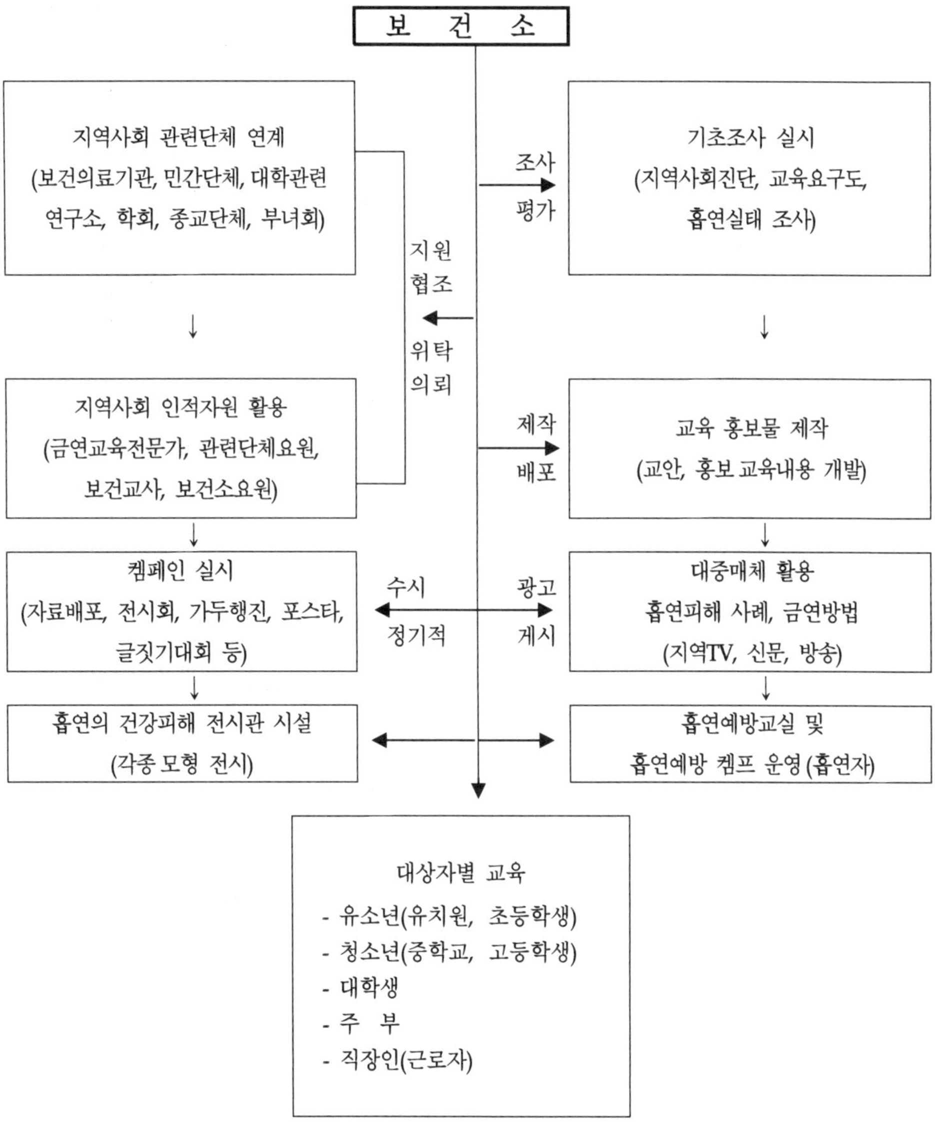

그림 20-4.

2) 영양사업

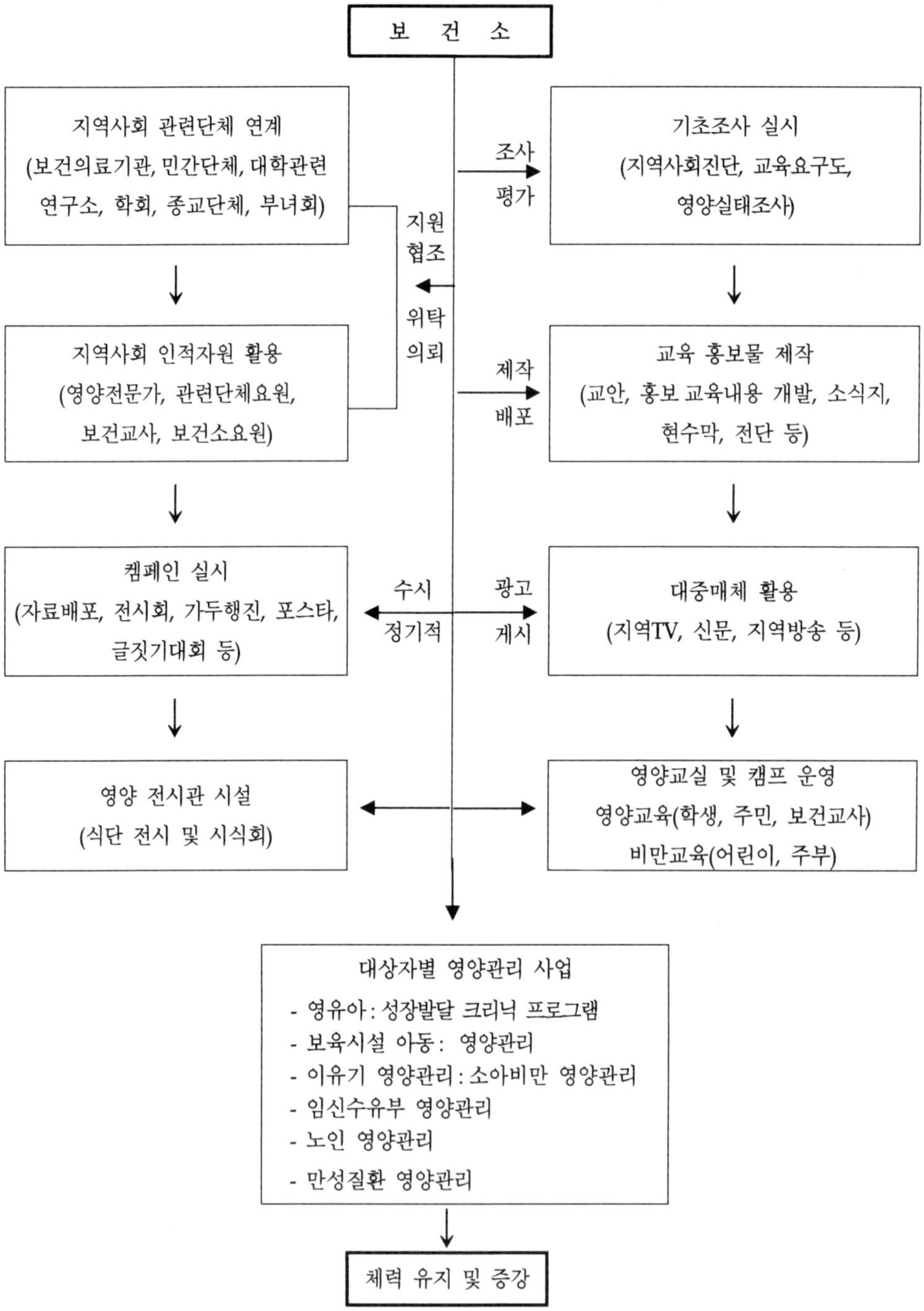
보 건 소
지역사회 관련단체 연계
(보건의료기관, 민간단체, 대학관련 연구소, 학회, 종교단체, 부녀회)
지원
협조
위탁
의뢰
조사
평가
기초조사 실시
(지역사회진단, 교육요구도, 영양실태조사)
지역사회 인적자원 활용
(영양전문가, 관련단체요원, 보건교사, 보건소요원)
제작
배포
교육 홍보물 제작
(교안, 홍보 교육내용 개발, 소식지, 현수막, 전단 등)
캠페인 실시
(자료배포, 전시회, 가두행진, 포스타, 글짓기대회 등)
수시
정기적
광고
게시
대중매체 활용
(지역TV, 신문, 지역방송 등)
영양 전시관 시설
(식단 전시 및 시식회)
영양교실 및 캠프 운영
영양교육(학생, 주민, 보건교사)
비만교육(어린이, 주부)
대상자별 영양관리 사업
- 영유아 : 성장발달 크리닉 프로그램
- 보육시설 아동 : 영양관리
- 이유기 영양관리 : 소아비만 영양관리
- 임신수유부 영양관리
- 노인 영양관리
- 만성질환 영양관리
체력 유지 및 증강

그림 20-5.

3) 운동사업

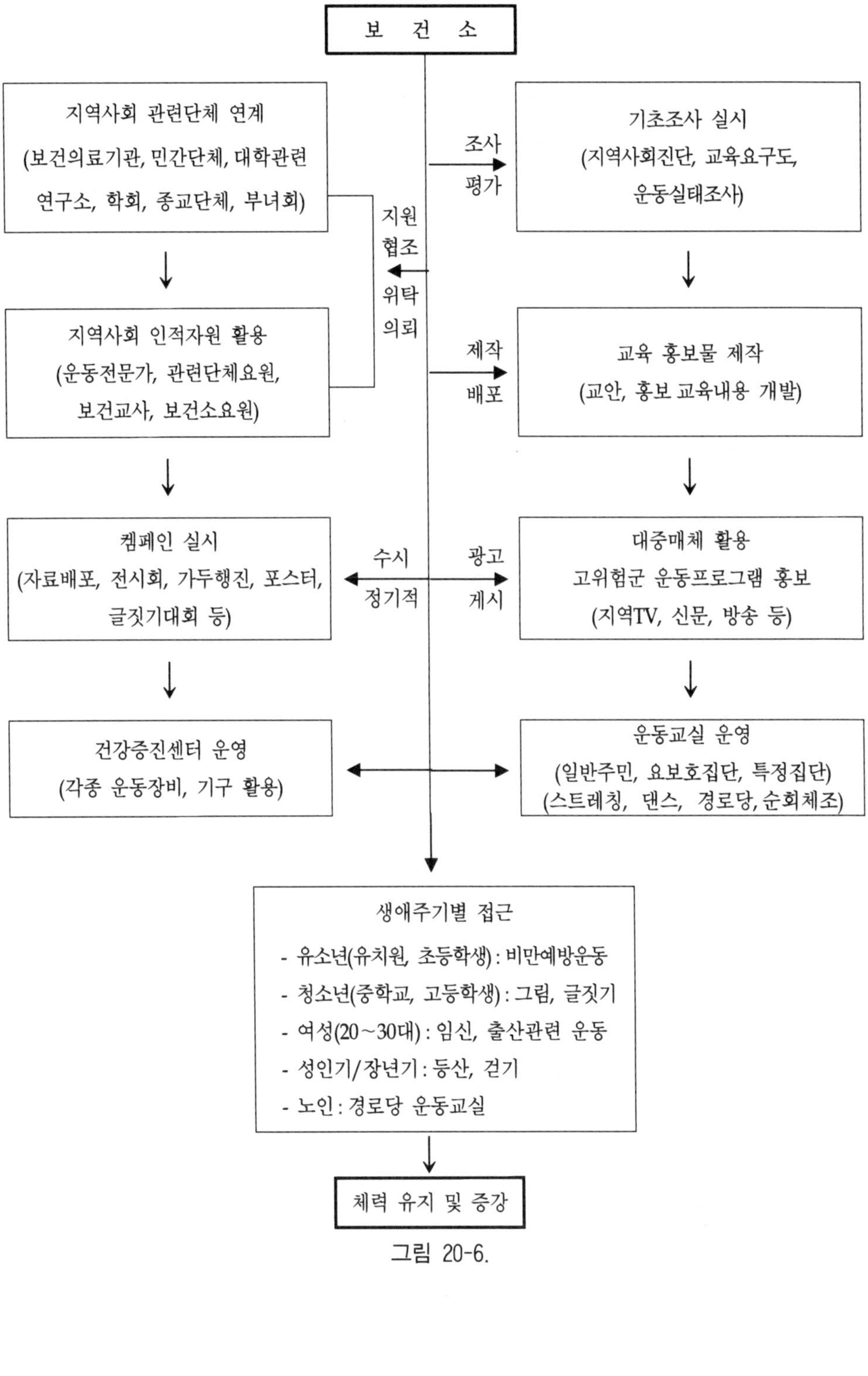
보 건 소
지역사회 관련단체 연계
(보건의료기관, 민간단체, 대학관련
연구소, 학회, 종교단체, 부녀회)
조사
평가
기초조사 실시
(지역사회진단, 교육요구도,
운동실태조사)
지원
협조
위탁
의뢰
지역사회 인적자원 활용
(운동전문가, 관련단체요원,
보건교사, 보건소요원)
제작
배포
교육 홍보물 제작
(교안, 홍보 교육내용 개발)
캠페인 실시
(자료배포, 전시회, 가두행진, 포스터,
글짓기대회 등)
수시
정기적
광고
게시
대중매체 활용
고위험군 운동프로그램 홍보
(지역TV, 신문, 방송 등)
건강증진센터 운영
(각종 운동장비, 기구 활용)
운동교실 운영
(일반주민, 요보호집단, 특정집단)
(스트레칭, 댄스, 경로당, 순회체조)
생애주기별 접근
- 유소년(유치원, 초등학생) : 비만예방운동
- 청소년(중학교, 고등학생) : 그림, 글짓기
- 여성(20~30대) : 임신, 출산관련 운동
- 성인기/장년기 : 등산, 걷기
- 노인 : 경로당 운동교실
체력 유지 및 증강

그림 20-6.

4) 절주사업

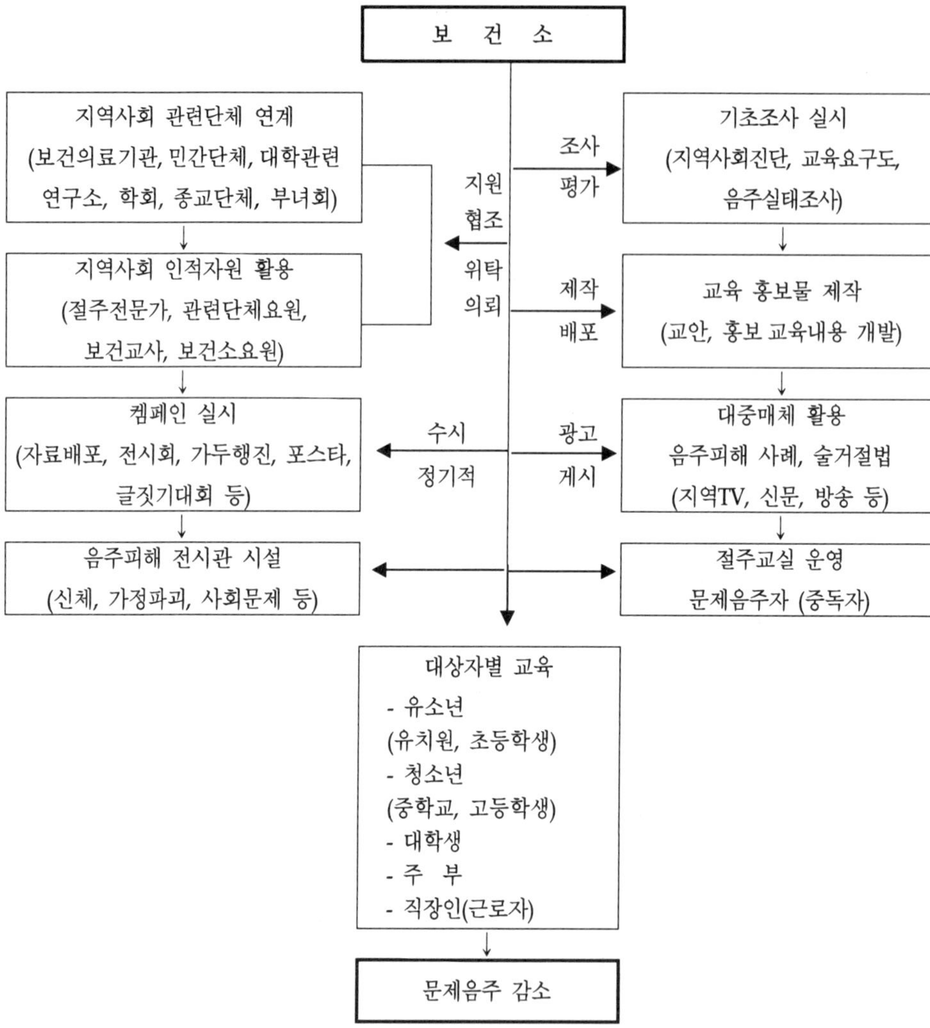

그림 20-7.

(2) 사업별 교육자료 개발

1. 흡연예방 및 금연교육 자료

1) 흡연예방 및 금연교육 사업과 교육내용

가. 흡연예방 및 금연 교육내용

표 20-8. 흡연예방 및 금연교육 교안

<table>
<tr><th rowspan="2">사업
대상</th><th rowspan="2">대상</th><th rowspan="2">사업내용</th><th colspan="2">교육내용</th></tr>
<tr><th>도시</th><th>농촌</th></tr>
<tr><td>전 체</td><td>전체</td><td>○금연 캠페인: 메스컴을 통한 강연, 캠페인 현수막 부착 등
○메스컴을 통한 홍보
○각종 홍보물 부착
○해당 사업소에 대한 지도·점검</td><td>- 흡연현황
- 흡연에 인한 경제사회적 비용
- 우리나라의 흡연문화
- 담배의 유해성
- 흡연에 대한 잘못된 생각
- 흡연이 건강에 미치는 영향
- 간접흡연의 문제점(사회적, 윤리적 문제)-흡연의 알코올 중독 원인과 현황</td><td>- 좌동
- 농촌지역 흡연의 특성 : 공동생활에 의한 간접흡연의 문제점 집중 교육 필요(특히 자녀 공동거주 공간에서의 흡연의 문제 등)</td></tr>
<tr><td rowspan="2">1차 사업대상
(청소년, 성인)</td><td>개인</td><td>○ 금연교실/캠프 운영
○ 금연상담실
○ 흡연관련 검사</td><td rowspan="2">- 흡연현황
- 흡연에 인한 경제사회적 비용
- 우리나라의 흡연문화
- 담배의 유해성
- 흡연에 대한 잘못된 생각
- 흡연이 건강에 미치는 영향
- 청소년 흡연의 동기
- 간접흡연의 문제점(사회적, 윤리적 문제)-흡연의 알코올 중독 원인과 현황
- 청소년 흡연의 문제점
- 담배광고의 문제점, 자신감과 자긍심을 높이기 위한 방법
- 금연의 방법과 금연 지속을 위한 지역자원활용방안 등</td><td rowspan="2">좌 동</td></tr>
<tr><td>기관</td><td>○인터넷을 이용한 학생흡연예방 및 금연,절주교육
○금연시범사업장 운영
○금연상담 기관(의원 또는 한의원 등) 지정 운영
○ 금연지도자 교육</td></tr>
<tr><td rowspan="2">2차 사업대상
(장년기, 노인, 임산부)</td><td>개인</td><td>○ 금연상담실
○ 흡연관련 검사</td><td rowspan="2">- 흡연현황
- 흡연에 인한 경제사회적 비용
- 우리나라의 흡연문화
- 담배의 유해성(임신시 흡연의 문제점)
- 흡연에 대한 잘못된 생각
- 흡연이 건강에 미치는 영향
- 간접흡연의 문제점(사회적, 윤리적 문제)-흡연의 알코올 중독 원인과 현황
- 금연의 방법과 금연 지속을 위한 지역자원활용방안 등</td><td rowspan="2">좌 동</td></tr>
<tr><td>기관</td><td>○인터넷을 이용한 정보제공
○금연상담의원 및 한의원 지정 운영</td></tr>
</table>

나. 교육내용의 예시

(1) 4시간용 학생교육안

이 교육 내용은 4시간용으로 학생들이 직접 토론하도록 구성되어 있는 프로그램이다. 이는 방학 전 등의 시간을 활용하여(특히 토요일) 4시간 동안 흡연예방과 금연에 대한 심도 있는 집중토론을 유도함으로써 교육효과를 극대화시키고자 개발된 프로그램이다<표 20-9>.

표 20-9. 4시간용 학생교육안

교 시	내 용	소요시간(분)
1	오리엔테이션 및 비디오 상영(흡연의 유해성, 중독성, 금연방법, 흡연의 사회적 피해 등), 흡연의 유해성에 대한조별토의	30-45
2	흡연예방을 위한 마음가짐, 친구의 흡연권유 거절하기, 자신에게 진실하기 및 흡연동기에 대하여 생각하기 등에 대한 토의(조별토의)	45-90 (수업시간 고려)
3	자기주장 방법, 비흡연 옹호, 흡연 문화 개선에 대한 조별 토의 및 발표, 비디오 상영(20분)	45
4	흡연예방 표어선정(조별 토론), 나의 인생계획 작성 금연 서약서 작성 및 금연뱃지 수여	45

(2) 5일 금연교실 안

금연교실의 내용은 다음의 내용을 참고하되 일정과 구성은 보건소나 교육기관의 사정을 고려하여 재편성하여 활용할 수 있을 것이다.

구성의 중점은 필수적인 흡연의 피해 등에 대한 지식을 제공함과 동시에 피교육들이 자발적으로 흡연에 대한 인식을 증대시킬 수 있도록 하고, 스스로 흡연의 문제점과 금연의 필요성과 비흡연자의 입장을 이해하는 등에 대한 내용을 토의하고 의사결정하여 이를 서약서나 표어 등의 형태로 표현하도록 하고자 하는 것이 목적이다. 이를 통하여 일방적인 지식전달이나 정해진 틀에 의한 규범적인 태도의 표명보다는 참여자들이 문제점을 도출하고 이에 대한 개선방법을 구체적으로 논의하으로써 금연교실참여를 통한 효과를 극대화하고자 한다.

또한 핵심적인 내용과 선택사항을 구분하여 제시함으로써 2일-5일의 금연교실 프로그램을 구성할 수 있는 가이드라인을 제시하였으며, 교육시간은 1일 90-120분으로 구성하는 것으로 하였다.

표 20-10. 5일 금연교실 안

일 자	교 육 내 용	중요도	소요시간(분)	비고
첫째날	• 등록 및 일정소개	핵심	15	
	• 본인소개 및 참여동기발표	핵심	20	
	• 폐기능 검사, 일산화탄소측정	선택	20	
	• 금연교육(흡연의 심각성 및 금연의 필요성) 및 비디오 상영	핵심	20-30	
	• 간접흡연의 문제점(사회적, 윤리적 측면 강조)	핵심	20-30	
둘째날	• 등록 및 일산화탄소 측정. 건강check	선택	10	
	• 마네킹을 이용한 동물실험	선택	30	실험 2가지 중 한가지 선택
	• 콩나물실험 및 토의(조편성)	선택	30	
	• 흡연관련 비디오 상영	핵심	20-30	
셋째날	• 등록 및 일산화탄소 측정. 건강check	선택	10	
	• 청소년 흡연의 심각성에 관한 조별토의 및 표어 제작	핵심	60	
	• 금연 후 체중관리에 대한 교육	선택	20-30	
넷째날	• 등록 및 일산화탄소 측정. 건강check	선택	10	
	• 흡연자와 비흡연자의 입장에서의 토론	필수	40	
	• 금연보조제 및 금단증상에 관한 교육 및 시술	핵심	30	
	• 금연유지를 위한 나의 결심굳히기 및 나의 장래(인생계획)에 관한 발표	핵심	40	10명 기준
다섯째날	• 등록 및 일산화탄소 측정, 건강검진	선택	10	
	• 콩나물실험 결과 분석	선택	20	
	• 종합토의 및 수료식	필수	20	

(3) 보건교사용 교육 교안(예)

표 20-11. 보건교사용 교육 교안

본주제	담배를 끊지 못하는 이유 알기	장 소	학년 반 교실
		일 시	2001년 월 일
수업형태	전체 · 모둠 학습	수업시간	
학습목표	담배를 끊지 못하는 이유에 대해 말할 수 있다.		

단 계	지도내용	교수-학습 활동 내용	시간	자료 및 유의점
도입	동기유발	◈ 분위기 조성 및 동기유발 ○ 담배 재배 사진 보여주기 ○ 담배를 펴본 경험이 있거나, 가족 중에서 흡연을 즐겨하시는 분의 사례를 발표하기	10′	*담배를 피우는 사람들의 사진
	학습문제제시	◈ 학습 문제 확인 ○ 담배의 건강장애(중독)를 알아본다	10′	
	학습활동안내	◈ 학습 활동 안내 <활동 1> '담배란 무엇인가?'에 대하여 알아보기 <활동 2> '담배를 끊지 못하는 이유'에 대해 모둠별로 토의하기 <활동 3> 금연신문 만들기	10′	*백칠판
전개	<활동1>	◈ '담배란 무엇인가?'에 대하여 알아보기 • 담배의 정의 - 1년생 식물의 하나로 그 말린 갈색잎을 저장, 건조 한 후 여러 가지 화학물질을 첨가하여 제품화한 것 • 담배의 약물로써의 역할 알아보기 - 니코틴 함유 : 뇌를 흥분시키면서 동시에 억제 시키는 작용을 함 • 담배의 역사 정리하기	5′	*담배 재배 사진
	<활동2>	◈ '담배를 끊지 못하는 이유'에 대해 모둠별 토의 • 담배를 끊는 일이 굉장히 힘들다는 선입관에 사로잡혀 두려움이 앞서 자신감을 갖지 못함 • 생각이 있어도 주위에 있는 친구들 또는 다른사람들의 담배 피우는 모습을 보고 위로를 받음 • 주위 사람들의 집요한 방해	15′	

3. 선진외국의 건강증진사업

건강증진에 관한 현대적 개념이 1976년 캐나다 정부에서 발표된 『Lalonde 보고서』에서 공적으로 대두된 이래 현재의 건강보다 나은 상태로 만들기 위한 노력이라 일컬어지는 건강증진의 실천에는 인구집단 전체의 생활환경 개선을 통한 총체적인 건강증진(Total Health Promotion)에 초점을 맞추고 있다.

미국과 일본은 1980년대 들어서 건강증진과 관련된 많은 연구가 이루어지고 있으며, 1990년대에 와서 미국은 국무성에서 *Health People 2000 : National Health Promotion and Disease Prevention Objectives*라는 보고서를 발간하여 공적으로 건강증진의 중요성을 인정받았으며, 일본은 '국민 건강가꾸기' 운동을 추진하여 국민 스스로 적극적인 건강증진을 할 수 있도록 하고 있다.

1) 미국의 건강증진사업

국가적 차원의 건강계획으로 1990년 발표된 *Health People 2000*에서는 예방가능한 사망과 불구의 감소, 삶의 질 향상, 한 사회에서 살아가는 사람들간의 건강에 관한 불평등 완화 등에 국가적 차원의 건강목표를 두고 있다. 국가적 건강목표는, 첫째, 국민의 건강한 삶 연장, 둘째, 건강에 관련된 불평등 완화, 셋째, 모든 국민의 예방보건 서비스에 대한 접근달성이다.

미국인의 건강증진 및 질병 예방을 위하여, 시민과 각 분야의 전문가, 그리고 공공 및 민간기관이 함께 참여하여 이룬 국가적 노력의 결실인 이 계획에서는 상기 건강목표 달성을 위하여 다음과 같이 연령집단별(크게 5개집단으로 구분) 주요 건강문제와 접근방안에 관한 검토를 통하여 '건강증진' '건강보호' 및 '예방보건 서비스'에 관한 구체적 건강목표(3개 분야의 21개 과제)를 제시하고 있으며, 이에 관한 사업추진을 전반적으로 지원하기 위하여 '사업감시 및 자료관리체계'를 강조하고 있다.

(1) 연령 집단별 주요 건강문제

(가) 영아기

영아 요인 : ① 저체중 관리 ② 선천성 이상 ③ 급작스러운 영아기 사망 증상 ④ 호흡기 장애 등이다.

모성측 요인 : ① 흡연 ② 음주 및 약물 사용 ③ 연령 ④ 영양 ⑤ 사회 경제적 상태 ⑥ 환경적 장애 등이 있다. 미혼모와 고위험 집단의 산전관리를 철저히 하고 있다.

(나) 유아기 및 학령기

① 불의의 사고 ② 발달상의 장애 ③ 익사, 화상, 부상, 중독 ④ 호흡기 질환, 납중독이 문제이며 기본위생, 식습관, 운동의 생활화 등을 포함한 학교보건교육을 실시하고 있다.

(다) 청소년기 및 청년기

15~24세가 대상으로 ① 자동차 사고 ② 폭력, 살인 및 자살 ③ 흡연, 음주 및 약물중독 ④ 성문제가 주요 문제이며, 이 시기에 전생애를 위한 건강한 생활습관 확립기로 중요한 시기이며, 성인병 예방을 위한 기본 건강행위 형성기이다.

(라) 성인기

25~64세가 대상이며 ① 암질환 ② 심질환 ③ 뇌졸중 ④ 만성 폐질환 ⑤ 사고 등이 문제로, 식습관 · 체중관리 · 운동 · 금연 · 과음 방지 · 자동차 안전운행 · 고혈압관리 등에 비중을 두고 있다.

(마) 노년기

65세 이상 인구가 대상으로 ① 심장질환 ② 암 ③ 뇌졸중 ④ 만성 폐질환 ⑤ 폐렴 ⑥ 인플루엔자 ⑦ 당뇨병 ⑧ 우울증 ⑨ 관절염 ⑩ 골다공증 ⑪ 청각, 시각장애 ⑫ 치매 등이 문제로, 노령인구에 대한 건강습관 상담 · 만성 질환관리법 등을 교육하고, 사회적 지원체계를 구축하여 노년기 건강증진에 노력하고 있다.

(2) 건강 취약대상에 대한 문제

건강 취약대상으로는 ① 저소득계층 ② 소수 인종집단 ③ 장애자 등이 있는데, 이들에 대한 건강정보체계 구축과 적절한 보건의료 서비스 제공에 노력하고 있다.

(3) 건강증진 및 질병예방을 위한 우선과제 및 2000년까지의 설정목표

(가) 건강증진 분야

① 운동 : 적어도 인구의 30% 이상이 적절한 운동을 실천토록 한다(36% 증가).

② 영양 : 비만증 비율이 인구의 20%를 초과하지 않도록 한다(23% 감소). 지방질 섭취는 전체 에너지 섭취의 30% 정도를 유지한다(17% 감소).

③ 흡연 : 성인의 흡연율이 15% 미만이 되도록 한다(48% 감소). 20세 이하에서 흡연을 시작하는 인구 비율이 15%를 초과하지 않도록 한다(50% 감소).

④ 음주 및 약물 중독 : 음주 운전으로 인한 사망률이 인구 10만명당 8.5명 미만으로 한다(12% 감소). 12~17세 학생의 음주율 13% 미만, 18~25세 인구의 마리화나 이용률 8% 미만, 18~25세 인구의 코카인 이용률 3% 미만이 되도록 한다(50% 감소).

⑤ 가족계획 : 10대의 임신율이 17세 이하 소녀 1,000명당 50을 초과하지 않도록 한다(30% 감소). 원치 않는 임신의 비율이 전체 임신의 30%를 초과하지 않도록 한다(46% 감소).

⑥ 정신건강 및 정신장애 : 자살률이 인구 10만명당 10.5를 초과하지 않도록 한다(10% 감소). 스트레스로 인하여 부정적 영향을 받는 인구비율이 35% 미만이 되도록 한다(18% 감소).

⑦ 폭력이나 난폭한 행동 : 살인이 인구 10만명당 7.2를 초과하지 않도록 한다(15% 감소). 폭행이 인구 1,000명당 10을 초과하지 않도록 한다(10% 감소).

⑧ 교육 및 지역사회 프로그램 : K-12 학교보건교육 프로그램을 적어도 75%의 학교에 보급한다.

85% 이상의 작업장(근로자 50인 이상인 경우)에서는 근로자 건강증진 활동이 전개되도록 한다(31% 증가).

(나) 건강보호 분야

① 불의의 사고 : 불의의 사고로 인한 사망이 인구 10만명당 29.3을 초과하지 않도록 한다(15% 감소). 적어도 85% 이상의 운전자가 자동차 사고 안전장치를 착용토록 한다(102% 증가).

② 산업장의 안전과 건강 : 작업장에서의 상해로 인한 사망이 근로자 10만명당 4를 초과하지 않도록 한다(33% 감소). 작업장에서의 상해가 근로자 100명당 6을 초과하지 않도록 한다(22% 감소).

③ 환경보건 : 5세 이하 아동의 혈중 납 검출량이 25μg/dL을 초과 않도록 한다. 대기오염을 방지하여 적어도 85% 이상의 인구가 EPA 기준에 적절한 환경에서 주거토록 한다. 적어도 40% 이상의 인구가 라돈 피해에 대한 안전검사를 받은 주거환경에서 거주토록 한다.

④ 식품 및 의약품 안전 : 살모넬라 중독증 집단발생을 매년 25회 미만으로 감소시킨다(68% 감소). 식품으로 인한 질환을 예방하고, 소비자의 입장에서 식품 취급기술을 개선시키도록 하고, 소비자에게 약품사용에 따른 부작용을 경고할 수 있도록 약무제도를 더욱 개선시키고, 1차보건의료 제공자는 단골환자의 약물사용을 정기적으로 검토하도록 한다.

⑤ 구강보건 : 8세까지 아동의 치아 우식증 발현율이 35%를 초과하지 않도록 한다(34% 감소). 무치율이 65세 이상 인구의 20%를 초과하지 않도록 한다(44% 감소). 치아 우식증 치료를 확대하고, 치근질환과 치아손실을 감소시키고, 어린이의 영구치에 대한 예방적 조치를 증대시키고, 영아의 인공수유에 따른 치아손실에 대하여 부모의 주의를 환기시키고, 모든 인구에서 정기적인 구강검진 및 계속적인 서비스를 증진시킨다.

(다) 예방보건 서비스

① 모자보건 : 영아사망률을 출생 1,000명당 7 이하로 감소시킨다(31% 감소). 저체중아 출생률을 5% 이하로 감소시킨다(28% 감소). 임신초기 산전관리 수진율이 90% 이상

이 되도록 한다(18% 증가).

② 심질환 및 뇌졸중 : 심혈관 질환으로 인한 사망률을 인구 10만명당 100 이하로 감소시킨다(28% 감소). 뇌졸중으로 인한 사망률을 인구 10만명당 20 이하로 감소시킨다(34% 감소). 고혈압 환자의 50% 이상이 정기적 관리를 받도록 한다(108% 증가). 혈중 콜레스테롤치가 평균 200mg/dL 이하가 되도록 한다(6% 감소).

③ 암 : 각종 암질환으로 인한 사망률이 인구 10만명당 130을 초과하지 않도록 한다. 50세 이상 여자 인구가 60% 이상의 적어도 매 2년마다 유방검사를 받도록 한다(140% 증가). 18세 이상 여자 인구의 85% 이상이 적어도 매 1~3년마다 자궁경부암 검사를 받도록 한다(13% 증가). 50세 이상 인구 중 50%는 적어도 매 1~2년마다 변의 잠재혈액검사(fecal occult bolld test)를 받도록 한다(85% 증가).

④ 당뇨병 및 만성적 불구상태 : 만성질환으로 인한 불구율이 적어도 인구의 8%를 초과하지 않도록 한다(15% 감소). 당뇨병 관련 사망률이 인구 10만명당 34를 초과하지 않도록 한다(11% 감소).

⑤ HIV 감염 : HIV 감염률을 인구 10만명당 800 이하로 국한시킨다.

⑥ 성병 : 임질 감염률이 인구 10만명당 225 이하가 되도록 한다(25% 감소). 매독 감염률이 인구 10만명당 10 이하가 되도록 한다(45% 감소).

⑦ 예방접종과 감염성 질환 : 홍역 퇴치. 유행성 폐렴 및 인플루엔자로 인한 사망률이 65세 이상 인구 10만명당 7.3 이하가 되도록 감소시킨다(20% 감소).

⑧ 예방적 보건의료 서비스 : 예방 보건의료 서비스에 대한 재정적 장벽이 제거되도록 한다.

(라) 감시체계 및 자료관리

연방정부, 주정부 및 지방 보건기관 등 각 수준에서 활용할 수 있는 건강상태에 관한 지표의 개발 및 생산에 주력한다.

(4) 2000년도의 사업장 건강증진 목표(50인 이상 사업장)

① 사용자가 지원하는 체육활동과 건강관리 프로그램을 실시하는 사업장의 비율을 다음과 같이 증가시킨다.

② 영양교육과 체중관리 프로그램을 둘다 실시하거나 그 중 하나만 실시하는 사업장을 최소한 50%까지 증가시킨다(1985년도에 영양교육을 실시한 사업자은 17%였고, 체중관리 프로그램을 실시한 사업장은 15%였음).

③ 사업장 내에서 흡연을 금지하거나 극히 제한하는 공식적인 금연계획을 실시하는 사업장을 최소한 75%까지 증가시킨다(1985년도에 50인 이상 사업장 중에서 금연정책을 실시한 사업장은 27%였고, 1987년도에는 중대규모 사업장의 54%가 금연정책을 실시했음)

④ 사업장 내에서의 음주와 약물복용 관리에 대한 계획을 실시하는 사업장을 최소한 60%까지 증가시킨다(기본자료 없음)

⑤ 근로자 스트레스 감소 프로그램을 실시하는 사업장을 최소한 40%까지 증가시킨다(1985년에 26.6%였음).

⑥ 광범위한 근로자 건강증진 프로그램을 실시하는 사업장을 최소한 85%까지 증가시킨다(1985년도에 적어도 한 가지 이상의 건강증진 활동을 실시하는 사업장은 50인 이상 사업장의 65.8%였고, 1987년에는 중대규모 사업장의 63%가 건강증진 활동을 실시했음).

⑦ 사용자가 지원하는 건강증진 활동에 정기적으로 참여하는 시간제 근로자의 비율을 최소한 20%까지 증가시킨다(기본자료 없음).

2) 일본의 건강증진사업

일본은 전후 공중위생 수준의 향상, 의료기술의 진보, 국민 보건의식 수준의 향상 등으로 평균수명이 세계 최고수준을 유지하고 있다. 그러나 인구의 고령화, 생활양식의 변화 등에 따라 암·심질환·뇌혈관 질환 등의 성인병이 점점 증가하고 있으며, 의학의 발달에도 불구하고 원인불명 치료방법 미확립, 장기요양 등을 요하는 질병을 앓고 있는 사람이 적지 않다. 따라서, 이러한 문제에 대한 대응방안으로서 보건 분야에서는 '국민건강가꾸기운동'을 추진하고 있다.

일본인의 평균수명이 여자 81세, 남자 76세로 연장됨에 따라 현실로 대두된 '인생 80년시대'를 건강하게 영위해 나가기 위해서는 "국민 한 사람이 자기 건강은 스스로 지킨다"는 자각을 기본으로 삼고 젊을 때부터 '건강가꾸기'를 실천해 나가야 한다는 것이다. 특히, 일본의 건강가꾸기운동에서는 국민 스스로 적극적 건강증진을 추진할 수 있는 '스포츠 시스템'이 절실히 고려되고 있는 점에 유념하면서 일본의 건강가꾸기운동 추진현황을 검토함으로써 우리나라에서의 동 분야 전략개발에 도움이 되고자 한다.

(1) 국민건강 가꾸기운동 추진

1970년부터 보건소에 영양교실을 개설하여 일상생활에서 올바른 영양·운동·휴양의 실시방법의 지도를 하고, 1972년부터는 지역사회 건강증진의 중심처로 건강증진센터의 설치를 추진하였다. 1978년 국민건강 가꾸기운동(제1차)을 실시하였고 중고령 근로자 건강보호를 위한 고령근로자 건강보호운동(SHP : Silver Health Plan)을 1979년 시행하였으며, 1988년부터는 총력(총체적인) 건강증진운동(THP)을 실시하면서 시책을 확충하고, 운동습관 보급에 의한 영양·운동·휴양의 균형잡힌 체제확립을 목표로 10년계획의 제2차 국민건강가꾸기운동(Active 80 Health Plan)을 실시하고 있다.

(2) 제2차 국민건강 가꾸기운동의 특징

건강한 사람은 보다 나은 건강을 확보토록 하며, 고혈압·비만 등 소위 건강하지 못한 사람은 질병에 이환되는 것을 방지할 수 있도록 하여, 전국민이 건강한 생활을 향유함을 목표로 하는 종합적인 건강가꾸기 대책이라고 하겠다(그림 20-10 참조).

건강가꾸기의 보급개발을 적극적으로 추진하는 기관으로서 재단법인 '건강체력가꾸기사업재단'의 활동을 강화하며, 더 나아가서 건강증진 대책을 더욱 충실히 강화하는 것으로서 이 운동의 특징은 다음과 같다.

① 질병의 조기발견과 조기치료라 말하는 '2차예방'에서부터, 질병의 발생예방과 건강증진이라는 '1차예방'에 중점을 둔다.

② 영양·운동·휴양이라 일컬어지는 건강가꾸기 3요소의 균형잡힌 생활양식을 확립한다.

③ 공공부문에서 추진하는 건강가꾸기사업에 민간부문의 활력을 적극적으로 도입한다.

제2차 국민건강가꾸기운동
(Active 80 Health Plan)

영 양	운 동	휴 양
• 제14차 개정 일본인의 영양소요량 책정 및 개발 보급 • 가공식품 영양성분 표시제도 보급 • 집단급식 시설관리, 영양사 배치 • 보건소 시정촌의 영양사 설치 촉진 • 식생활개선추진원 양성 • 시정촌에서 질병 유형별 식생활 건강상담 • 조리사 상애건강교육사업 추진 • 외식 조리의 영양성분 표시, 조사연구	• 운동소요량 책정 • 건강운동지도사 양성 • 건강운동실천지도자 양성 • 운동보급추진원(자원봉사자) 육성 • 건강증진센터 정비 촉진 • 민간 건강증진 시설의 조직화 • 건강증진 시설 인정제도의 창설 • 질병예방 시설에 대한 사회복지, 의료사업단의 융자 • Care house 이용료에 대한 의료비 공제 • 전국 건강복지 축제 개최	• 마음의 건강가꾸기사업 추진 • 휴양방식의 연구

생활양식의 개선

균형잡힌 식생활, 적절한 운동, 충분화 휴식

그림 20-10. 인생 80년을 위한 적극적인 건강계획

특히, 현시점에서 중요시되고 있는 운동에 의한 건강가꾸기를 추진하기 위해서는 의식개발 · 운동지도자 육성 · 운동시설 및 설비정비가 필요한데, 이에 관한 진행은 다음과 같다.

• 의식개발 : 1989년 후생성에서 일상생활 상태와 연령 등에 적합한 적정운동 소요량을 제시하여 국민건강운동에 대한 의식개발에 일조를 한다.

• 운동지도자 육성 : 1989년부터 주로 시설에서 운동 프로그램 작성 및 지도를 실시하는 건강운동지도사와 지역에서 운동보급을 실시하는 운동보급추진원(자원봉사자)이 양성

되고 있다. 1989년에는 운동 프로그램에 따라 운동지도를 행하는 건강운동실천지도자와 온천이용을 안전하고 적절하게 실천하도록 지도하는 온천이용 지도자 양성을 시작했다.

• 운동시설 정비 : 건강증진센터 등 공공시설 외에도 민간 건강증진 시설에 대한 저금리 융자제도 창설, 우량 건강증진 시설의 인정 등을 실시하고 있다.

3) 유럽의 건강증진사업

유럽에서 1984년부터 시작된 유럽인들의 건강을 위한 WHO 유럽지역위원회의 제안은 유럽의 여러 국가의 의회·정부·의사 등 의료전문인력 관련단체들이 건강에 관한 활발한 논의를 확대하는 계기를 가져왔다. 이러한 논의들이 바탕이 되어 1985년에는 2000년까지 모든 사람에게 건강을 실현시키는 것을 목표로 하는 'Target for Health for All'을 제시하였다. 이것은 다시 1993년 'Health for All Targets'으로 수정·제시되었는데, 여기서 제안된 사항들은 목표단계·전략단계·지원단계로 나누어 8개 분야의 총 38개 목표를 세워 포괄적인 건강대책 전반을 제시하였다.

1998년에는 유럽 각 회원국의 관련 전문기관·국제기관·보건 정부 부처간의 2년간 집중적인 작업과정을 통하여 새로운 21세기에 대비하여 21세기 초반 20년간의 목표를 7개 분야의 총 21개 목표로 설정하고 있다.

21세기 유럽지역의 궁극적 건강목표는 "모든 이에게 건강의 잠재력을 최대한 발휘하도록 하자"는 데 두고 있으며, 이를 위하여 두 가지 목적을 세우고 있다. 즉 첫째, 전생애를 통하여 인간의 건강을 증진시키고 보호하고, 둘째, 주요 질병 및 사고발생으로 인한 고통을 줄이는 데 두고 있다.

이러한 배경하에 설정된 21개 목표를 보면 <표 20-26>과 같다. 이 목표는 1998년 WHO가 "21세기 전 인류의 건강목표를 설정하자"는 제의하의 10개 목표를 세운 것을 유럽지역에 부합하여 설정한 것으로, 특히 1998년 목표는 과거 1993년 목표가 추상적이고 개념적인 목표를 제시한 것과는 달리 구체적이고 객관적인 지표, 목표달성 수준을 수치화한 세부목표로 구체화하고 있다. 목표와 지표설정에 있어서 현재의 수준은 1995년을 기준으로 하고 있으며, 건강수준 달성목표 설정은 2020년을 기준으로, 수단적 목표는 2010년 또는 2015년 달성목표를 설정하였다.

표 20-26. 유럽지역의 21세기 21부문 건강목표

부 문	목 표	세 부 목 표
지역 내 연대활동의 강화를 통한 건강수준의 형평성 제고	1. 유럽지역내 건강을 위한 유대강화 : 지역 내 국가간 건강수준의 격차를 감소시킨다.	1.1 유럽지역 국가의 기대여명 차이를 30% 이하로 한다. 1.2 보건의료 여건을 개선하여 국가간 주요 질병, 장애, 사망지표의 격차를 감소시킨다.
	2. 건강수준의 형평성 제고 : 2020년까지 취약계층의 건강수준을 향상시켜 국가 내 사회·경제적 계층간의 격차를 25% 이하로 감소시킨다.	2.1 사회·경제 계층간 기대여명의 차이를 20% 이내로 한다. 2.2 사회·경제 계층별 주요 질병, 사망, 장애, 관련지표의 차이를 줄인다. 2.3 소득, 교육수준, 노동시장에서의 접근성 등 사회·경제적으로 불리한 여건을 개선시킨다. 2.4 빈곤인구를 대폭 감소시킨다. 2.5 건강과 사회·경제적 측면에서 특별한 욕구가 있는 계층이 적절한 서비스를 받도록 보호한다.
유럽지역 8억 7,000만 인구의 건강수준 향상	3. 건강한 생의 출발 : 2020년까지 모든 신생아와 영유아의 건강수준을 향상시킨다.	3.1 적절한 생식보건(reproductive health), 산전관리, 모성과 태아관리, 영유아 건강관리를 보장받을 수 있도록 한다. 3.2 영아사망률은 20에서 10 이하로, 현재 20 이하인 국가는 10 이하로 낮춘다. 3.3 영아사망률이 10 이하인 국가는 신생아의 선천성 질환과 장애발생을 줄인다. 3.4 5세 이하 유아의 사고와 폭력으로 인한 사망과 장애를 현재의 50% 이하로 줄인다. 3.5 2,500g 미만 저체중아의 비율을 현재의 20%까지 줄이고 국가간 차이를 감소시킨다.
	4. 청소년의 건강확보 : 2020년까지 청소년이 사회에서 충분한 역할을 할 수 있도록 건강수준을 향상시킨다.	4.1 어린이와 청소년이 건강을 선택할 수 있도록 기술을 향상시킨다. 4.2 폭력과 사고로 인한 사망과 장애발생을 현재의 50%까지 감소시킨다. 4.3 약물, 담배, 알코올 사용 등 건강 위해행위를 하는 청소년의 비율을 실질적으로 감소시킨다.
	5. 건강한 노년 : 2020년까지 65세 이상 인구의 건강잠재력을 향상시켜 사회적 역할을 충분히 하도록 한다.	5.1 65세 이상의 기대여명과 DFLE(무장애 여명)을 20%까지 증가시킨다.
질병과 사고의 예방관리	6. 정신보건의 향상 : 2020년까지 사회심리적 안녕상태를 증진시키고, 정신건강 서비스 접근성을 제고시킨다.	6.1 인구집단의 스트레스에 대응하는 능력을 향상시키며, 정신건강에 악영향을을 미치는 요인을 감소시킨다. 6.2 자살을 최고 1/3 감소시킨다.

부 문	목 표	세 부 목 표
	7. 전염병의 감소 : 2020년까지 공중보건에서 중요한 전염병의 박멸과 제거를 위한 체계적인 프로그램을 통해서 전염병으로 인한 건강문제를 현저하게 감소시킨다.	7.1 2000년 이전까지 유럽지역 내 유행성 뇌척수막역(소아마비)의 전파를 차단하고 2003년 이전까지 각 국가에서 이를 확인하도록 한다. 7.2 2005년 이전까지 유럽지역 내 신생아 파상풍을 없앤다. 7.3 2007년 이전까지 홍역을 없애고 2010년까지 각국이 이를 확인하도록 한다.
	8. 비전염성질환의 감소 : 2020년까지 주요 만성질환으로 인한 장애와 조기사망을 가능한 수준까지 낮춘다.	8.1 65세 미만 인구의 심혈관계 질환 사망을 최소 40% 낮춘다. 8.2 65세 미만 인구의 각종 암 사망률을 최소 15% 낮추고, 폐암 사망은 25%까지 낮춘다. 8.3 당뇨병으로 인한 신체 절단, 시력 손실, 신장기능 손실, 임신합병증 등의 건강문제를 1/3 감소시킨다. 8.4 만성 폐질환, 근골격계 장애, 기타 만성질환으로 인한 장애와 사망을 감소시킨다. 8.5 6세 아동의 충치를 20% 미만으로 하고, 12세 아동의 평균 치아손실을 평균 1.5개 이하로 되도록 한다.
	9. 폭력 및 사고로 인한 상해 감소 : 2020년까지 사고·폭력으로 인한 상해, 사고발생을 감소시킨다.	9.1 도로교통사고로 인한 사망과 장애를 30% 감소시킨다. 9.2 작업장, 가정, 레저활동에서 발생하는 사망과 장애를 50% 감소시킨다.
지속적인 건강을 도모하기 위한 각 부분간의 전략적 연대	10. 건강을 위한 환경조성	2015년까지 유럽에 거주하는 인구가 위험한 오염물질에 국제적으로 공인된 표준 기준치를 넘지 않는 수준에 노출되도록 안전한 물리적 환경에서 살 수 있도록 한다.
	11. 건강한 생활양식 : 2015년까지 건강한 생활양식을 선택하도록 한다.	11.1 영양, 신체활동, 성행위에서 건강행위 실천을 증가시킨다. 11.2 안전하고 건강에 도움이 되는 식품의 구매력과 접근성을 제고시킨다.
	12. 알코올, 약물, 담배로부터의 위해 감소 : 2015년까지 중독적인 담배, 알코올, 향정신성 약품의 사용으로 인한 건강위해를 실질적으로 감소시킨다.	12.1 15세 이상 인구 중 비흡연 인구비율을 최소 80% 감소시키고, 15세 미만 인구에서는 100%까지 감소시킨다. 12.2 알코올의 연간 1인당 소비량을 6리터 이하로 감소시키고, 15세 미만 인구의 소비량은 0에 근접하도록 한다. 12.3 불법 향정신성 약품사용을 최소 25% 감소시키고, 사망을 50% 감소시킨다.

부 문	목 표	세 부 목 표
	13. 건강한 환경의 조성 : 2015년까지 유럽지역 내 인구가 가정, 학교, 사업장, 지역사회에서 물리적, 사회적으로 건강한 환경에서 거주할 수 있도록 한다.	13.1 개인과 가족의 건강증진과 건강보호기술을 증가시키고, 물리적 가정환경이 안전하게 보장되도록 한다. 13.2 UN 장애인 기준에 의한 가정, 사업장, 사회생활 환경조성을 통하여 장애인의 건강을 증진시킨다. 13.4 최소한 50%의 어린이와 95%의 학교 아동이 건강증진적 유치원과 학교에서 교육을 받을 수 있도록 한다. 13.5 최소 50% 도시지역이 건강도시 네트워크의 회원이 되도록 한다. 13.6 최소 10% 대기업이나 중기업이 건강한 회사기준에 부합되도록 한다.
	14. 건강에 대한 사회 각 부문의 책임강화	2020년까지 사회 각 영역이 건강을 위한 책임을 인식하도록 한다.
결과 지향적인 통합적 보건의료 체계의 조성	15. 건강과 관련된 영역의 통합 : 2010년까지 지역사회 중심의 1차 보건의료에 대한 접근성을 높인다.	15.1 효율적이고 비용 효과적인 의뢰체계를 가진 포괄적인 1차 보건의료를 통하여 지속적인 관리가 90%의 국가에서 가능하도록 한다.
	16. 비용 효과적이고 건강 산출적인 보건의료 서비스의 질 관리	16.1 2010년까지 주요 보건전략을 건강산출 측면과 비용효과 측면에서 평가한다. 16.2 유럽지역내 모든 국가는 10대 주요 건강문제에 대하여 건강에 대한 영향 측정, 비용효과와 환자 만족도를 포함하는 질적 관리를 위한 국가적 모니터링 체계를 개발하도록 한다.
	17. 보건의료서비스에 대한 재정지원과 자원투입	2010년까지 지역 내 회원국은 보건요구에 근거하여 건강증진, 건강보호, 치료사업에 비용효과와 결과에 바탕을 두고 지속적인 재원지원과 자원분배 체계를 가져야 한다.
	18. 보건을 위한 인력자원의 개발	2010년까지 지역 내 회원국은 적절한 지식과 기술을 가진 보건전문가를 육성, 확보하여야 한다.
변화를 초래할 수 있는 정책과 매커니즘의 도입	19. 건강에 대한 연구와 지식 기반의 강화	2005년까지 모든 국가는 보건정보를 정치인, 전문가, 일반대중이 건강지식을 효과적으로 이용하고 전파할 수 있도록 연구를 강화하고 정보와 커뮤니케이션 시스템을 확보하여야 한다.
	20. 건강을 위한 민간과 공공 부문의 파트너쉽 강화	2010년까지 Health for All 정책을 수행하기 위하여 개인과 단체, 공공과 민간, 시민사회는 연대와 파트너쉽을 가지고 참여하여야 한다.
	21. 모든 이에게 건강을 위한 정책과 전략의 도입	2010년까지 모든 국가는 조직체계와 관리과정 및 혁신적인 리더쉽을 통하여 모든 지역과 국가, 학교, 가정, 사업장에서 단기 및 중장기 목표를 가지고 Health for All 정책을 수행하여야 한다.

참고문헌

강복수 외 45명 ; 예방의학과 공중보건, 계축문화사, 1998.

강영미 외 : 보건교육, 수문사, 1999.

고응린 외 : 공중보건학, 신광출판사, 1988.

구성회 외 : 공중보건학, 고문사, 2000.

구성회 외 : 환경위생학, 신광출판사, 1994.

국제환경연구소 : 환경관계법규, 동화기술, 1993.

권이혁 : 2000년대의 국민건강 증진을 위한 보건교육 추진방향, 보건교육기반 구축을 위한 워크샵 결과 보고서, 대한보건협회 ; 7～15, 1990.

권이혁 ; 최신보건학, 신광출판사, 1984.

김 명 : 각급학교의 정규교육을 통한 보건교육 강화, 보건교육기반 구축을 위한 워크샵 보고서, 대한보건협회, 1990.

김 명 · 서미경 · 서혜경 · 김영복 : 보건교육 이론과 적용, 계축문화사, 1997

김광기 · 박형중 : 보건교육, 신광출판사, 1998.

김광기 : 음주, 절주 전문가 교육, 대한보건협회, 2002.

김동석 : 공중보건학, 수문사, 2000.

김두희 : 보건학총론, 학문사, 2000.

김명호 : 보건교육, 수문사, 1989.

김순자 외 : 기본간호학, 수문사, 1994.

김영임 · 이시백 · 정연강 : 보건교육, 한국방송통신대학교 출판부, 1997.

김인호 : 경영정책과 전략적 경영, 서울, 비봉출판사, 1991.

김재수, 남은우 : 병원관리학, 서울, 신광출판사, 1990.

김정근 : 노인보건의 현황과 대책 ; 한국노년학회지. No.4, p.64.

김정순 외 ; 일반보건학, 서울대학교 출판부, 1994.

김정순 : 역학 각론, 신광출판사, 1991.

김정순 : 역학 원론, 신광출판사, 1990.

김종오 외 ; 공중보건학, 청구문화사, 2000.
김주영 외 : 환경위생학, 고문사, 1995.
김주영 외 : 보건통계학, 고문사, 1993.
김화중 등 : 보건교육의 이론과 실제, 서울, 수문사, 1991.
김화중 : 지역사회간호학, 수문사, 1990.
남원계 : 중고등학생의 식습관 행태와 관련요인, 서울대 보건대학원 석사학위논문, 1995.
남철현, 최연회, 구현진, 이경수 : 보건 건강증진사업 표준모델 개발 프로그램, 보건복지부, 대구한의대 보건복지연구소, 2004.
남철현 외 : 예방의학과 보건학, 계축문화사, 1996.
남철현, 박용억, 유왕근, 황연자 : 초중고등학생들을 위한 환경교육학습개선에 관한 연구, 1993.
남철현 : 21세기 삶의 질 향상을 위한 건강증진방안, 21세기 인류 미래와 삶의 질 향상 국제세미나, 1997.
남철현 : 건강증진을 위한 보건교육과 보건교육사 활용, 보건교육학회지, 10(2), 1993.
남철현 : 국민보건의식행태 조사연구, 한국인구보건연구원, 1984.
남철현 : 보건교육과 건강증진, 계축문화사, 1999.
남철현 : 의료보험제도 정착을 위한 보건교육 및 홍보프로그램개발연구, 의료보험공단, 1992.
남철현 : 지역사회 주민의 보건의식 향상을 위한 보건교육사업, 한국보건교육학회지, 3(1), 1986.
남철현 : 학교보건, 한국학교보건학회지, 4/2, 1991.
남철현 : 학교보건교육, 한국학교보건학회지 ; 18(2), 1991.
남철현 : 학교보건을 통한 건강증진사업, 한국학교보건학회지, 1997.
남철현 · 박용억 · 노병의, 신중규, 유왕근 · 이말순 : 건강과 생활, 계축문화사, 1998.
남철현 · 박용억 · 유왕근 : 업종별 · 규모별 사업장 근로자의 건강증진 모델개발에 관한 연구, 산업보건연구 논문집, 노동부, 1993.
남철현 · 이시백 · 전병훈 · 최상섭 : 바른건강생활, 보건사회부, 1982.
남철현 외 : 학교보건, 계축문화사, 2001.
남철현 외 : 건강증진 시대의 보건교육
남철현 외 : 노인복지론

남철현 : 노인건강과학

노동부 : 산업재해분석 ; 7~16, 1991.

노동부 : 산재보험사업연보 ; 9~72, 1991.

노동부 : 노동백서, 2000.

대학보건행정교수협의회 ; 현대 공중보건학, 지구문화사, 1994.

대학서림 : 최신의료관계법규, 2000.

대한간호협회 : 모성 및 부인간호학, 신광출판사, 1991.

대한간호협회 : 암환자 간호(보수교육교재), 대한간호협회, 1993.

대한산업안전협회 : 관리감독자 사업장 안전보건, 1993.

대한의사협회 : 환경건강질병, 1996.

동화기술 : 환경관계법규, 2000.

문영한 : 산업보건학, 서울, 연세대학교 보건대학원 ; 1~19.

문옥륜 : 한국의료보험론, 신광출판사, 1991.

문창진 : 보건의료사회학, 신광출판사, 1993.

박남영 : 보건행정학, 고문사, 1993.

박년규 : 환경생물학, 대학서림, 1995.

박노예 : 보건교육, 서울, 수문사 ; 55, 1991.

박병호 외 : 기본식품 미생물학, 진로연구사, 1997.

박영수 : 학교보건학, 신광출판사, 1998.

박정숙 외 : 생활과 건강, 계명대학교출판부, 1995.

박필수 : 산업안전관리론, 1990.

박형종, 김공현 : 건강증진시대의 보건교육, 한국보건교육학회지, 8(2) ; 2, 1991.

박형종 · 김공현 · 김광기 : 보건교육, 신광출판사. 1997.

변종화, 박인화, 최정수 : 질병예방 및 건강증진 전략개발연구, 한국보건사회연구원, 1992.

변종화 : 국민건강사업의 효과적 추진방안, 한국보건사회연구원, 1996.

보건복지가족부 : 2007 보건복지가족백서. 보건복지가족부, 2008. 8.

보건복지부 : 보건사회통계연보, 1994.

보건복지부 : 보건복지백서, 1995~2000.

보건복지부 : 보건복지통계연보, 1995~2000.

보건복지부 · 국립보건원 : 보건교육과정 교재, 1994.

서광석 : 신공중보건학, 대학서림, 2001.

서미경 : 한국보건교육건강증진학회 춘계학술대회 자료집, 국민건강종합계획 2010의 운동 효과와 2020의 추진방향 : 한국보건교육건강증진학회, 2009.

서울대학교 보건대학원 : 2000년대 국민보건수준설정을 위한 접근방법 토론회(자료집), 서울대학교 보건대학원, 1995.

서울대학교 보건대학원 : 2000년대 국민보건수준설정을 위한 지원체제 이론정립(보고서), 한림원, 1995.

성민웅 외 : 환경생물학, 형설출판사, 1995.

송건용 외 : 1992년도 국민건강 및 보건의식행태조사, 국민건강조사결과, 한국보건사회연구원, 1993.

신영수, 김용익, 김명기, 정두채 외(1991) : 적정진료보장을 위한 의료의 질관리 연구, 서울대학교 의과대학 의료관리학교실 ; 18, 1991.

신정자 외 : 응급환자 관리, 정담출판사, 1995

안돈희 : 암등록 사업과 암으로 인한 사망연도별 추이, 대한의학협회지 36(3) ; 292~299, 1993.

양재모 외 : 공중보건학강의, 수문사, 1988.

예민해 · 남철현 · 황연자 : 공중보건학, 계축문화사, 1995.

예민해, 천병렬 외 : 질병예방과 건강증진, 계축문화사, 2001.

예방의학과 공중보건 편집위원회 : 예방의학과 공중보건, 계축문화사, 1994.

오승희 : 최신 식품위생학, 형설출판사, 1997.

옥선명, 송찬회 : 스트레스, 가정의학, 계축문화사, 1997.

원종만 외 : 공중보건학, 고문사, 1995.

위생과 교수협의회 : 위생관계법규, 동화기술, 1993.

유승흠 : 병원행정강의, 서울, 수문사, 1990.

유승흠 : 양질의 의료관리, 수문사, 1993.

의료보험연합회 : 구미제국의 병원진료비 지불제도, 1992.

의료보험연합회 : 보건교육실무요령, 1993.

의료보험연합회 : 의료보험통계연보, 1993.

이경수, 보건교육사 교재(2003), 한국보건교육협의회, 2003.

이규식, 남철현, 박재용 외 : 의료보험권의 보건예방사업 확대 모델 개발연구, 연세대 보건과학대, 1995.
이규식 : 국가발전 5개년계획과 의료보장, 한국사회복지학회 학술대회, 한국사회복지학회, 1992.
이규식 : 의료보장제도가 의료체계에 미친 영향, 보건과학논집, 창간호, 1992.
이규식 : 한국의료 선진화를 위한 정책방안, 건강복지공동회의, 2007, 33권 증간호.
이상조 외 : 공중보건학, 수학사, 1993.
이선자 외 : 지역사회보건간호학, 신광출판사, 1993.
이승욱 : 통계학의 이해, 자유아카데미. 1991.
이시백 · 남철현 : 보건진료원 교재, 한국보건개발연구원, 1980.
이영근 외 : 공중보건학, 청구문화사, 1992.
이윤숙 : 노인의료보장의 장단기대책, 동대논총, 1990.
이인모 : 공중보건학, 정담, 2000
이극열 : 음주, 절주교육 전문가 교육, 대한보건협회, 2004.
이택구 외 : 식품위생학, 고문사, 1989.
이한일 : 위생곤충학, 고문사, 2000.
장현갑 외 : 심리학입문, 교육과학사, 1995.
전국대학 보건관리학 교육협의회 : 21세기를 향한 생활과 건강증진, 계축문화사, 1996.
전국대학 보건관리학 교육협의회 : 보건학원론, 계축문화사, 2000
전재열 외 : 공중보건학, 계축문화사, 2000.
정규철 외 : 대학보건학, 중앙대학교 출판부, 1992.
정기선 : 병원시스템 관리론, 서울, 서울출판사, 1991.
정문식 외 : 환경위생학, 신광출판사, 2000.
천성수 : 음주로 인한 평균수명 손실량 추정에 대한 연구, 대한보건협회지 24/1, 1998.
정영일 · 남철현 · 남은우 · 김종일 : 지역사회보건 및 일차보건의료, 지구문화사, 1995.
정영호 : 국민건강의 결정요인과 정책적 합의, 대한보건연구, 대한보건협회.
조규상 편집 : 산업보건학, 서울, 수문사 ; 285~325, 1991.
채범석 역 : 고급영양학, 영양학의 최신정보, 아카데미서적, 1990.
통계청 : 사망원인통계연보, 1998.
통계청 : 한국의 사회지표, 1994.
통계청 : 도표로 보는 통계, 1996~1997.

통계청 : 생활속의 통계(종합), 1996.

통계청 : 통계로 다시 보는 광복 이전의 경제·사회상, 1995.

하영수 외 : 모성 및 부인간호학, 신광출판사, 1991.

한국보건개발연구원 : "KHDI 시범사업 평가 보고서", 한국보건개발연구원, 1978.

한국보건교육학회 : 21세기 주민건강증진을 위한 보건교육 전문인력 활용방안, 1997.

한국보건통계협회 : 보건통계학, 신광출판사, 1975.

한국식품영양학과 교수협의회 : 기초영양학, 광문각, 1992.

한국영양학회편 : 한국인 영양권장량(제6차 개정), 고문사, 2001.

한국인구보건연구원 : 전국보건의료망 편성을 위한 조사연구, 1982, 1984, 1987.

허 정 : 보건행정의 제원리, 대한교과서주식회사, 1987.

허 정 : 보건행정학원론, 신광출판사, 서울 ; 30~31, 59~60, 1992.

홍영표 : 결핵의 현황, 대한의학협회지 36(3) ; 236~241, 1993.

환경부 : 환경백서, 2000.

환경부 : 환경통계연감, 2000.

황인경 : 병원관리학의 본질과 과제, 보건행정학회지 제1권 제2호 ; 155~156, 1991.

황인경 : 보건계열학과의 운영현황과 개선과제, 대학교육, 한국대학교육협의회, 1994/1·2(통권 67호) ; 96~102, 1994.

후생백서 : 새로운 고령자상과 활력 있는 장수복지사회를 위하여 ; 702, 80, 1988.

A.H. Polland, etc ; Demographic Techniques, Pergamon Press, 1975.

Allan Dever G. E : Community Health Analysis-A Holistic Approach, Aspen System Corporation, England ; 43, 1980.

Andrew Tannahill, "What is Health Promotion?" Health Education Journal 44 ; 167~168, 18.

Andrew Wilson : Practical Meat Inspection, Blackwell Scientific Publications, 1980.

Anspaugh, David J. & G.O. Ezell : Teaching Today's Health. Columbus : Merril Publishing Company ; 104~154, 1990.

APHA, Control of Communicable Disease in Man, 13th ed., 1980.

Barbara A. Plog, etc ; Fundamentals of Industrial Hygiene, National Safety Council, 1996.

Basch PF : Textbook of International Health, Oxford University Press, 1990.

Christine E. Ewan ; Teaching Skills, The University of New South Wales, School of Medical Education, WHO, 1988.

Chul-Hyun Nam : "Community health education", The Journal of the Korean Public Health Association, Vol. 7. No. 1, 1981.

David G, Kleinbaum : Epidemiologic Research, Van Nostrand Reinhold Com. 1982.

David S. Gochman : Health Behavior ; Plenum Press, New York, pp.193~204, 1988.

Dilnot, A.W. et al : The Reform of Social Security, Oxford ; Clarendon Press, 1984.

Dowling, W.L. : "The Hospital", in Introduction to Health Servies, ed. by Williams S.J. and P.R. Torrens, John Wiley and Sons ; 172~215, 1984.

Eric Van Rossum etc. : Design of a Ductch Study to Test Preventive Home Visits to the Elderly, Nursing Research, 40(3) : 185~188, 1991.

Everly G.S., Jr. And Robert H.L. Feldman : Occupational Health Promotion, New York ; Wiley ; 101~123, 231~264, 1985.

Feldstein P. J. : Health Economics, (3rd ed), Demar Publishing Inc, 1988.

Galli N, Lehman H. H. : Foundation and Principle of Health Education, John Wiley and Sons, Inc. ; pp.177~180, 1978.

George W. Barclay : Techniques of Population Analysis, NY John Wiley & Sons, Inc., 1980.

Girdano D.A. : Occupational Health Promotion, New York ; Macmillan ; 21~31, 1986.

Goodman, J.C. : National Health Care in Great Britain : Lessons for the U. S. A., Dallas ; The Fisher Institute, 1980.

Green LW, Krenter MW. : Health Promotion Planning ; An Educational & Environmental Approach, 1991.

Green, Lawrence W, M.W. Kreuter, S.G. Deeds, K.B. Patridge : Health Education Planning ; A Approach. Palo Alto, CA : Mayfield Publishing Company ; 18~66, 1980.

Grout R. E. : Health Teaching in School, 5th ed., Saunders Co. 1968.

Ho Wang Lee etc : Manual of Hemorrhagic Fever with Renal Syndrome, WHO Collaborating Center for Virus Reference and Research Institute for Viral Diseases,

Korea Uni., 1989.

Holland, W.W, et al. : Oxford Textbooks of Public Health(2th ed), Oxford University Press, 1991.

Horacio Fabrega Jr : Disease and Social Behavior, The MIT Press, 1980.

Howard Gardner : Developmental Psychology, Little Brown Com., 1982.

International Social Security Association, Medical Care Under Social Security in Doveloping Countries, Studies and Research No.18, Geveva, 1982.

J.H. Abramson : Survey Method in Community Medicine, Churchill Livingstone, 1984.

James J : Schlesselman, Case-Control Studies, Oxford Uni, Press, 1982.

Jennifer L. Kelsey etc : Methods in Observational Epidemiology, Oxford Uni. Press, 1986.

John J. Hanlon, etc : Public Health, Times Mirror/Mosby, 1984.

John M. Last ; Public Health and Preventive medicine(Maxcy-Rosenau), ACC, 1986.

K.S. Lee, Bill Kean : "Health for all by the year 2000 through primary health care", WPO/WHO, 1990.

King R. W. and Magid J. : Industrial Hazard and Safety Handbook, England ; Butterworth & Ltd ; 239~392, 1980.

Kootz et al : Management, (7th ed.), McGraw-Hill Inc, 1980.

L.W. Green and C.L.Anderson : Community Health Handbook of Health Professions, ed. by Mechanic(N.Y : The Free Press) ; 50~52, 1983.

Last J.M. and Maxcy-Rosenau : Public Health and Preventive Medicine(11th ed.), Appleton-Century-Crofts ; 568~810, 1980.

Lawrence W. Green, etc ; Health Education Planning, Mayfield Publishing Company. 1980.

Lee, K. and A. Mills : The Economics of Health in Developing Countries, Oxford University Press, 1983.

Longest, B. : Management Practices for the Health Professions, Reston Publishing Co., Reston, Virginia, 1980.

Machanic, D. : "The Concept of Illness Behavior," Journal of Chronic Disease, 15, 89~94, 1962.

Marshall H. Becker : The Health Belief Model and Personal Health Behavior, Charles B. Slack Inc, 1984.

Nick Black, David Boswell, Alastair Gray, Jean Murphy and Jennie Popay : Health and Disease, Open University Press, Miltio Keynes, Philadelphia, 1986.

Nutt PC : Planning methods for health and related organizations, Wiley Medical Pub, 1984.

Pender N. J. & Pender A. R. : Health Promotion using Practice, 2nd ed., Appleton & Lang, 1987.

Perry C. : Health Promotion at School ; Expanding the Potential for Prevention, School Psychol Rev. 13/2, 1984, 141~9, 1984.

Ralph King, John Magid : Industrial Hazard and Safety Handbook, 1980.

Rapoport J, R.L. Robertson and B. Stuart : Understanding Health Economics, An Aspen Publication, 1982.

Reich MR, Marui E : International Cooperation for Health, Auburn House Publishing Company, 1989.

Rhea J.C., Ott J.S., and Shafritz J.M : The Facts on File Dictionary of Health Care Management, Facts on File Publications, New York, ; 293, 1988.

Robert Anderson, John K. Davies : Health Behavior Research and Health Promotion, Oxford University Press, pp.22~30, 1988.

Roemer, M. : National Health Systems of the World, Vol. 1, New York : Oxford University Press, 1991.

Ron, A., B. Abel-Smith and G. Tamburi : Health Insurance in Developing Countries : The Social Security Approach, International Labour Office, Geneva, 1990.

Salloway, J.C. : Health Care Delivery Systems, Colorado : Westview Press, 1982

Schilling R, S. F. : Health Promotion at Work. British J. of Industrial Medicine, 46, 683~688, 1984.

Seedhouse, David : Health ; The Foundations for Achievement. John Wiely & Sons Ltd ; 26~56.

Skinner, B.F. and Vaughan, M.E. : Enjoy Old Age-A Program of Self-Management, W.W Norton & Company, New York, 1983.

Spilman A., Goets. M.A., Schults J., Sohnson D. : Effects of a Corporate Health Promotion Program. Journal of Occupational Medicine, 28(4), 285~289, 1986.

Torrens, P.R. : "Historical Evolution and Overview of Health Services in the United States", in Introduction to Health Services, ed. by Williams S.J. and P.R. Torrens, John Wiley and Sons, 3~31, 1984.

Tuner CE, Sellery L, Smith S. L. : School Health and Health Education, St, Louis : C. V. Mosby Co., 1996.

UNDP : Human Development Report, Oxford University Press, 1992.

W.W. Daniel : Biostatistics ; A Foundation for Analysis in the Health Sciences, 3rd ed., John Wiley & Sons Inc., 1983.

Waldron H.A. : Occupational Health Practice(3th ed.), Great Britain Butterworths & Co. Ltd. ; 1~72, 1989.

Walter Willett : Nutritional Epidemiology, Oxford Uni., Press, 1990.

WHO Regional Office for Europe, European Working Group on Concepts and Principles of Health Promotion, Copenhagen, p.2, 1985.

WHO : "Primary health care", 1978.

WHO : International Conference on Primary Health Care Alma Ata, USSR, 1978.

WHO : Regional office for Europe, European working Group on Concepts and Principles of Health Promotion, Copenhagen ; 2, 1985.

Wilbur Schramm : The Nature of Communication between Humans in Wilbur Schramm and Donald E. Robert(eds.), The Process and Effects Mass Communication, University of Illinois Press, p.19, 1971.

Windor, Richard A., Baranowski, T.C., Noreen, C.G. : Evaluation of Health Promotion and Education Programs, California ; Mayfield Publishing Company ; 1~20, 46~87, 1984.

World Bank : Korea Health Insurance and the Health Sector, Report No. 7412~KO, June 14, 1989.

絲川嘉則 ; 衛生公衆衛生學, 南江堂, 1990.

찾아보기

▨ 저자약력 : 남 철 현(南喆鉉)

• 경 력

서울대학교 대학원 보건학박사 회장
미국 노스케롤라이나대 보건대학원 단기과정 수료
미국 뉴욕 페이스대학 단기과정 연수
카나다 벤쿠버의 브리티쉬 콜럼비아대학 교환교수
호주 뉴사우스웨일즈대학 WHO 교원훈련센터 단기과정수료
주 월남국 USAID 한국의료고문단 보건관
한국보건사회연구원 수석연구원
호주 국제보건교육회의 한국대표로 참가
보건복지부 의료보장개혁위원회 위원
전국보건대학원장협의회장
전국대학 보건관리학 교육협의회장
보건복지부 건강증진기금 확보 대책위원회 위원
보건복지부 중앙약사 심의위원회 위원 및
 식품심의위원회 위원
한국건강연대 공동상임대표
경상북도 건강생활실천협의회 부회장
이사(한국건강관리협회, 한국보건행정학회, 한국영양학회,
 자연보호연맹, 한국환경위생학회, 한국노년학회,
 한국모자보건학회, 국제절제협회)
한국보건교육·건강증진학회장, 한국보건교육협의회장
대한보건협회 부회장 및 보건교육원장
대구한의대학교 명예교수(학장(총장) 직무대리, 산학협력단장,
 대학원장, 보건대학원장, 사회교육원장, 교무처장,
 사회개발정보대학원장, 보건복지연구소 소장)
한국보건한의학회장
대한보건교육사회장

• 저 서

보건학원론
건강증진과 보건교육
바른건강생활
지역사회보건 및 일차보건의료
공중보건학
예방의학과 보건학
생활과 건강증진
보건교육실무
일차보건의료개념과 변화하는 세계의
 새로운 도전(역서)
인류건강확보를 위한 세계전략(역서)
학교보건
환경보건학연구
사회약학
건강과 생활
지역사회 보건과 건강증진
사회변화와 보건복지
한의 예방의학
국민건강 관리지침
안전보건교육
건강증진과 질병예방
노인건강과학
노인복지론
건강증진시대의 보건교육
케어메니저 개론
약물과 건강증진

질병예방관리와 건강증진 값 16,000원

2009년 9월 2일 제1판1쇄 발행
2013년 2월 5일 제1판2쇄 발행

저 자 : 남 철 현
발행인 : 주 영 일
발행처 : 계 축 문 화 사

GYE CHUK

서울시 종로구 행촌동 209-41
우편번호 : 110-091
TEL : 735-2257 · 738-9746
FAX : 723-9025
1973년 10월 31일 등록번호 제300-1973-8호
ISBN 978-89-5629-182-6 93510